Kunsttherapie in der ambulanten Kinderkardiologie.
Entwicklung, Erprobung und Evaluation eines Behandlungskonzeptes
zur Ressourcenförderung und Krankheitsbewältigung
bei chronisch herzkranken Kindern

Inauguraldissertation
zur Erlangung des Doktorgrades
der Humanwissenschaftlichen Fakultät
der Universität zu Köln
nach der Promotionsordnung vom 10.05.2010

vorgelegt von

Ria Kortum, geb. Weiler

aus Köln

September 2013

Titelbild: „Schiff auf einer riesigen Welle"
Sarah (Name geändert), 8 Jahre
Fingerfarben. Entstanden im Rahmen der Untersuchung

Bibliografische Information der Deutschen Nationalbibliothek

Die Deutsche Nationalbibliothek verzeichnet diese Publikation in der
Deutschen Nationalbibliografie; detaillierte bibliografische Daten sind
im Internet über http://dnb.d-nb.de abrufbar.

©Copyright Logos Verlag Berlin GmbH 2013
Alle Rechte vorbehalten.

ISBN 978-3-8325-3615-2

Logos Verlag Berlin GmbH
Comeniushof, Gubener Str. 47,
10243 Berlin
Tel.: +49 (0)30 42 85 10 90
Fax: +49 (0)30 42 85 10 92
INTERNET: http://www.logos-verlag.de

Diese Untersuchung wurde gefördert von:

Kroschke Stiftung für Kinder e.V. Verein der Freunde und Förderer des
Herzzentrums des Universitätsklinikums Köln e.V

Danksagung

Ich danke Prof. Dr. Barbara Wichelhaus, Prof. Dr. Konrad Brockmeier und Dr. Sabine Schickendantz für die umfangreiche Betreuung und Unterstützung;
der „Kroschke Stiftung für Kinder e.V." und dem „Verein der Freunde und Förderer des Herzzentrums des Universitätsklinikums Köln e.V." für die finanzielle Förderung des Forschungsprojektes;
der „Elterninitiative herzkranker Kinder e.V." für die Übernahme der Materialkosten und die Kontaktvermittlung zu interessierten Familien;
allen Teilnehmern des Promotionskolloquiums des Forschungsverbundes Kunsttherapie, insbesondere Prof. Dr. Harald Gruber, Prof. Dr. Constanze Schulze, Prof. Dr. Ulrich Elbing, aber auch Ellen Kuhn, Sozialpädagogin in der Kinderkardiologie für den fachlichen Austausch; Britta Kortum und Gabriele Weiler für die abschließende Korrekturlesung und Betreuung meiner Kinder;
allen an der Studie beteiligten Kindern und ihren Eltern für ihr Vertrauen sowie
meinem Mann Sven und allen Freundinnen, Freunden und Verwandten dafür, dass sie mich in dieser ereignisreichen Zeit begleitet haben.

Inhaltsverzeichnis

0.	Einleitung	5
0.1.	Motivation und Forschungsintention	5
0.2.	Gegenstand der Untersuchung	6
0.3.	Aufbau der Arbeit	7
I.	Theoretische Studien: Bedingungsfeld, Indikation und Möglichkeiten einer ambulant durchgeführten Kunsttherapie bei chronisch herzkranken Kindern	13
1.	Herzerkrankungen im Kindes- und Jugendalter	13
1.1.	Das gesunde Herz und seine Funktion im menschlichen Organismus	13
1.2.	Angeborene Herzfehler	15
1.3.	Erworbene Herzerkrankungen	20
1.4.	Chronische Verläufe	21
1.5.	Medizinische Behandlungsweisen	22
1.6.	Klassifizierung nach postoperativen Restbefunden und Schweregrad	24
1.7.	Fazit	27
2.	Chronische Verläufe von Erkrankungen im Kindes- und Jugendalter unter besonderer Berücksichtigung von Herzerkrankungen	29
2.1.	Definition chronischer Erkrankung	29
2.2.	Klassifikationen chronischer Erkrankungen	30
2.3.	Besonderheiten chronischer Herzerkrankungen	31
2.4.	Prävalenz	32
2.5.	Bedeutung chronischer Erkrankungen für die psychische, kognitive und soziale Entwicklung	34
2.5.1.	Vorgeburtliche Phase	34
2.5.2.	Säuglings- und Kleinkindalter	34
2.5.3.	Frühe Kindheit	36
2.5.4.	Mittlere Kindheit	37
2.5.5.	Späte Kindheit und Jugendalter	39
2.6.	Psychosoziale Folgen	41
2.6.1.	Allgemeine Belastungsfaktoren bei chronischen Erkrankungen	41
2.6.2.	Spezifische Belastungen durch Herzerkrankungen	42
2.7.	Ansätze und Modelle der Bewältigung chronischer Erkrankungen	47
2.7.1.	Prozessmodell der Bewältigung (Noecker & Petermann, 2008)	48
2.7.2.	Besonderheiten bei der Bewältigung einer Herzerkrankung	50

2.8.	Präventions- und Rehabilitationsmaßnahmen bei chronisch körperlichen Erkrankungen (Schmitt & Kammerer, 1996)	51
2.9.	Begleitende Therapien für kardial erkrankte Kinder	54
2.10.	Fazit	55
3.	Kunsttherapie als Behandlungsmaßnahme in der ambulanten Kinderkardiologie	57
3.1.	Kunsttherapie in der Kindertherapie	57
3.2.	Kunsttherapie in der Kinderkardiologie- Forschungsstand	63
3.3.	Die Kinderzeichnung und ihre Bedeutung für Diagnostik und Therapie	70
3.3.1.	Funktionen der Kinderzeichnung	70
3.3.2.	Die Kinderzeichnung als Entwicklungsphänomen (Richter, 1984)	73
3.3.3.	Kinderzeichnungen als Ausdruck der Persönlichkeit in Belastungssituationen	78
3.3.4.	Kinderzeichnungen als Indikator für Kreativität und Ressourcen	81
3.3.5.	Spezifische Ausdrucksformen in Zeichnungen kardial erkrankter Kinder (Mathar, 2010)	82
3.4.	Kunst als Therapie bei Kindern mit chronischen Herzerkrankungen	86
3.4.1.	Gesundheit und Krankheit aus salutogener Sicht (Antonovsky, 1991; 1997)	86
3.4.2.	Der Zusammenhang von Ressourcen, Krankheit und Gesundheit in der therapeutischen Praxis	89
3.4.3.	Salutogene Ressourcen bei Kindern	91
3.4.4.	Ressourcendiagnostik	93
3.4.5.	Salutogene Ressourcen durch kunsttherapeutische Interventionen	95
3.4.5.1.	Persönlichkeitsressourcen: Kohärenzsinn und Selbstwertgefühl	95
3.4.5.2.	Soziale und interaktive Ressourcen durch kunsttherapeutische Gruppenarbeit	97
3.4.5.3.	Ressourcen der Selbstregulation und Bewältigung: Erholungsfähigkeit und Kreativität	99
3.4.5.4.	Euthyme Ressourcen: Genuss, Wohlbefinden, Lachen/Humor und „Flow"	102
3.5.	Kunsttherapeutische Wirkfaktoren in der Kinderkardiologie	103
3.6.	Fazit	104
II.	Empirische Untersuchung: Entwicklung, Durchführung und Evaluation eines kunsttherapeutischen Behandlungsmodells chronisch herzkranker Kinder in der Ambulanz	107
4.	Zielsetzung, Fragestellung und Hypothesen	107
5.	Forschungsmethodik und Untersuchungsdesign	109
6.	Entwicklung eines Behandlungsmodells für den ambulanten kinderkardiologischen Bereich	113
6.1.	Ziele und Inhalte	113
6.2.	Methoden	114

6.3.	Interventionsstrategien	115
6.4.	Materialien	119
6.5.	Planung der kunsttherapeutischen Behandlungsmaßnahmen (Rahmenbedingungen)	120
6.5.1.	Die Kinderkardiologie im Herzzentrum der Universität	120
6.5.2.	Etablierung einer ambulanten Kunsttherapie	122
6.5.3.	Räumliche und materiale Voraussetzungen	122
6.5.4.	Planungs- und Organisationsstruktur	123
7.	**Durchführung und Evaluation**	**127**
7.1.	Die Untersuchungsgruppe	127
7.1.1.	Besonderheiten der Stichprobengewinnung	127
7.1.2.	Rekrutierung der Untersuchungsgruppe	127
7.1.3.	Beschreibung der Stichprobe	130
7.1.3.1.	Gruppenzusammensetzung und Altersstruktur	130
7.1.3.2.	Kardiale Erkrankungen	131
7.1.3.3.	Entwicklungspsychologische Faktoren	134
7.2.	**Erhebungsverfahren zur Evaluation**	**135**
7.2.1.	Erhebungsinstrumente im Überblick	135
7.2.2.	Anamnestischer Fragebogen (Eingangsdiagnostik)	137
7.2.3.	Analyse des Ausdrucksverhalten	138
7.2.3.1.	Bilddokumentation und -analyse	138
7.2.3.2.	Prozessdokumentation und -analyse	140
7.2.4.	Gesundheitsbezogenen Lebensqualität (KINDL-R) im Prä-Post-Vergleich	141
7.2.5.	Die Menschzeichnung (ZEM Koppitz, 1972) im Prä-Post-Vergleich	143
7.2.6.	Abschließende Leitfadeninterviews	145
8.	**Ergebnisse**	**149**
8.1.	**Bild- und Prozessanalyse des Ausdrucksverhaltens**	**149**
8.1.1.	Bildmotiv als psychisches Motiv	153
8.1.2.	Emotionalität	164
8.1.3.	Selbstwert	172
8.1.4.	Künstlerisch-Kreative Fähigkeiten	179
8.1.5.	Soziale Kompetenzen	187
8.1.6.	Fazit	194
8.2.	**Vergleichende Analyse (Prä-Post-Erhebungen)**	**196**
8.2.1.	Die Menschzeichnung	196
8.2.2.	Gesundheitsbezogene Lebensqualität (KINDL R)	207
8.2.3.	Fazit	215

8.3.	Abschließende Leitfadeninterviews	217
8.3.1.	Befinden des Kindes während der kunsttherapeutischen Behandlungsmaßnahmen	217
8.3.2.	Einstellung zu sich selbst und eigenen Gestaltungen	219
8.3.3.	Bezug zum künstlerischen Gestalten	220
8.3.4.	Einschätzung zu Effekten des kunsttherapeutischen Angebotes	222
8.3.5.	Besonderheiten des kunsttherapeutischen Angebotes (Sicht der Eltern)	226
8.3.6.	Zukunft des Angebotes	227
8.3.7.	Fazit	228
III.	**Zusammenfassung und Ausblick**	**231**
IV.	**Literaturverzeichnis**	**237**
V.	**Abbildungsverzeichnis**	**251**
VI.	**Tabellenverzeichnis**	**255**
VII.	**Anhang**	**257**

0. Einleitung

0.1. Motivation und Forschungsintention

Grundlagen der Untersuchung sind praxisorientierte und theoretische kunsttherapeutische Vorstudien in der Kinderkardiologie. Über einen Zeitraum von sechs Jahren (von 2005-2011) wurden Erfahrungen im stationären kunsttherapeutischen Setting gesammelt. In dieser Zeit gab es zweimal wöchentlich ein kunsttherapeutisches Angebot in der Kinderkardiologie des Herzzentrums der Universitätsklinik Köln. Die Zielgruppe der Interventionen waren stationär aufgenommene Kinder, Jugendliche und junge Erwachsene mit angeborenen oder erworbenen Herzfehlern unterschiedlichsten Alters von 1,5 bis ca. 30 Jahren sowie deren Eltern. Die Spannbreite der Aufenthaltsgründe in der Klinik reichte von auffallenden Symptomen nach einer ersten Diagnostik über einfachere interventionelle oder operative Eingriffe bis zu großen, auch riskanten Operationen am Herzen. Schwere der Erkrankung, Alter der Kinder und Dauer des Krankenhausaufenthaltes variierten demzufolge enorm. Durch den gesellschaftspolitischen Trend zu einer kürzeren Verweildauer bei stationären Aufenthalten waren die kunsttherapeutischen Behandlungen in den meisten Fällen auf wenige Kontakte beschränkt.

Im Rahmen einer Vorstudie[1], die in der Kinderkardiologie im Herzzentrum Köln als empirische Arbeit durchgeführt wurde, konnte reflektiert werden, ob und wie eine stationäre kunsttherapeutische Intervention bei herzkranken Kindern unter den Bedingungen eines Krankenhausaufenthaltes sinnvoll ist. Der Fokus hierbei lag auf den spezifischen Möglichkeiten und Grenzen einer kurzzeitigen, kunsttherapeutischen Behandlung. So wurde hinterfragt, ob und inwieweit in dieser kurzen Zeit therapeutische Wirkungen erzielt werden konnten und durch welche Methoden sich diese feststellen lassen. Legitimationen fanden sich in Ansätzen für Kurzzeitkunsttherapien (Dannecker & Fabra, 1990a; 1990b; Egger, 1998; Landgarten, 1990; Mathar, 1999; 2003 u.a.), vor allem jedoch in Wirksamkeitsstudien der Gesundheitspsychologie (Viehhauser, 2000; Schemmel & Schaller, 2003; u.a.). Das Prozesserleben auch schon im Rahmen einzelner Interventionen wird darin in Bezug zu salutogenen Ressourcen gesetzt, die durch jede künstlerische Gestaltung angeregt werden können. Deshalb wurde zunächst vermutet, und auch im Rahmen der Vorstudie an einer kleinen Stichprobe empirisch belegt, dass sogar schon einmalige, kunsttherapeutische Erfahrungen längerfristig Wirkungen auf das habituelle Wohlbefinden und die Lebensqualität von Kindern haben können.

Weitere Vorstudien bestanden in der Auswahl, Modifizierung und Anwendung von kunsttherapeutischen Themen und Verfahren, die sich für die Klientel eignen. (Kapitel 6.2) Diese

[1] Unveröffentlichte Diplomarbeit: Weiler, Ria (2006): „Kunsttherapeutische Interventionen bei kurzen stationären Aufenthalten, exemplarisch aufgezeigt am Beispiel der Kinderkardiologie", Humanwissenschaftlichen Fakultät der Universität Köln

wurden sowohl mit stationär behandelten herzkranken Patienten[2] als auch mit gesunden Kindern erprobt.[3] Außerdem wurde über den Zeitraum von sechs Monaten eine erste ambulante, kunsttherapeutische Behandlung mit einer jungen Erwachsenen mit angeborenem Herzfehler durchgeführt. Im Behandlungsverlauf wurde dabei deutlich, dass eine ambulante Kunsttherapie mit älteren Patienten in der Kinderkardiologie nicht nur Stimmung und Emotionalität unterstützen kann, sondern auch eine längerfristige, sachliche und emotionale Auseinandersetzung mit der eigenen Erkrankung und dem Lebenssinn hervorruft. Diese Erfahrungen korrelieren mit den Erkenntnissen von Wurst et al. (2002, S. 21), die bei ihren Untersuchungen feststellen konnten, dass bei chronisch kranken Jugendlichen Therapien mehr auf Problemverarbeitung, bei jüngeren Kindern eher angstreduzierende und behandlungsbegleitende Maßnahmen sinnvoll sind.

Diese Vorstudien, kombiniert mit Praxiserfahrungen, weckten das Interesse, die Zusammenhänge zwischen salutogenen Ressourcen, Kunsttherapie und Herzerkrankungen bei Kindern tiefergehend zu erforschen und ihre Bedeutung im Rahmen einer längerfristig ausgerichteten Therapie zu erfassen. Dieses Interesse korrelierte mit den Intentionen der Leitung der Klinik und Poliklinik für Kinderkardiologie in der Universitätsklinik Köln (jetzt im Herzzentrum), Frau Dr. Schickendantz (heute im Ruhestand), kunsttherapeutisch „etwas für chronisch herzkranke Kinder" anzubieten und somit die Kunsttherapie in der Kinderkardiologie auch auf den ambulanten Anwendungsbereich auszuweiten. Als Zielgruppe waren dafür zunächst Kinder zwischen 5 und 12 Jahren im Blick, die auch altersmäßig die hauptsächliche Klientel der stationären Kunsttherapie darstellen.

Die Umsetzung des Vorhabens wurde durch ein Stipendium der „Kroschke Stiftung für Kinder e.V." und des „Verein der Freunde und Förderer des Herzzentrums des Universitätsklinikums Köln e.V." ermöglicht.

0.2. Gegenstand der Untersuchung

Gegenstand der Untersuchung ist die Effektivität von Kunsttherapie bei chronisch herzkranken Heranwachsenden im ambulanten kinderkardiologischen Anwendungsbereich.
Der Schwerpunkt liegt dabei auf Hypothesen zur ressourcenfördernden Lebensqualität durch spezifische Wirkfaktoren (Antonovsky, 1997; Schemmel & Schaller, 2003; Viehhauser, 2000

[2] Aufgrund der besseren Lesbarkeit wird in dieser Arbeit der Einfachheit halber nur die männliche Form verwendet. Die weibliche Form ist selbstverständlich immer mit eingeschlossen. Außerdem wird in der gesamten Arbeit entsprechend der sprachlichen Gegebenheiten im medizinischen Bereich der Begriff „Patient" oder das „Kind" verwendet, um den Empfänger der Therapie zu betiteln.

[3] Interventionen, die die Auseinandersetzung mit Belastungs- und Unterstützungserfahrungen anregen wurden sowohl bei chronisch herzkranken Kindern in der stationären Kunsttherapie als auch mit 21 Kindern zwischen 7 und 9 Jahren in einer Grundschulklasse erprobt. Die bildnerischen Ergebnisse beider Gruppen wurden explorativ hinsichtlich ihrer Zusammenhänge zu Belastungen und Ressourcen der Kinder verglichen. In den Ergebnissen beider Gruppen zeigten sich ähnliche Reaktionen hinsichtlich der Bedeutung von Themen mit Möglichkeiten für die Darstellung psychischer Sachverhalte.

u.a.), die die krankheitsbedingten Belastungen reduzieren und Krankheitsakzeptanz anbahnen.

Die Ergebnisse der Untersuchung sind vorwiegend anwendungsorientiert, um das Angebot der Kunsttherapie in der Kinderkardiologie zu legitimieren und auf breiter Basis zu etablieren. Ziel der Untersuchung ist demzufolge, ein kunsttherapeutisches Behandlungsmodell für chronisch herzkranke Kinder in der Ambulanz zunächst erfahrungs- und theoriebasiert zu entwickeln, und es dann im Rahmen eines Modellprojektes zu erproben und zu evaluieren. Grundlage ist u.a. die Auseinandersetzung mit der spezifischen Indikation einer ambulanten, begleitenden Kunsttherapie bei chronisch herzkranken Kindern, die durch Studien zur medizinischen und psychosozialen Situation der betroffenen Patienten unter Berücksichtigung pathogener und salutogener Aspekte erfolgt (Sticker, 2004; Warschburger, 2000; Petermann, Noecker, & Bode, 1987 u.a.). Auch die Möglichkeiten der Kunsttherapie, in diesem Anwendungsbereich zu intervenieren, soll aus beiden Perspektiven theoretisch basiert werden. Zusätzlich fließen Praxiserfahrungen mit der Klientel (Vorstudien und Elterngespräche) in die Modellentwicklung ein.

Prozessbegleitend findet eine Evaluation statt, in der es darum geht, geeignetes Datenmaterial zu erheben, um Wirkfaktoren zu belegen, sowie Aussagen zur Wirksamkeit des Angebotes zu treffen.

Da es bis heute kein vergleichbares kunsttherapeutisches Angebot in der ambulanten Kinderkardiologie gibt, geht es auch darum, die Anwendbarkeit von ausgewählten Themen und Verfahren zu prüfen und grundlegende Bedingungen der Durchführbarkeit in Erfahrung zu bringen, unter denen kunsttherapeutische Interventionen umsetzbar sind und von den Patienten angenommen werden.

0.3. Aufbau der Arbeit

Die Arbeit ist in zwei Hauptschwerpunkte, einen theoretischen und einen empirischen Teil gegliedert.

Im theoretischen Teil werden Ergebnisse aus Literaturstudien als Basis zur Entwicklung eines kunsttherapeutischen Angebotes für den ambulanten kinderkardiologischen Anwendungsbereich vorgestellt und erörtert. Hierbei handelt es sich einerseits um disziplinspezifische Grundlagen und Methoden, anderseits um Erkenntnisse aus den Bezugswissenschaften Medizin und Psychologie der Kinderkardiologie, der Psychologie chronischer Erkrankungen und der Gesundheitspsychologie. Damit sollen das Bedingungsfeld, die Indikation zur Kunsttherapie und ihre Möglichkeiten in der ambulanten Kinderkardiologie aus theoretischer Sicht interdisziplinär begründet werden. Dazu gehört u.a. eine Erörterung der medizinischen Grundlagen dieses Anwendungsbereiches (Kapitel 1). Aufbauend auf der Darstellung der Anatomie und Funktion des gesunden Herzens (Albus, 2007; Hausdorf & Kramer, 2004; Neill & Clark, 1997 u.a.) geben Ausführungen zu Prävalenz, Einteilung und Behandlungsmöglichkeiten kin-

derkardiologischer Erkrankungen einen Einblick in grundlegende Faktoren der Kinderkardiologie (Apitz, 2002; Hoepner-Stamos, 2002; Kamtsiuris et al., 2007 u.a.). Ergänzend werden ausgewählte Herzerkrankungen im Kindesalter, ihre Symptome und Behandlungsweisen beispielhaft beschrieben, um nachvollziehbar zu machen, mit welchen Dimensionen von Herzerkrankungen betroffene Kinder und deren Familien konfrontiert werden (Albus, 2007; Hausdorf & Kramer, 2004; Ulmer et al., 2002; u.a.). Dieser Aspekt wird anhand der Bedeutung und Klassifizierungen von Schweregrad, Restbefunden und chronischen Verläufen von Herzerkrankungen im Kindes- und Jugendalter spezifiziert (Sticker, 2004; Schickendantz et al., 2007; Herrmann-Lingen et al. 2007; u.a.).

In Ergänzung zu den medizinischen Grundlagen der Kinderkardiologie werden die psychosozialen Faktoren bei chronischen Verläufen von Herzerkrankungen erörtert (Kapitel 2). Dazu werden Erkenntnisse aus allgemeinen, krankheitsübergreifenden (Hoepner-Stamos, 2002; Warschburger, 2000; Noecker & Petermann, 2008 u.a.), aber auch aus krankheitsspezifischen Studien (Sticker, 2004; Hilgenberg, 1996; Resch et al., 1996; u.a.) gewonnen und Gemeinsamkeiten sowie Unterschiede innerhalb verschiedener chronischer Erkrankungen thematisiert.

Die Basis dafür bildet eine weit verbreitete Definition und allgemein medizinisch anerkannte Klassifikationen des Begriffs der „chronischen Erkrankung" (De Gruyter, 2012; Bundesausschuss, 2004; Schmidt & Thyen, 2008).

Die Besonderheiten von chronischen Herzerkrankungen werden im Vergleich mit anderen Herzerkrankungen aufgezeigt und die Prävalenz erläutert (Scheidt-Nave et al., 2008; Reinhardt & Petermann, 2010). In diesem Zusammenhang werden auch Forschungsbereiche, die sich mit den psychosozialen Faktoren befassen, erörtert. Untersucht werden, neben eingeschränkten Entwicklungsverläufen sowie anderen Auswirkungen und Belastungen der Erkrankungen, relevante Faktoren zum Bewältigungsprozess. Letztlich werden auch Grundlagen und Besonderheiten der Ausgangssituation von Präventions- und Rehabilitationsmaßnahmen bei chronischen Erkrankungen vorgestellt (Schmitt & Kammerer, 1996) und begleitende Therapien für kardiologisch erkrankte Kinder und Desiderata in diesem Bereich diskutiert.

Diese medizinischen und psychosozialen Aspekte chronischer Herzerkrankungen bei Kindern und Jugendlichen bilden eine wesentlich Grundlage für die Indikation zur Kunsttherapie als Behandlungsmaßnahme in der ambulanten Kinderkardiologie (Kapitel 3). Um dies zu verdeutlichen, wird zunächst die Bedeutung der Kunsttherapie für die Kindertherapie (Kapitel 3.1) durch Einblicke in Geschichte, Theorien, Methodik und Anwendungsbereiche dargelegt (Wichelhaus, 2011; Richter, 1984; Kramer, 2003 u.a.). Daran anknüpfend werden der Forschungsstand zur Kunsttherapie für den Untersuchungsbereich der Kinderkardiologie aufgezeigt (Kapitel 3.2), die relevanten Positionen erörtert, Unterschiede und Parallelen diskutiert und auf Desiderata hingewiesen (Mathar, 2010; Wichelhaus, 2005; Wellendorf, 1993; Kollmorgen, 1988; Mechler-Schönach, 2008 u.a.).

Das wichtigste Medium für die Kunsttherapie mit Kindern ist die Kinderzeichnung, die sowohl in der Diagnostik wie in der Therapie ihre Bedeutung hat. Die allgemeine, aber auch die spezifische Qualität und Bedeutung dieser Ausdrucksform für die Kinderkardiologie aufzuzeigen, bildet einen wichtigen Schwerpunkt innerhalb der Arbeit (Kapitel 3.3). Grundlegend für eine Kunsttherapie mit Kindern ist die Funktion der Kinderzeichnung für Produzent und Rezipient und ihre Aufgabe an der Schnittstelle zwischen Innen- und Außenwelt des Kindes (Richter, 2000a; Wichelhaus, 1997; 2000b; u.a.). Erkenntnisse darüber hat die Entwicklungspsychologie der Kinderzeichnung aufgezeigt (z.B. Richter, 2000), auf deren Basis auch Sonderentwicklungen (z.B. Regressionen oder Progressionen) erkannt werden können. Darauf aufbauend können Persönlichkeitsfaktoren in Belastungssituationen, Störungspotentiale, aber auch Kreativität und Ressourcen diagnostiziert werden (Richter, 2000a, 2000b; Künzler-Knufinke, 1991; Koppitz, 1972; Sehringer, 1999 u.a.). Spezifische Ausdrucksformen in Kinderzeichnungen herzkranker Kinder konnten so festgestellt werden (Mathar, 2010). Sie bilden in der hier vorliegenden Studie eine wichtige Basis um weiterführende Erkenntnisse über das Ausdrucksverhalten chronisch herzkranker Kinder zu erheben und Belastungen sowie Ressourcen zu erkennen und therapeutisch zu nutzen.

Kunsttherapie mit Kindern ist vorwiegend entwicklungsfördernd und ressourcenorientiert ausgerichtet. Um diese Aspekte, die bei chronisch herzkranken Kindern eine besondere Indikation für Kunsttherapie darstellen, theoretisch zu basieren und in der Anwendung systematisch zu verfolgen, wurden Erkenntnisse aus der Gesundheitspsychologie hinzugezogen (Antonovsky, 1991, 1997; Viehhauser, 2000; Petermann & Schmidt, 2009; u.a.) (Kapitel 3.4). Damit werden medizinische, gesundheitserhaltende und -bedingende Möglichkeiten durch Behandlungsmaßnahmen ergänzt, die einen primär pathogenem Verständnis von Krankheit ein erweitertes Verständnis von Gesundheit und Krankheit gegenüberstellen. Das Modell der Salutogenese von Antonovsky (1991; 1997) wird deshalb ausführlicher dargestellt, da es als ein maßgeblicher Ausgangspunkt für eine veränderte Sichtweise auf die Gesundheit des Menschen gilt.

Die Zusammenhänge von Ressourcen, Krankheit und Gesundheit in der therapeutischen Praxis können darauf fußend konkret herausgearbeitet (Viehhauser, 2000; Schemmel & Schaller, 2003; Petermann & Schmidt, 2006; u.a.) sowie Klassifikationen und Ansätze von Ressourcendiagnostiken aufgezeigt werden (Schneider & Pickartz, 2004; Klemenz, 2003; Ravens-Sieberer & Bullinger, 2000; u.a.). Aus diesen Ansätzen werden ausgewählte salutogene Faktoren in ihrem Bezug zur Therapie bei chronischer Herzerkrankung sowie in ihren Schnittstellen zu Theorie und Praxis der Kunsttherapie aufgezeigt (Rubin, 1993; Wichelhaus, 1999; 2009; Csikszentmihalyi, 1995, 2010a; 2000b; Allmer, 1996; Becker, 1991; Peez, 2007; Reichelt, 2008 u.a.).

Bezugnehmend auf diese Erkenntnisse werden kunsttherapeutische Wirkfaktoren in der Kinderkardiologie definiert, die für eine ambulante Intervention relevant sind (Kapitel 3.5).

Im zweiten Teil der Studie werden das Untersuchungsvorgehen sowie Inhalte und Ergebnisse dargelegt.

Bezugnehmend zu Motivation und Gegenstand der Arbeit werden Zielsetzungen, Fragestellungen und Thesen definiert, die das empirische Vorgehen als Feldforschung betreffen (Kapitel 4) und die darauf abgestimmte Forschungsmethodik und das Untersuchungsdesign vorgestellt (Wichelhaus, 2008; Bortz & Döring, 2006; Flick, 2004; Friese, 2012; u.a.) (Kapitel 5).

Aufbauend auf den Ergebnissen der Literaturstudien im theoretischen Teil und unter Berücksichtigung der Rahmenbedingungen, wird ein kunsttherapeutisches Behandlungsmodell für den ambulanten kinderkardiologischen Anwendungsbereich konkretisiert (Kapitel 6). Ziele und Inhalte, aber auch kunsttherapeutische Methoden (Wichelhaus, 1999; 2003b; 2010a; Kramer, 2003; Marbacher-Widmer, 1991; Selig & Janschek-Schlesinger, 2008 u.a.), Interventionsstrategien (Domma, 1993a; Rubin, 1993 u.a.) und Materialien (Richter, 1984; Mathar, 2010) werden auf die Klientel chronisch herzkranker Kinder abgestimmt und die Bedingungen zur Planung der Maßnahmen aufgezeigt.

Daran anschließend werden Durchführung und Evaluation der Untersuchung repräsentiert (Kapitel 7). Einleitend wird die Untersuchungsgruppe unter Berücksichtigung der Besonderheiten der Rekrutierung und Stichprobengewinnung vorgestellt, um die Ausgangslage der Untersuchungsbedingungen aufzuzeigen (Kapitel 7.1). Darauf aufbauend wird die Gruppenbildung (Altersstruktur, Reife und Krankheitsbilder) in der Gesamtstichprobe legitimiert.

Die Auswahl der Erhebungsmaßnahmen ist auf die Forschungsmethodik und die Fragestellung in der Untersuchung abgestimmt. Sie werden nach Art und Zeitpunkt ihres Einsatzes (Eingangsdiagnostik, Prozessdiagnostik, Prä-Post-Vergleiche, Abschlussdiagnostik) aufgezeigt. Ausgewählt wurden ein anamnestischer Fragebogen (Kahlert, 1985; Mathar, 2010), die Analyse des Ausdrucksverhaltens in Bild und Prozess (Richter, 2000a; Sehringer, 1999; Reichelt, 2008; Kelle & Kluge, 2010; Friese 2012), ein Fragebogen zur gesundheitsbezogenen Lebensqualität (KINDL-R) (Ravens-Sieberer & Bullinger, 2000; Ravens-Sieberer, et al, 2007, u.a.) und die Auswertung von Menschzeichnungen nach Koppitz (1972) im Prä-Post-Vergleich sowie ein abschließendes Leitfadeninterview mit Eltern und Kindern (Kapitel 7.2.6).

Im Zusammenhang damit werden die Maßnahme, ihre Durchführung, die theoretische Basierung bzw. statistische Validierung sowie die Art der Datenaufbereitung und ihre Auswertung diskutiert und legitimiert.

Als Ergebnisse der empirischen Untersuchung (Kapitel 8) sind, orientiert an den Zielen der Intervention, vor allem das Ausdrucksverhalten und seine Analyse und Interpretation von Interesse. Diese erfolgen anhand der Selektion von Bildmotiven, insbesondere ihrer Häufigkeiten, ihrer symbolischen Bedeutungen und formalen Gestaltung, um sie als psychisches Motiv zu identifizieren, unterschiedliche emotionale Befindlichkeiten zu analysieren oder Verweise auf das Selbstwertgefühl, künstlerisch-kreative Fähigkeiten und soziale Kompetenzen zu do-

kumentieren (Kapitel 8.1).

Ergänzend und bestätigend dazu werden die Ergebnisse der Analyse von „Menschzeichnungen" und die Auswertung des Fragebogens zur „gesundheitsbezogenen Lebensqualität" (KINDL-R) im Prä-Post-Vergleich verwendet. (Kapitel 8.2)

Im letzten Teil der Darstellung werden die Ergebnisse der Leitfadeninterviews (Kapitel 8.3) aufgezeigt, die die nachträgliche Sicht der Eltern und Kinder zur Befindlichkeit, zu den Gestaltungen und zu Effekten und Besonderheiten der Kunsttherapie sowie zur Zukunft des Angebotes enthalten. Sie dienen der Verifizierung oder Falsifizierung der Ergebnisse aus der Sicht der Betroffenen.

Abschließend werden alle Ergebnisse, d.h. die des theoretischen und empirischen Teils, zusammengefasst und in einem Ausblick ihre Bedeutung für weitere Praxis und Forschung zur Kunsttherapie in der Kinderkardiologie eingeschätzt (Kapitel III).

I. Theoretische Studien: Bedingungsfeld, Indikation und Möglichkeiten einer ambulant durchgeführten Kunsttherapie bei chronisch herzkranken Kindern

1. Herzerkrankungen im Kindes- und Jugendalter

Kunsttherapie ist eine interdisziplinäre Anwendungswissenschaft mit Schwerpunkten in Medizin, Psychologie, Kunst und Kunsttherapie. Deshalb liegt es nahe, wenn Kunsttherapie bei Patienten mit einer spezifischen medizinischen Indikation angewendet wird, diese in die Überlegungen für die kunsttherapeutische Behandlungsmaßnahme mit einzubeziehen. Handelt es sich, wie in der vorliegenden Studie, um Herzerkrankungen, erscheint es sinnvoll, ihre Ausdifferenzierungen und damit verbundenen Folgen für Chronifizierungen, physische und psychische Belastungen und sozialen Einschränkungen darzustellen, um konkrete und spezifisch abgestimmte Interventionen für diese Klientel zu erarbeiten und anwenden zu können.

1.1. Das gesunde Herz und seine Funktion im menschlichen Organismus

„Das Herz eines Kindes ist eine ungewöhnliche und komplexe lebensvolle Struktur, stets in rhythmischer Bewegung, ein Organ, das sich ständig an das Wachstum des Organismus und die wechselnden Belastungen anzupassen vermag."
(Neill, & Clark, 1997, S. 64) [4]

Das Herz nimmt für die Lebensfähigkeit des Menschen eine zentrale Rolle ein. Es ist das Zentrum des Herz-Kreislaufes, der in die beiden zusammengehörigen Subsysteme des Körper- und Lungenkreislaufes unterteilt ist. Über den Herzkreislauf wird die Durchblutung des gesamten Körpers, also aller Organe und Körperteile gesteuert. Somit kann die lebenswichtige Versorgung mit Sauerstoff, Stoffwechselsubstraten, Mineralien und Hormonen, aber auch die Entsorgung „verbrauchten" Blutes und körpereigener Abfallprodukte erfolgen (vgl. Neill & Clark, 1997).

Das Herz befindet sich links im Brustkorb des Menschen. Es besteht aus der rechten und der linken Herzhälfte. Die linke versorgt den Körperkreislauf, die rechte den Lungenkreislauf. Beide Herzhälften sind wiederum jeweils in Vorhof (Atrium) und Hauptkammer (Ventrikel) unterteilt, sodass sich insgesamt vier Kammern ergeben. Die Herzscheidewand (Septum) trennt die Herzhälften voneinander. An den Übergängen zwischen Atrium und Ventrikel einer Herzseite sowie an den Verbindungsstellen zur Lunge und zur Hauptschlagader (Aorta) regulieren insgesamt vier Herzklappen (Trikuspidalklappe, Mitralklappe, Pulmonalklappe und

[4] Die vorliegende Arbeit ist in neuer deutscher Rechtschreibung verfasst. Zitate werden im genauen Wortlaut wiedergegeben, auch wenn dieser der alten Schreibweise entspricht. Anmerkungen des Verfassers innerhalb von Zitaten sind in rechteckige Klammern gesetzt.

Aortenklappe) den Blutstrom so, dass er nur in einer Richtung fließen kann. Auf diese Weise gelangt das Blut aus dem Körper über die obere und untere Hohlvene in das rechte Atrium des Herzens. Durch die Trikuspidalklappe fließt es weiter in den rechten Ventrikel. Von hier aus wird das Blut durch die Lungenarterie in die Lunge gepumpt. Dort angelangt, wird das Blut neu mit Sauerstoff angereichert, um dann über die Lungenvenen wieder in das Herz, dieses Mal in die linke Herzhälfte, zu fließen. Auch hier fließt das Blut zunächst in das linke Atrium und dann weiter durch die Mitralklappe in den Ventrikel der linken Herzhälfte. Aus dem linken Ventrikel wird das nun sauerstoffreiche Blut in die Aorta, und damit zurück in den gesamten Körper gepumpt. (Vgl. Albus, 2007; Hausdorf & Kramer, 2004; Neill, & Clark, 1997) (Abbildung 1)

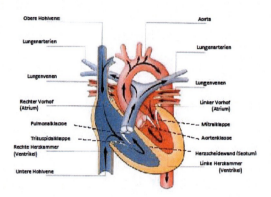

Abbildung 1 Anatomie und Blutstrom des gesunden Herzens (Asfour, 2006, S. 11)

Abgegrenzt und geschützt wird das Herz durch die Herzwand, die sich von außen nach innen zusammensetzt aus dem Herzbeutel (Perikard), der Perikardhöhle, der Herzaußenhaut (Epikard), einer breiten Herzmuskelschicht (Myokard) sowie der Herzinnenhaut (Endokard). Die Pumpaktivität des Herzens erfolgt durch Zusammenziehen und Erschlaffen des Herzmuskels. Regelmäßigkeit, Reihenfolge und Häufigkeit werden dabei über Impulse aktiviert, die über das Reizbildungssystem des Herzens gesteuert werden. Dies geschieht ausgehend vom rechten Atrium, in dem Erregungen im Sinusknoten über Herzmuskelzellen zum Atrioventrikularknoten (kurz AV-Knoten) und weiter zum His-Bündel gesendet werden. Der Sinusknoten ist dabei der primäre Schrittmacher des Herzens. Der AV-Knoten leitet die Erregung auf die Kammern. Der Herzrhythmus reagiert über Nervenbahnen und Hormone auf physische oder psychische Beanspruchung und wird entsprechend schneller oder langsamer. (Vgl. Albus, 2007; Hausdorf & Kramer, 2004; Neill, & Clark, 1997)

Die Entwicklung des Herzens beginnt pränatal bereits sehr früh. Das Herz ist das erste funktionsfähige Organ des Fötus. Bereits in der achten Schwangerschaftswoche ist die Entwicklung des Herzens abgeschlossen und alle wesentlichen Teile sind angelegt (vgl. Lindinger &

Hoffmann, 2007, S. 337). Vorgeburtlich wird durch eine Kurzschlussverbindung zwischen Lungenarterie und Aorta (Ductus arteriosus Botalli) das Kind nicht über die Lungen, sondern über die Nabelschnur und den Kreislauf der Mutter mit Sauerstoff versorgt. Die Lungen werden noch nicht genutzt. Unmittelbar nach der Geburt verändern sich die Strukturen des Herzens automatisch. Das Kind beginnt zu atmen, der reguläre Kreislauf wird, wie oben beschrieben, aktiviert. Die Atmung funktioniert sofort, der Ductus verschließt sich in den ersten Lebenstagen, weil er nicht mehr gebraucht wird. (Vgl. ebd. S. 339)

1.2. Angeborene Herzfehler

Im Kindes- und Jugendalter sind, mit etwa 90 - 95%, der überwiegende Teil der Herzerkrankungen angeboren (Apitz, 2002, S. 4). Das heißt, dass bei diesen Kindern die Entwicklung des embryonalen Herzens aufgrund genetischer, chromosomaler oder exogener Faktoren schon vorgeburtlich nicht normal verlaufen ist und das Herz geschädigt wurde. Betroffen sind davon jährlich 0,8 - 1% aller Neugeborenen; das sind etwa 6.000 Kinder, die mit einem Herzfehler zur Welt kommen (Albus, 2007, S. 36). Damit gehören angeborene Herzfehler zu der größten Gruppe kongenitaler Entwicklungsstörungen (vgl. Hoepner-Stamos, 2002, S. 28; Apitz, 2002, S. 5). Die klinische Bedeutung von Herzerkrankungen liegt darüber hinaus auch darin, dass die angeborenen Herzerkrankungen unbehandelt eine hohe Letalität nach sich ziehen (vgl. Apitz, 2002, S. 5). Von 6.000 neugeborenen herzkranken Kindern müssen mehr als 4.500 operativ behandelt werden. Oft sind sogar mehrere komplizierte Eingriffe erforderlich, um ein Leben der Kinder überhaupt zu ermöglichen (vgl. Bundesverband herzkranker Kinder e.V., 2005). In einer repräsentativen Stichprobe lag die Prävalenz von Herzerkrankungen von Kindern und Jugendlichen zwischen 0 und 17 Jahren bei 2,8% (vgl. Kamtsiuris et al., 2007, S. 693). Mittlerweile erreichen durch verbesserte kardiochirurgische Behandlungsmöglichkeiten um die 90% der Kinder mit angeborenen Herzerkrankungen das Erwachsenenalter (vgl. Albus, 2007, S. 36). (siehe Kapitel 1.4.)

Die Anatomie angeborener Herzerkrankungen ist vielfältig. Jeder Teil und jede Funktion des Herzens kann mit unterschiedlich bedrohlichen Ausmaßen betroffen sein. Es treten Defekte, Überlastungen, Fehlverbindungen und Fehlbildungen auf. So können in der Herzscheidewand Löcher sein, wie ein Ventrikel- oder Atriumseptumdefekt[5] (VSD oder ASD). Bei Stenosen oder Obstruktionen sind Gefäße des Herzens verengt (z.B. Aortenisthmusstenose[6], Pulmonalstenose[7]). Auch kommt es vor, dass Gefäße fehlangelegt oder sogar miteinander vertauscht sind (z.B. Transposition der großen Arterien). Bei anderen komplexen Herzfehlern

[5] Ein Ventrikelseptumdefekt (VSD) betrifft die Herzscheidewand (Septum) zwischen den Hauptkammern (Ventrikel), der Artriumseptumdefekt (ASD) die Herzscheidewand zwischen den Vorhöfen (Atrium).
[6] Einengung der Aorta
[7] Einengung der Ausflussbahnen zur Lunge

bestehen mehrere Defekte gleichzeitig (z.B. Fallot'sche Tetralogie, Unterbrochener Aortenbogen). (vgl. Tabelle 1, S. 18)

Darüber hinaus ist es sogar möglich, dass ein Kind mit nur einer vollständig ausgebildeten Herzkammer zur Welt kommt (z.B. Hypoplastisches Links- oder Rechtsherz). Weitere Herzerkrankungen können das Reizleitungssystem betreffen und Beschleunigungen (Tachykardien), Verlangsamungen (Bradykardien) oder Ausfälle des Herzrhythmus verursachen.

Nicht selten sind angeborene Herzerkrankungen assoziiert mit Syndromen oder Komorbiditäten. Bei vielen Patienten bestehen Chromosomenanomalien wie die Trisomie 21, die bei 5,4 - 9,5% der herzkranken Kinder vorkommt und das häufigste Syndrom mit assoziiertem angeborenem Herzfehler ist (vgl. Apitz, 2002, S. 9). Andere Gendefekte, die häufig mit Herzfehlern einhergehen, sind beispielsweise das Marfan-Syndrom, das di-George-Syndrom, Williams-Beuren-Syndrom oder das Ullrich-Turner-Syndrom (vgl. Kreuder, 2008; Haas & Kleideiter, 2011).

Signifikante Unterschiede zwischen den Geschlechtern, Zusammenhänge mit Wohnortgröße, Wohnregion, Migration, Sozialstatus der Familie und dem Auftreten einer Herzerkrankung wurden bisher nicht festgestellt (vgl. Kamtsiuris et al. 2007, S. 693).

Auswirkungen angeborener Herzerkrankungen sind im Wesentlichen Störungen der Flussrichtung des Blutes, der Druckverhältnisse in den Herzkammern oder der Trennung der beiden Kreisläufe (vgl. Albus, 2007, S. 36). Die Symptome hängen dabei von Anatomie und Schwere der Erkrankung ab. Beispielsweise kommt es zu Herzgeräuschen, beschleunigter Atmung/ Kurzatmigkeit (Dyspnoe), Thoraxschmerzen[8], anormalem Herzschlag (unregelmäßig, zu schnell, zu langsam, ungewöhnlich kräftig), schneller Erschöpfbarkeit, Trinkschwäche bei Säuglingen, mangelnder Konzentration, Schwitzen bei geringster Belastung, Synkopen (plötzliche Ohnmacht/ Bewusstlosigkeit) und schlechtes Gedeihen. Äußerlich sichtbar ist die Herzerkrankung in der Regel nur, wenn durch eine verminderte Sauerstoffversorgung eine Zyanose vorliegt und Lippen, Haut und Nägel bläulich verfärbt sind.

Da die Sauerstoffversorgung ein wesentlicher Grund für die Auswirkungen der unterschiedlichen Herzerkrankungen ist, werden sie unter Berücksichtigung dieses Aspektes auch in zyanotische (20%) und azyanotische (80%) Herzerkrankungen unterteilt. Unterschieden wird dabei ob ein Rechts-Links-Shunt[9], wie bei zyanotischen Herzfehlern, oder ob kein Shunt bzw. ein Links-Rechts-Shunt[10] vorhanden ist und es sich damit um einen azyanotischen Herzfehler handelt. (Vgl. Sticker, 2004, S. 13)

[8] Schmerzen im Brustkorb
[9] Als Shunt wird eine unnormale Verbindung zwischen zwei Gefäßen bezeichnet. Bei einem Rechts-Links-Shunt gelangt sauerstoffarmes Blut in den Körper zurück, ohne vorher den Lungenkreislauf durchlaufen zu haben.
[10] Lungenüberflutung und erhöhter Druck auf die Lunge können zu Lungenschäden führen. In der Regel besteht keine Zyanose

Sticker (2004, S. 18) hat die „wichtigsten" und am „häufigsten" vorkommenden angeborenen Herzerkrankungen aufgelistet und potentielle medizinische Behandlungsmöglichkeiten erörtert. In Ergänzung zu ihrer Darstellung haben Albus (2007) und Hausdorf & Kramer (2004) Definitionen zum jeweiligen Krankheitsbild und dazugehörigen Symptome aufgezeigt. Durch eine Integration der drei Aufführungen kann ein guter Überblick in die medizinischen Schwerpunkte der Kinderkardiologie gegeben werden. (Tabelle 1)

Angeborene Herzfehler

Bezeichnung	Definition	Symptome	Behandlung
Azyanotische Herzfehler			
Ventrikelseptumdefekt (VSD)	Abnorme Öffnung zwischen den Herzkammern	Links-Rechts-Shunt, dadurch Volumenbelastung des linken Ventrikels und der Lungenstrombahn; je nach Ausmaß rasche Entwicklung einer Herzinsuffizienz[11] und pathologische Druckerhöhung im Lungenkreislauf	Abwarten ob Spontanverschluss eintritt, ansonsten im Vorschulalter operativer Verschluss mit Naht oder Flicken
Pulmonalstenose	Verengung der Ausflussbahn vom rechten Ventrikel in den Lungenkreislauf (vor, in oder nach der Pulmonalklappe)	Rechtsherzbelastung; später je nach Ausprägung Rechtsherzinsuffizienz (z.B. periphere Ödeme), Synkopen	Sprengung der Klappe, ggf. per Herzkatheter
Vorhof-/ Atriumseptumdefekt (ASD)	Abnorme Öffnung zwischen den Herzvorhöfen	Erhöhter Blutdruck im Lungenkreislauf durch Links-Rechts-Shunt; Rechtsherzbelastung/-Insuffizienz; erhöhtes Risiko für Vorhofflimmern und Hirnembolien	Bei starker Beeinträchtigung im Vorschulalter Verschluss (Naht oder Flicken) per Herzkatheter oder operativ
Offener Ductus Botalli	Fehlender Verschluss der Verbindung zwischen Aorta und Pulmonalarterie nach der Geburt	Volumenbelastung des linken Ventrikels und der Lungenstrombahn; längerfristig Herzinsuffizienz und pathologische Druckerhöhung im Lungenkreislauf	Verschluss per Herzkatheter oder operativ
Aortenklappenstenose	Formanomalie der Klappe mit Behinderung des Blutflusses in die Aorta	Druckbelastung des linken Ventrikels mit Hypertrophie; Angina Pectoris; Synkopen, plötzlicher Herztod	Erweiterung bzw. Sprengung der Klappe, selten per Herzkatheter
Aortenismusstenose	Verengung des Aortenbogens vor oder nach Abgang des Ductus Botalli	Blutdruckunterschied zwischen oberer und unterer Körperhälfte; Bluthochdruck an den Armen, niedriger Druck an den Beinen/Füßen; Linksherzbelastung	Entfernung der Verengung, Verbindung der beiden Endungen, ggf. Einsatz körpereigenen oder fremden Materials zum Offenhalten

[11] Mit einer Herzinsuffizienz wird das (partielle) Versagen der Herzfunktion und deren Ausmaß auf den Körper beschrieben. Das Herz ist dann nicht mehr in der Lage den Körper sowohl in Ruhe, als auch bei Belastung mit ausreichend Blut und Sauerstoff zu versorgen. Typische Symptome sind Atemnot/ Kurzatmigkeit (Dyspnoe), Müdigkeit, Wassereinlagerungen (vgl. Hoppe, et al., 2005).

Bezeichnung	Definition	Symptome	Behandlung
Zyanotische Herzfehler			
Fallot'sche Tetralogie	Vierfach Missbildung mit großem VSD, Pulmonalstenose, über dem VSD „reitender" Aorta und verdickte Muskulatur in der rechten Herzhälfte. „Pink Fallot" sind die Auswirkungen (Vermischung des Blutes) weniger gravierend und es besteht keine Zyanose	Häufigster zyanotischer Herzfehler (65%), schwere Atemnot, kompensatorische Hockstellung[12], je nach Ausmaß deutlich erhöhte Sterblichkeit (unbehandelt), nach Operation gute Prognose (85% Überlebensrate nach 35 Jahren (Haas & Kleideiter, 2011, S. 162)). Spätkomplikationen v.a. Arhythmien, Pulmonalinsuffizienz/-stenose, Rest-VSD	Zunächst Offenhalten des Ductus durch Medikamente. Operative Korrektur der einzelnen Fehlbildungen, teils in zwei Stufen. Lebenslange kardiologische Nachsorge wg. möglichen Spätkomplikationen
Transposition der großen Arterien (TGA)	Die Anlage der großen Arterien ist vertauscht: Aorta entspringt aus dem rechten anstatt aus dem linken Ventrikel, analog die Pulmonalarterie aus dem linken Ventrikel anstatt dem rechten- Parallelschaltung der Kreisläufe.	Zyanotischer Herzfehler: Sauerstoffarmes Blut kehrt zurück in den Körper, sauerstoffreiches in die Lunge; TGA wird nur mit zusätzlichem ASD oder VSD überlebt, da hier Vermischung des sauerstoffarmen- und -reichen Blutes. Schwere Dyspnoe und fortschreitende Herzinsuffizienz; hohe Frühsterblichkeit wenn keine Operation.	Offenhalten bestehender, bzw. Schaffen lebenswichtiger Verbindung zwischen Körper-und Lungenkreislauf; z.b. des Ductus oder eines VSD (teilweise durch Ballondilatation nach Rashkin im Herzkatheter). Bis 80er Jahre Vorhofumkehr-Operation, heute bevorzugt Switch-Operation mit Umpflanzen der Koronararterien (Gute Prognose nach arterieller Switch-Operation) Lebenslange kardiologische Nachsorge wg. möglichen Spätkomplikationen

Tabelle 1 Überblick der acht häufigsten Herzfehler Definition, Symptome (vgl. Albus, 2007, S. 27-38; Hausdorf & Kramer, 2004, S. 374-392) und Behandlungsweisen (vgl. Sticker, 2004, S. 16-17)

Sticker (2004) differenziert nach acht Herzfehlern: Ventrikelseptumdefekt (VSD), Fallot'sche Tetralogie, Pulmonalstenose, Vorhofseptumdefekt, Offener Ductus Botalli, Aortenisthmusstenose, Transposition der großen Arterien und Aortenklappenstenose. Diese werden in die beiden Gruppen azyanotischer und zyanotischer Herzfehler unterteilt. Diese tabellarische Übersicht dient dazu, nähere Informationen über die Krankheitsbilder und damit einhergehende Belastungen bei den kunsttherapeutisch betreuten Kindern dieser Studie zu erhalten.

Die Auswahl dieser Herzfehler, die als besonders häufig gelten, ist beispielhaft für die Arten der Fehlbildungen des Herzens und darauf bezogene medizinische Betreuungsmaßnahmen. Der Grad der Bedrohlichkeit und langfristige Folgen sind in der Übersicht nicht erfasst. Trotzdem wird deutlich, dass sowohl zyanotische als auch azyanotische Herzfehler lebensbedrohliche Ausmaße annehmen können und eine frühe Erkennung und Behandlung zur Vermeidung schwerwiegender Folgen entscheidend ist. Die Komplexität einiger kardiologi-

[12] Kinder hocken sich hin, verharren in dieser Position, wodurch Probleme des Kreislaufes reguliert werden und sich die Sauerstoffversorgung verbessert.

scher Erkrankungen und die damit verbundenen, oft massiv eingreifenden Maßnahmen, können für herzkranke Kinder und deren Familien sehr belastend sein. Zu verstehen, welcher Art die eigene Erkrankung ist und was sie und deren Behandlung bedeutet, bedarf einer verstehbaren Kommunikation durch das Klinikpersonal. (Kapitel 1.5)

Neben den wichtigsten von Sticker (2004) aufgelisteten acht Herzerkrankungen werden zwei weitere thematisiert (Tabelle 2), da sie untersuchungsrelevant sind, d.h. Kinder mit dieser Erkrankung kommen in der für die Untersuchung erhobene Stichprobe vor. Es handelt sich dabei um die Krankheitsbilder „Unterbrochener Aortenbogen" und „Long QT-Syndrom". In Anlehnung an Tabelle 1 werden Definition, Symptome und empfohlene, medizinische Behandlungsweise dieser Erkrankungen nach Haas & Kleideiter (2011) Ulmer et al. (2002) und Schumacher (2008) erörtert.

Bezeichnung	Definition	Symptome	Behandlung
Long-QT Syndrom (Herzrhythmusstörung)	Genetisch bedingte Verlängerung der QT Zeit (QT-Zeit ist die Dauer zwischen Aktivierung und Erholung des Herzmuskels). Assoziiert mit den Risiken für ventrikuläre Tachykardien, Kammerflimmern, Sinusbradykardien, Synkopen, Herzstillstand, plötzlicher Herztod. Einteilung in mehrere genetische Typen, vier weitere Ausprägungen mit Komorbiditäten. Dabei gibt es familiär vererbte Formen (84%), sporadische Formen (11%), durch Medikamente erworbene Formen (5%)	Asymptomatisch: die Erkrankung fällt meist nach einer Synkope, einem Herzstillstand (erstes Ereignis bei 34% vor dem 15. Lebensjahr), durch Familienanamnese (plötzliche Todesfälle) oder als Zufallsbefund auf. Gefahr von Synkopen. Es besteht die Gefahr eines Herzstillstands: plötzlicher Herztod z.B. ausgelöst durch körperliche Belastung, Schwimmen (LQTS 1), emotionaler Stress: plötzliche akustische Signale wie Wecker o.ä. (LQTS 2), Nachtschlaf (LQTS 3). Sterblichkeit unbehandelt 75-80%	Prophylaktisch Medikamente (Betablocker), Schrittmachertherapie (bei Bradykardien), Einsetzen eines internen Defilibrators bei Hochrisikopatienten. Es werden allgemeine Vorsichtsmaßnahmen empfohlen je nach LQTS Variante: Kein Schwimmen, kein Leistungssport, Vermeiden von emotionalem Stress, Minimieren plötzlicher akustische Signale, Vermeiden von Medikamenten, die Lonq-QT Zeit verlängern, Schulungen der Lehrer und Familienmitglieder in Reanimationsverfahren
(vgl. Haas & Kleideiter, 2011, S. 351-356; Ulmer et al., 2002)			
Unterbrochener Aortenbogen (Zyanotisch)	zyanotischer, angeborener Herzfehler, meist in Verbindung mit Ductus arteriosus Botalli und VSD oder anderen anatomischen Fehlbildungen (z.B. Subaortenstenose, Aortenklappenfehlbildung u.a.)	Blutversorgung der unteren Körperhälfte ist von offenem Ductus arteriosus Botalli abhängig. Ist dieser bereits verschlossen, ist die untere Körperhälfte unterversorgt (Zyanose), Symptome einer akuten Herzinsuffizienz: Trinkschwäche, Tachy- Dyspnoe, Lethargie bis zum kardiogenen Schock, Niereninsuffizienz, Ödeme	Offenhalten des Ductus arteriosus Botalli (medikamentös) bis zur Operation. Operation noch in der Neugeborenen Phase: je nach Befund in zwei Schritten (Behebung des VSD nach Rekonstruktion des Aortenbogens) Im ersten Lebensjahr während der Operation hohe Letalität. Nach überstandener OP relativ gute Prognose, allerdings sind meist Reoperationen bei Re- und Reststenosen nötig.
(vgl. Schumacher, 2008, S. 230-237; Haas & Kleideiter, 2011, S. 216-219)			

Tabelle 2 Long QT Syndrom, unterbrochener Aortenbogen: Definition, Symptome und medizinische Behandlungsweise

Die beiden Erkrankungen kommen seltener vor als die, die Sticker (2004) aufgeführt hat. Sie weisen jedoch eine hohe Letalität und vitale Bedrohung auf, die anhand ihrer Symptome und den damit verbundene Risiken aufgezeigt ist. Das gilt vor allem für das Long-QT Syndrom, das für das Kind als Erkrankung nicht spür- oder sichtbar ist, jedoch mit erheblichen Einschränkungen zur Vermeidung einer Überbelastung mit der Folge des plötzlichen Todes verbunden ist. Beim unterbrochenen Aortenbogen ist die Letalität unbehandelt hoch und die Operation riskant. Bei gelungener Behandlung reduziert sich zwar die Lebensbedrohlichkeit, das von dieser Erkrankung betroffene Kind und seine Eltern müssen aber mit dem Bewusstsein leben, dass sich der Zustand verschlechtern kann und weitere Operationen nötig sind.

1.3. Erworbene Herzerkrankungen

Die Anzahl erworbener Herzerkrankungen bei Kindern ist im Gegensatz zu den angeborenen Herzerkrankungen gering. Sie betreffen ca. 5% der Herzerkrankungen im Kindesalter (vgl. Apitz, 2002, S. 4) [13] Ursachen für erworbene Herzerkrankungen sind bakterielle oder virale Infektionen sowie abnorme Zellansammlungen, die Teile des Herzens besiedeln (vgl. Neill & Clark, 1997). Dazu gehören beispielsweise Kardiomyopathien (Herzmuskelerkrankungen), bakterielle Endokarditis (Entzündung der Herzinnenhaut), die akute Myokarditis (Herzmuskelentzündung), die Perikarditis (Herzbeutelentzündung) oder das rheumatische Fieber. Wenngleich die Prävalenz der Erkrankungen gering ist, kann es auch bei erworbenen Herzerkrankungen zu chronifizierenden oder lebensbedrohlichen Folgen kommen. Bleiben Infektionen zu lange unbemerkt oder sprechen auf Behandlungen wie z.B. wochenlange Antibiotikagaben nicht an, sind Klappenschäden, Klappeninsuffizienzen oder unbeherrschbare Herzinsuffizienzen die Folge (vgl. Hausdorf & Kramer, 2004, S. 387). Als Konsequenz können langfristige Einschränkungen in der Belastbarkeit auftreten sowie der operative Ersatz beschädigter Herzklappen oder Herztransplantationen erforderlich sein.

Erwähnenswert ist der entscheidende Unterschied der Kinderkardiologie zur Erwachsenenkardiologie, bei der vor allem erworbene Herzerkrankungen im Vordergrund stehen. Im Gegensatz zu erworbenen Herzerkrankungen bei Kindern weisen sie andere Ursachen auf, die deshalb auch andere Interventionsmaßnahmen bedingen, wie zum Beispiel Stressprävention, Ernährungsberatung, Sportmaßnahmen oder Raucherentwöhnung,.

Auch für Kinder mit erworbenen Herzerkrankungen können ambulante kunsttherapeutische Interventionen eine hilfreiche begleitende Behandlungsmaßnahme sein. In der vorliegenden Studie wird auf diese Patientengruppe nicht gesondert eingegangen, da angeborene Herzfehler und erworbene Herzerkrankungen in ihren chronischen Verläufen aus kunsttherapeutischer Sicht ähnliche oder gleiche Interventionen erforderlich machen.

[13] Dies bezieht sich allerdings nur auf industrialisierte Länder, in denen Infektionen gut behandelt und erworbene Herzerkrankungen als ihre Folge verhindert werden können. Ganz anders ist dies allerdings in Entwicklungsländern, wo solche frühzeitigen Behandlungsmöglichkeiten bisher nicht gewährleistet werden können.

1.4. Chronische Verläufe

Der Vielzahl und Komplexität der Herzerkrankungen im Kindes- und Jugendalter stehen umfangreiche Diagnose- und Behandlungsmöglichkeiten gegenüber (vgl. Tabelle 1 und Tabelle 2). Die Methoden befinden sich in steter Entwicklung, um die Überlebens- und Entwicklungschancen der betroffenen Kinder zu verbessern. Herzerkrankungen, die noch vor wenigen Jahren als nicht behandelbar galten, können heutzutage operiert werden. Anhand statistischer Daten zur Letalität lassen sich diese Fortschritte in der Kinderkardiologie eindrucksvoll belegen. Bis zur Entwicklung effektiver Behandlungsmethoden im Kindesalter, d.h. in den 1950er Jahren lag die Sterblichkeit herzkranker Kinder noch bei 80% (vgl. Hassberg, 2002, S. 799), heutzutage erreichen, wie bereits erwähnt ca. 90% der betroffenen Kinder das Erwachsenenalter (vgl. Albus, 2007, S. 36).

Trotz dieser positiven Befunde, muss berücksichtigt werden, dass die Mehrzahl der kardiologisch erkrankten Kinder einer lebenslangen Betreuung bedürfen, da keine vollständige Heilung vorliegt (vgl. Hassberg, 2002). Insbesondere *„Kinder mit schweren angeborenen Herzfehlern können trotz Behandlung deutlich in ihrem Leistungsvermögen und ihrer Entwicklung beeinträchtigt sein."* (Herrmann-Lingen et al., 2007, S. 177)

D.h. dass die verbesserten Behandlungsmöglichkeiten das Überleben sichern, mit der Folge eines Zuwachses an chronischen Verläufen. Bei angeborenen Herzfehlern betrifft dies etwa 30% der Patienten (vgl. Rosendahl, 2007, S. 155).

Die Belastungsfaktoren einer chronischen Herzerkrankung für Kinder und Jugendliche betreffen die physische wie auch die psychische Integrität. Zum Teil treten folgende Risiken auf, bzw. sind folgende Maßnahmen nötig:

- Lebenslange, regelmäßige ambulante oder stationäre kardiologische Kontrollen (Echo, EKG, Herzkatheter etc.) der Funktion des Herzkreislaufes
- Regelmäßige Endokarditisprophylaxe (Vorbeugung infektiöser Herzinnenhautentzündung)
- Lebenslange Einnahme von Medikamenten mit andauernder Kontrolle der Dosis und dem Risiko von Nebenwirkungen
- Risiken von Arhythmien, die dazu führen können, dass ein Schrittmacher oder ein Defibrillator eingesetzt werden muss
- Regelmäßige Operationen durch die Notwendigkeit des Austausches von Schrittmachern
- Das Risiko einer Herzinsuffizienz mit der Folge von beispielsweise
 - Austausch einer Herzklappe durch künstlichen oder tierischen Klappenersatz
 - Reoperationen
 - Herztransplantation

- Frühzeitiger Tod
- Einhalten besonderer Vorsichtsmaßnamen, wie beispielsweise
 - Schutz des Herzschrittmachers oder Defibrillators z.b. bei Ballspielen oder beim Tragen schwerer Schulranzen
 - stationäre kinderkardiologische Betreuung bei Infekten
 - stationäre Medikamentenumstellung bei der Einnahme blutverdünnender Medikamente, wenn operative Eingriffe anderer Fachbereiche (z.b. HNO-Operationen, Zahnoperationen) anstehen
 - Vermeiden von Überanstrengungen
 - Besondere Vorsichtsmaßnahmen oder Einschränkungen bei Reisen
- Beeinträchtigungen von Leistungsvermögen, Belastbarkeit und Entwicklungsbedingungen
- Reduzierte Lebenserwartung
- Eingeschränkte Berufswahlmöglichkeiten
- Eingeschränkte Lebensplanung (Schwangerschaft etc.) (vgl. Steinhausen, 2006, S. 257)

Aus psychosozialer Sicht kann eine chronische Herzerkrankung jedoch noch weitere Bedeutungen haben. Dauerhaft mit einer Erkrankung konfrontiert zu werden, erfordert eine hohe Anpassungsleistung an diese Situation, sowohl für die betroffenen Kinder, als auch für ihrer Eltern und Geschwister
(vgl. Kapitel 2). Damit verbundene psychosoziale Probleme können dann nicht nur emotional belastend sein, sondern auch das Erscheinen und die Schwere einer Herzinsuffizienz mit determinieren (vgl. Albus, 2007, S. 29).

1.5. Medizinische Behandlungsweisen

Behandelt werden angeborene Herzerkrankungen im Kindes- und Jugendalter oft unmittelbar nach der Geburt oder in der Neonatalzeit, jedoch noch im Säuglingsalter oder in den ersten Lebensjahren, um Risiken zu vermindern oder die Funktion des Herz-Kreislaufes zu gewährleisten:

„Interventionelle Techniken und herzchirurgische Eingriffe haben primär das Ziel, durch Verschluss von Defekten, Beseitigung von Stenosen bzw. durch Rekonstruktion oder Ersatz von Herzklappen oder aber zumindest durch Einbringung einer Conduitverbindung[14] hämodynamische Voraussetzungen für annähernd normale Herz-Kreislauf Verhältnisse zu schaffen." (Schumacher & Schreiber, 2008, S. 7)

[14] Gefäßprothese

Emmel et al. (2004) plädieren dabei für eine pränatale Diagnostik, da sie einen positiven Zusammenhang zwischen der Früherkennung angeborener Herzfehler mit dem postoperativen Verlauf belegen konnten. Hierdurch kann, sofern erforderlich, die medizinische Versorgung unmittelbar nach der Geburt eingeleitet werden, sodass keine Zeit verloren geht.

Herzerkrankungen und ihre Symptome können durch Operationen abgemildert oder geheilt werden. D.h. einige Herzfehler sind operabel, sie können „repariert" oder sogar völlig behoben werden. Andere Herzfehler können jedoch nur funktionell oder palliativ zur Linderung der Symptome ohne tatsächliche Behebung der Ursache behandelt werden. So kann z.b. der Ablauf des Herzkreislaufes umstrukturiert werden, um die Funktion des Herzens für den Körper aufrechtzuerhalten, wie dies unter anderem bei Einkammerherzen erfolgt. Erfreulicherweise ist die Mehrzahl der angeborenen Herzfehler spätestens seit den späten 1990er Jahren einer chirurgischen Therapie zugänglich (vgl. Rixen, 2002, S. 3).

Vier Behandlungsweisen sind bei Herzerkrankungen im Kindes- und Jugendalter wesentlich. Dies sind Operationen, der interventionelle Herzkatheter, Medikationen und die Implantation eines Herzschrittmachers oder Defibrillators. Sie ergänzen sich gegenseitig und werden auch in Kombination angewendet.

Operationen: Bei vielen kinderkardiologischen Operationen wird am offenen, blutleeren und stillgelegten Herzen operiert, währenddessen die Funktion des Herz- und Lungenkreislaufes vorübergehend von einer Maschine übernommen wird (extrakorporaler Kreislauf). Darüber hinaus muss in einigen Fällen der Kreislauf für kurze Zeit ganz still gelegt werden (z.B. bei Operationen am Aortenbogen). Die Abkühlung des Körpers auf 25-28 °C, bzw. 14-20 °C bei kurzzeitigem Stillstand des Kreislaufes reduziert den Sauerstoffbedarf des Körpers und schützt den Organismus vor neurologischen Folgeschäden. (Vgl. Haas & Kleideiter, 2011)

Herzkatheter: Ein dünner Schlauch wird über die Beinarterie oder -vene bis ins Herz vorgeschoben. Der Herzkatheter dient sowohl der Diagnostik als auch der Intervention. Interventionelle Maßnahmen sind z.b. der Verschluss von Gefäßverbindungen beispielsweise durch den Einsatz von Coils oder Gefäßstützen (Stents), der Verschluss von Defekten (Schirmchen), Ballondilatationen bei Stenosen, das Schließen eines VSD oder ASD, wenn damit eine größere Operation aufgeschoben werden kann, sowie Ablationen (Abtragen oder Veröden) der Ursachen im Erregungssystem bei Herzrhythmusstörungen. (Vgl. Hausdorf & Kramer, 2004, S. 366)

Medikationen: Medikamente werden bei herzkranken Kindern in der Regel eingesetzt zur Regulation von Herzrhythmus oder Blutdruck (z.B. Betablocker), zur Hemmung der Blutgerinnung bei künstlichen Herzklappen, zur allgemeinen Stärkung der Herzfunktion, zur Entwässerung bei Wassereinlagerungen nach Operationen oder bei Herzinsuffizienzen.

Herzschrittmacherimplantation: Der Herzschrittmacher ist ein kleiner Computer, der unter dem Bauchwandmuskel oder Brustmuskel eingesetzt wird. Er ersetzt temporär oder perma-

nent den Impuls, der den Herzschlag auslöst, wenn dieser gestört oder zu langsam ist. Der Herzschrittmacher muss bei Batterieerschöpfung, Elektrodenrevision bei Wachstumsschüben oder Elektrodenkomplikationen ausgetauscht werden und ist daher eine „Entscheidung auf Lebenszeit". (Vgl. Müller, 2006)

Defibrillator: Bei Prädisposition zum Kammerflimmern oder plötzlichen Herztodes ist der Einsatz eines internen Defibrillators möglich. Dieser reagiert auf das Aussetzen des Herzschlages mit einem Stromstoß, um die Funktion des Herzens wieder zu aktivieren.

Weitere Maßnahmen bei Herz- und Lungenversagen oder -insuffizienz zum Beispiel nach Operationen ist die extrakorporale Membranoxygenierung (ECMO)[15] oder ein Kunstherz als kreislaufersetzendes oder –unterstützendes Verfahren. Eine Herztransplantation ist die letzte Möglichkeit, die in Betracht gezogen wird, wenn das Herz versagt, alternative Behandlungen ausgeschöpft sind und die voraussichtliche Überlebenszeit auf 6 bis 12 Monate begrenzt ist. Die Bedingungen zur Durchführbarkeit einer Transplantation sind sehr eng gefasst, da sie mit erheblichen Risiken, Langzeitfolgen und einem Mangel an verfügbaren Organen verbunden ist. Die hauptsächlichen Indikationen zur Herztransplantation bei Säuglingen, Kindern und Jugendlichen sind Formen der Myokarditis oder Kardiomyopathie (Herzmuskelerkrankungen) aus der Gruppe erworbener Herzerkrankungen. (Vgl. Haas & Kleideiter, 2011)

1.6. Klassifizierung nach postoperativen Restbefunden und Schweregrad

Die medizinische Situation herzkranker Kinder wird neben der Erfassung der Primär-Diagnose auch über Verlauf und Ergebnis ihrer Behandlung definiert. Insbesondere in der Rehabilitation und Prävention wird eine Klassifizierung nach postoperativen Restbefunden empfohlen (vgl. Schickendantz et al., 2007; Sticker, 2004).

Grund dafür ist, dass prä-, peri- und postoperative Bedingungen den allgemeinen Gesundheitszustand des herzkranken Kindes wesentlich beeinflussen und daher Kinder mit gleichen Ausgangsdiagnosen unterschiedliche Auswirkungen erfahren. So können präoperativ die Größe der Leckage, der Druckgradient der Verengung (vgl. Sticker, 2004, S. 31), aber auch andere anatomisch bedingte Befunde die Behandlungsmöglichkeiten beeinflussen oder sogar begrenzen. Neben Art oder Schwere des Herzfehlers sind auch Komorbiditäten prädisponierend, wenn beispielsweise durch Syndrome, Begleitfehlbildungen oder aufgrund einer Frühgeburt das Kind in einer schlechten gesundheitlichen Gesamtkonstitution ist. Bereits vorgeburtlich kann die Entwicklung des Gehirns und des zentralen Nervensystems durch den

[15] Mit der Extrakorporalen Membranoxygenierung (ECMO) werden Operationen unterstützt, in denen die Herzfunktion vorrübergehend still gelegt werden muss. Die ECMO ersetzt maschinell und außerhalb des Körpers die Funktionen des Kreislaufes. Auch postoperativ kann die ECMO zeitweise weiter eingeschaltet bleiben.

Herzfehler eingeschränkt sein (vgl. Wernovsky, 2006). Gleichzeitig sind erworbene, oft irreversible Schädigungen noch vor der Operation möglich, die ebenfalls den weiteren Verlauf der Erkrankung und deren Behandlungsmöglichkeiten mitbestimmen (vgl. Steil, 2002, S. 758). Zum Beispiel können Infekte den Zeitpunkt von Operationen aufschieben oder sogar direkt zu Schädigungen am ohnehin geschwächten Herzen führen. Auf der anderen Seite kann eine Operation unter guten Bedingungen eingeleitet werden, es können dann jedoch verfahrensspezifische Komplikationen auftreten. So belegen Studien, dass der Kreislaufstillstand bei Operationen mit einer Herz-Lungen-Maschine mit erhöhten Risiken für die Bereiche Verhalten, Intelligenz, Motorik, Sprache oder Reaktionszeit des Kindes verbunden ist (vgl. Sticker, 2004, S. 111-112). Wurde bei einer Operation am offenen Herzen der Kreislauf kurzzeitig ganz stillgelegt, besteht eine erhöhte Gefahr für neurologische Folgeschäden (vgl. Haas & Kleideiter, 2011, S. 439). Auch die Dauer und der Verlauf der intensivmedizinischen Behandlung nach der Operation bedingen die Genese.

Bestimmt werden Restbefunde nach Steil (2002) durch:

„Häufigkeit und Art von Rhythmusstörungen, Zeichen kompensierter oder manifestierter Herzinsuffizienz, Spezifische Probleme einzelner Herzfehler wie Hochdruck bei Isthmusstenoseoperationen, Typische Komplikationen nach physiologischer Kreislaufauftrennung bei komplexen Vitien wie z.B. erhöhter Venendruck und seine Folgen, dem Ausmaß verbliebener Restfunktion und typische Komplikationen bei unkorrigierbaren Herzfehlern ohne die Möglichkeit einer kompletten Kreislauftrennung, Gefahr des Auftretens einer Endokarditis bei Residua[16] mancher Vitien." (ebd., S. 759)

Die deutsche Gesellschaft für kardiologische Prävention und Rehabilitation von Herz-Kreislauferkrankungen empfiehlt eine Klassifizierung von Patienten nach herzchirurgischen Eingriffen (ohne, mit geringen oder bedeutungsvollen Restbefunden, nach Palliativeingriffen), Patienten mit nicht operationsbedürftigen Herzfehlern, Patienten mit inoperablen Herzfehlern und Patienten mit chronischen Myokarderkrankungen. Ergänzend wird differenziert in Patienten mit problematischer Dauertherapie (Einnahme von Blutgerinnungshemmern, Herzschrittmacher, Defibrillator) oder bei Zustand nach einer Herztransplantation (vgl. Sticker, 2004, S. 33). In der Betreuung chronisch herzkranker Kinder ergibt sich daraus eine Einteilung des Schweregrades in die Gruppen O bis E, die sich vor allem bei Kinderherzsportgruppen bewährt hat (vgl. Schickendantz et al., 2007). (Tabelle 3)

[16] Restzustände, die auf spezifische Vitien bezogen unvermeidbar sind (vgl. Steil, 2002).

Gruppe	Schweregrad	Auswirkungen
0	Operationsbedürftige Herzfehler	Kein Sport
A	kein Herzfehler (mehr)	Belastungen haben keine Auswirkung auf die kardiale Situation (Sport uneingeschränkt möglich)
B	leichte (Rest-) Befunde	Belastungen haben keine Auswirkung auf die kardiale Situation (Sport uneingeschränkt möglich)
C	bedeutungsvolle (Rest-) Befunde	Im Alltag normal belastbar, z.B. auch im Spiel mit Freunden. Eine Überlastung in Form von Leistungs- oder Wettkampfsport oder Sport mit hoher statischer Belastung sollte vermieden werden, da das Herzvolumen nur vermindert steigerbar ist. Herzrhythmusstörungen oder myokardiale Dysfunktionen können sich einstellen. (Sport nicht leistungsorientiert möglich)
D	schwere (Rest-) Befunde	Beeinträchtigung der Belastbarkeit im Alltag durch Zyanose oder kardiale Insuffizienz. Körperliche Beanspruchung muss der Leistungsfähigkeit angepasst werden. (Sport eingeschränkt möglich)
E	vitale Gefährdung bei körperlicher Belastung	Körperliche Belastung stellt eine vitale Bedrohung dar, oft stehen diese Bedrohung und das damit verbundene Sportverbot teilweise im Widerspruch mit dem völligen Wohlbefinden der betroffenen Patienten. Das Sportverbot bei Kindern mit Long-QT Syndrom kann jedoch je nach individuellem Gefährdungsgrad gelockert sein. (kein Sport möglich)

Tabelle 3 Gruppierung kardiologischer Erkrankungen nach Schweregrad und deren Auswirkungen (vgl. Schickendantz et al., 2007, S. 568)

Diese Gruppierung nach Schickendantz et. al (2007) ist auch in anderen begleitenden Angeboten wie in der kunsttherapeutischen Intervention hilfreich, da sie über die zu berücksichtigenden Folgen der Erkrankung und Einschränkungen der Kinder informiert. Im Gegensatz zu Sportangeboten gibt es auf Basis dieser Einteilung keine Einschränkungen zur Teilnahme an der Kunsttherapie. Jedoch muss auch hier die jeweilige Belastbarkeit des Kindes, beispielsweise bei der Kombination von Bewegung und Malen, beim gemeinsamen Aufräumen oder bei der Festlegung eines angemessenen Zeitrahmens der Intervention, berücksichtigt werden.

Im Herzzentrum der Universitätskliniken Köln, in der die vorliegende Untersuchung durchgeführt wurde, wird das Modell der Schweregradeinteilung (Tabelle 3) verwendet. Es gibt weitere Klassifikationen (z.B. die NYHA-Klassifikation oder den Ability Index), die mit anderen Einteilungsmodi arbeiten. Sie sind erwähnenswert, jedoch ohne Belang für die Untersuchung.

1.7. Fazit

Die medizinischen Aspekte von Herzerkrankungen orientieren sich an der Bedeutung des gesunden Herzens bei Kindern und Jugendlichen. Diese besteht in einer geregelten zentralen Steuerung der beiden lebenswichtigen Systemkreisläufe (Körper- und Lungenkreislauf), von der die Blut- und Sauerstoffversorgung des gesamten Organismus des Menschen abhängt.

Angeborene Herzerkrankungen sind ein Behandlungsschwerpunkt in der pädiatrischen Kardiologie, da sie den Hauptanteil der Behandlungen ausmachen. Sie sind nicht nur relativ häufig, sondern stellen zudem eine hochgradige Entwicklungs- und Lebensbedrohung des Kindes auch in Verbindung mit Komorbiditäten dar, so dass sie besonderer Aufmerksamkeit bedürfen.

Aus dem breiten Spektrum potentieller angeborener Herzerkrankungen wurden nach Sticker (2004) acht schwerpunktmäßig ausgewählt, ihre Bedeutung für die kindliche Entwicklung aufgezeigt und in einer tabellarischen Darstellung Symptome und Behandlungsweisen konkretisiert. Darüber konnte auch verdeutlicht werden, dass Herzerkrankungen vielfältige, teils umfassende Ausprägungen aufweisen, einige Symptome im Wesentlichen vom Ausmaß der Einschränkung der Sauerstoffversorgung abhängen und Behandlungsweisen meist komplexe Operationen beinhalten.

Auf die wesentlich kleinere Gruppe der erworbenen Herzerkrankungen wurde ebenfalls eingegangen. Bei schweren Verläufen können gleichermaßen Schäden entstehen, die denen angeborener Herzerkrankungen entsprechen.

Neben den verschiedenen Ausprägungen im Bereich der angeborenen und erworbenen Herzerkrankungen und ihren Ursachen für chronische Verläufe im Kindesalter wurden Behandlungsmöglichkeiten aus medizinischer Sicht aufgezeigt. Herzchirurgische Eingriffe müssen, je nach Schwere des Herzfehlers, häufig schon sehr früh stattfinden. Wiederholungsmaßnahmen oder dauerhafte Interventionen, zum Beispiel durch medikamentöse Behandlung oder Herzschrittmacher, wurden in ihrer Bedeutung und Notwendigkeit erörtert.

Im Zusammenhang damit stehen Behandlungserfolge und Risiken sowie postoperative Restbefunde. Auf diesen Erkenntnissen beruhen Einschätzungen über Belastungen und Einschränkungen, die den Behandlungsansatz insgesamt, aber auch individualisierte Maßnahmen determinieren.

2. Chronische Verläufe von Erkrankungen im Kindes- und Jugendalter unter besonderer Berücksichtigung von Herzerkrankungen

2.1. Definition chronischer Erkrankung

Unter Krankheit versteht man eine *"Störung der Lebensvorgänge in Organen oder im gesamten Organismus mit der Folge von subjektiv empfundenen bzw. objektiv feststellbaren körperlichen, geistigen bzw. seelischen Veränderungen."* (De Gruyter, 2012, S. 1127) Eine Krankheit kann akut oder chronisch sein. Ist sie „chronisch", so bedeutet dies nach de Gruyter (2012), dass sie *"sich langsam entwickelnd, langsam verlaufend"* ist (ebd., S. 296) und eine echte Heilung nicht möglich ist. Anders als akute Erkrankungen, die zeitlich begrenzt und meist heilbar sind. Chronifizieren kann nahezu jede Erkrankung, sowohl mit körperlicher als auch mit psychischer Ursache (vgl. Petermann, 2008, S. 516). Charakteristisch für chronische Verläufe ist, dass häufig wechselnde, teils schwer wahrnehmbare Symptome vorliegen, während es gleichzeitig zu Krankheitsphasen kommen kann, in denen sich der Gesundheitszustand unvorhergesehen akut oder fortschreitend verschlechtert (vgl. Schüßler zit. in Salewski, 2004). Nach Schmidt & Thyen (2008) muss eine Erkrankung oder ihre Veranlagung mindestens 3 bis 12 Monate vorliegen, um unter die Bezeichnung chronisch zu fallen, in vielen Fällen besteht sie lebenslang. Aus der Krankheitsdauer resultiert u.a. der Bedarf an Hilfen, Behandlung oder Unterstützung im medizinischen, pflegerischen oder psychologisch-pädagogischen Bereich (vgl. ebd.).

Nach dem Bericht des Bundesausschusses von Ärzten, Krankenkassen und Patientenvertretungen aus dem Jahre 2004 liegt eine chronische Erkrankung erst dann vor, wenn Symptome über den Zeitraum von einem Jahr bestehen und dauerhaft behandelt werden müssen sowie eine der folgenden drei Kriterien erfüllt ist:

„a.) Es liegt eine Pflegebedürftigkeit der Pflegestufe 2 oder 3[17] nach dem zweiten Kapitel SGB XI vor.
b.) Es liegt ein Grad der Behinderung (GdB) von mindestens 60% nach § 30 BVG oder eine Minderung der Erwerbsfähigkeit (MdE) von mindestens 60% nach § 56 Abs. 2 SGB VII vor, wobei der GdB bzw. die MdE zumindest auch durch die Krankheit nach Satz 1 begründet sein muss.
c.) Es ist eine kontinuierliche medizinische Versorgung (ärztliche oder psychotherapeutische Behandlung, Arzneimitteltherapie, Behandlungspflege, Versorgung mit Heil- und Hilfsmitteln) erforderlich, ohne die nach ärztlicher Einschätzung eine lebensbedrohliche Verschlimmerung, eine Verminderung der Lebenserwartung oder eine dauerhafte Beeinträchtigung der Lebensqualität durch die aufgrund der Krank-

[17] Die Pflegebedürftigkeit nach § 14 und 15 des SGB XI wird berechnet nach zeitlichem Ausmaß, in dem eine Person Hilfe bei der Grundpflege (Ernährung, Körperpflege, Mobilisation, Ausscheidungen) benötigt. Stufe I bedeutet erheblich pflegebedürftig, Stufe II schwerpflegebedürftig.

heit nach Satz 1 verursachte Gesundheitsstörung zu erwarten ist."
(Gemeinsamer Bundesausschuss, 2004, S. 2)

Aus dieser Perspektive wird eine chronische Erkrankung auch unter den für kunsttherapeutische Maßnahmen wesentlichen Aspekten von Funktionseinbußen, psychosoziale Folgen und damit verbundenen Einschränkungen der Lebensqualität gesehen. D.h. sie wird nicht reduziert auf die medizinische Seite der Ausprägung, sondern die durch sie hervorgerufene Belastungen werden ebenso berücksichtigt (vgl. Schmidt & Thyen, 2008, S. 586). Durch diese Betrachtungsweise stehen sie auch in Zusammenhang mit solchen Behinderungen, die nicht nur physisch bedingt sind.

2.2. Klassifikationen chronischer Erkrankungen

Chronische Erkrankungen werden klassifiziert z.B. bei Warschburger (2000); Hoepner-Stamos (2002); Steinhausen (2006) u.a. um Vergleiche und Verallgemeinerungen zu ermöglichen. Mithilfe der Klassifikation können sie genauer beschrieben und erforscht (primär biomedizinische Sichtweise) werden. Auch der Umgang von Betroffenen mit der Erkrankung (primär sozialwissenschaftliche Sichtweise) wird dabei berücksichtigt. (Vgl. Hoepner-Stamos, 2002) Die Klassifikationen unterliegen gesellschaftlichen und historischen Wandlungen, bedingt durch Veränderungen in der Sicht auf den Menschen, seine Gesundheit, seine Krankheiten und deren Behandlung (vgl. Warschburger, 2000). Chronische Erkrankungen wurden lange Zeit rein biomedizinisch betrachtet, d.h. die Krankheit, ihre Ursachen, Symptome und Verläufe standen im Mittelpunkt. Als komplementäre Erweiterung dieser Sichtweise entstanden sozialwissenschaftliche Definitionen, in denen der Betroffene und die Auswirkungen, die die Erkrankung auf sein Leben hat, fokussiert wurden. Sowohl in der biomedizinischen als auch in der sozialwissenschaftlichen Sichtweise wurden verschiedene Differenzierungen durchgeführt. Eigenschaften der Erkrankungen wurden z.B. kategorial als betroffene Organsysteme oder Persönlichkeitsmerkmale, partiell kategorial als Merkmale des Krankheitsprozesses oder nonkategorial als psychosozial relevante Merkmale zusammengefasst (vgl. Hoepner-Stamos, 2002). Begleitet werden solche Zuordnungen von unterschiedlichen Betrachtungssystemen, die eine wesentliche Frage aufwerfen: Können die Auswirkungen unterschiedlicher chronischer Erkrankungen krankheitsübergreifend verallgemeinert und verglichen werden oder sollten Auseinandersetzungen krankheitsspezifisch, also eingrenzend auf einzelne Erkrankungen, stattfinden?

Mittlerweile wird nach Schmidt & Thyen (2008) so vorgegangen, dass die unterschiedlichen Differenzierungen aufeinander bezogen werden, um chronische Erkrankungen ganzheitlich sowohl aus medizinischer und sozialwissenschaftlicher Sicht unter Berücksichtigung von Gemeinsamkeiten, aber auch unter Beachtung der Besonderheiten einzelner Krankheitsbilder betrachten zu können. Auch in der vorliegenden Untersuchung wird diese Position vertreten und die unterschiedlichen Ansätze integrierend und ergänzend verstanden. Dass die-

se Sichtweise chronischer Erkrankungen sinnvoll ist, bestätigen auch verschiedene Studien (vgl. ebd.). D.h. bei leichten (wie z.b. Allergien etc.) können ähnliche Probleme bestehen, wie das bei schwereren chronischen Erkrankungen (z.B. bei Krebs, Herzerkrankungen, Asthma) der Fall ist (vgl. Hoepner-Stamos, 2002, S. 37).

Eine aktuelle, nonkategorialen Klassifizierung krankheitsübergreifender Merkmale, die ICF (International Classifikation of Functioning) wurde von der Weltgesundheitsorganisation (WHO) erstellt (vgl. WHO, 2005). Diese Klassifikation wird zunehmend in der Theorie und Praxis chronischer Erkrankungen eingesetzt, z.b. zur Ermittlung des Hilfsbedarfs, sowohl im Hinblick auf Körperstrukturen und Funktionen, Aktivitäten und Funktionen, als auch auf Partizipation bzw. Restriktion. Bölte (2009) ist sogar der Auffassung, dass in der Diagnostik chronischer Erkrankungen die ICF eine Systematik anbiete, die in absehbarer Zeit Behandlungsweisen zunehmend beeinflussen wird. [18]

2.3. Besonderheiten chronischer Herzerkrankungen

Chronische Herzerkrankungen bei Kindern und Jugendlichen zeichnen sich durch einige Besonderheiten aus, die mit krankheitsspezifischen Bedeutungen für die Betroffenen verbunden sind. Aus diesem Grunde werden sie nachfolgend aufgezeigt:

- Manifestationszeitpunkt
 Die Mehrzahl chronischer Herzerkrankungen ist angeboren. Dadurch werden erste Behandlungsschritte und, falls erforderlich, Operationen von den Kindern noch nicht bewusst wahrgenommen. Die wichtigsten Bezugspersonen der ersten Lebensphase sind jedoch mit der Diagnose konfrontiert und dadurch vielen Belastungen ausgesetzt. Dadurch entstehen unter Umständen emotionale Konflikte, die die betroffenen Kinder auch unbewusst wahrnehmen können. Das Bewusstwerden der eigenen Erkrankung hängt von wahrnehmbaren Symptomen, der Aufklärung durch Eltern und Ärzte oder Behandlungserfahrungen vor allem in späteren Entwicklungsphasen ab.

- Äußerliche Sichtbarkeit
 Herzerkrankungen und Herzfehler sind in den meisten Fällen für Außenstehende nicht sichtbar, sofern keine deutliche Zyanose vorliegt. Dies hat Vor- und Nachteile. So ist das Kind eher vor Stigmatisierungen geschützt. Gleichzeitig kann es jedoch auch sein, dass das Umfeld eine kardiologisch bedingte verminderte Belastbarkeit und Leistungsfähigkeit nicht erkennt und Kinder deshalb überfordert.

[18] In der Kinderkardiologie gibt es Tendenzen, die ICF einzusetzen, um die Gesundheit chronisch herzkranker Kinder vor allem im Bereich der Rehabilitation einzuschätzen. Dies wurde z.B. auf der 42. Jahrestagung der deutschen Gesellschaft für pädiatrische Kardiologie (DGPK) vom 2.-5. Oktober 2010 in Weimar von Stier-Jamer in ihrem Vortrag „*Warum sollten wir uns bei Patienten mit angeborenem Herzfehler mit der Internationalen Klassifikation der Funktionsfähigkeit, Behinderung und Gesundheit (ICF) der WHO auseinandersetzen?*" thematisiert.

- Probleme durch Beeinträchtigung der Sauerstoffversorgung
Das Herzkreislaufsystem ist beeinträchtigt. Durch die Mangelversorgung des Körpers mit Sauerstoff können spezifische Probleme und Entwicklungsverzögerungen vor allem im körperlichen und mentalen Bereich entstehen.
- Emotionale und symbolische Bedeutung des Herzens
Das Herz ist emotional und symbolisch besetzt (vgl. Hampe, 2005; Sticker, 2004; Petermann, Noecker, & Bode, 1987, Wichelhaus, 2/2005). In Sprichworten, Bildern, Werbekampagnen und Redewendungen wird das Herz als Metapher z.B. für Liebe, Freundschaft, das Leben und Vitalität verwendet. Das Herz hat für den Menschen also nicht nur eine medizinisch, funktionale Bedeutung, sondern steht auch in engem Zusammenhang mit der Vorstellung von einer Seele. Bei herzkranken Menschen finden sich deshalb häufig auch Verbildlichungen des Herzens, die den engen Zusammenhang des Organs mit dem Denken und Fühlen ausdrücken (vgl. Wichelhaus, 2005, S. 8). Durch eine kardiale Erkrankung kann die positive symbolische Besetzung des Motivs „Herz" beeinträchtigt werden, ein Verlust mit Folgen für die Dynamik des Seelischen.

Die Interaktion zwischen Herz und Seele ist jedoch nicht nur symbolisch, sondern auch tatsächlich gegeben. Nach Albus (2007, S. 49) reagiert das Herz auf psychobiologische Signale die beispielsweise von Nerven oder Hormonen ausgehen. Der Herzschlag ist bei sportlichen Anstrengungen oder in aufregenden Situationen deutlich spürbar, ohne dass damit eine Erkrankung verbunden ist. Solche Erfahrungen gehören zu den wenigen Momenten, in denen die Funktion des eigenen Herzens spür- und wahrnehmbar ist.

2.4. Prävalenz

Die Angaben zur Prävalenz chronischer Erkrankungen bei Kindern und Jugendlichen in Deutschland ist uneinheitlich aufgrund unterschiedlicher Einschlusskriterien und Erhebungsmethoden (vgl. Hoepner-Stamos, 2002; Reinhardt & Petermann, 2010). Aus diesem Grunde schwanken die statistischen Zahlen erheblich und zwar zwischen 5% und 20% (vgl. Warschburger, 2000, S. 601; Steinhausen, 2006, S. 256). In manche Erhebungen werden nur körperliche Erkrankungen einbezogen, in andere psychische Erkrankungen berücksichtigt. Außerdem werden Behinderungen abhängig von den Einschlusskriterien ein- oder ausgeschlossen.

In dem Kinder- und Jugendgesundheitssurvey, eine vom Robert Koch-Institut (RKI) zwischen 2003 und 2006 durchgeführte, großangelegte repräsentative Untersuchung zur Situation der Kinder in Deutschland (vgl. Scheidt-Nave et al., 2008, S. 594), werden diese Schwierigkeiten überwunden, in dem sowohl chronisch körperliche Erkrankungen, als auch Behinderungen berücksichtigt werden und Angaben mit Differenzierung in der Prävalenz der untersuchten Gruppen und der einzelnen Erkrankungen gemacht werden. In die Studie aufgenommen wurden Kinder und Jugendliche, deren Eltern für einen Zeitraum von 12 Monaten mindes-

tens ein chronisches Gesundheitsproblem angeben konnten. Dafür wurde ein Auswahlverfahren verwendet mit 15 chronisch auftretenden Erkrankungen[19]. Außerdem enthielt die Liste Möglichkeiten für Angaben zu einer amtlich festgestellten Behinderung oder angeborenen Fehlbildung. Aufgrund dieser Erhebung sind 38,7% aller Kinder und Jugendlichen in Deutschland zwischen 0 und 17 Jahren chronisch krank (vgl. Scheidt-Nave et al., 2008, S. 594). Schließt man die amtlich festgestellten Behinderungen und angeborenen Fehlbildungen dieser Statistik aus, liegt nach dieser Studie die Prävalenz immer noch bei 31,5%. (vgl. ebd., S. 598).

Das Ergebnis besagt, dass mehr als ein Drittel aller Kinder in Deutschland mit mindestens einem über ein Jahr andauernden Gesundheitsproblem leben. Damit wurde ein besorgniserregender Anstieg der Prävalenz chronischer Erkrankungen in den letzten Jahrzehnten festgestellt. Diese Erkenntnis stützt sich nicht nur auf den Vergleich der Daten mit älteren Studienergebnissen, welcher durch die oben genannten geringeren Differenzierungen der Erhebungsinstrumente nur eingeschränkt möglich wäre, sondern wird auch durch erfahrene Ärzte bestätigt (vgl. Reinhardt & Petermann, 2010). Gründe hierfür sind nicht nur der Anstieg der Erkrankungen im Kindesalter, sondern auch die besseren Überlebungschancen bei schweren Erkrankungen und angeborenen Fehlbildungen. Wie bereits in Bezug auf das herzkranke Kind erwähnt, steigt mit der verbesserten Lebenserwartung der Anteil der Kinder mit einer chronischen Erkrankung.

Für Reinhardt & Petermann ist der Anstieg chronischer Erkrankungen alarmierend, sogar *„Anlass zur Beunruhigung"* (ebd., S. 14). Beunruhigend sind für diese Autoren vor allem die Folgen, Begleiterscheinungen und Gefährdungen. Die Belastung der Patienten und des sozialen Umfeldes sowie das Risiko psychische Auffälligkeiten mit möglichen negativen Auswirkungen auf die Krankheitsbewältigung zu entwickeln, werden auch von Ärzten und Institutionen, die mit diesen Problemen befasst sind, sehr ernst genommen. Dass dafür, wie bereits erwähnt, auch der medizinische Fortschritt verantwortlich ist, da er *„(...) bei vielen chronischen Krankheiten zu besseren Prognosen und Überlebensraten"* führte (ebd., S. 15), kann über die Entstehung der Gefährdungen und Belastungen nicht hinweg-trösten. Sie sind auch für *„neue Morbiditäten"* verantwortlich - eine Verschiebung von akuten zu chronischen Erkrankungen, aus denen Anforderungen resultieren, denen sich die Akutmedizin stellen muss (vgl. ebd.).

[19] Heuschnupfen, Neurodermitis, Asthma bronchiale, spastische Bronchitis, Herzkrankheit, Anämie, Krampfanfälle, Schilddrüsenerkrankungen, Diabetes mellitus, Skoliose, Migräne, Schwerhörigkeit, allergisches Kontaktekzem, Psoriasis, diagnostizierte Aufmerksamkeitsstörung.

2.5. Bedeutung chronischer Erkrankungen für die psychische, kognitive und soziale Entwicklung

Die Bedeutung der chronischen Herzerkrankung für die Entwicklung des Kindes wird unter Berücksichtigung entwicklungspsychologischer Modelle erörtert. Zugrunde gelegt wird dabei das Modell der kognitiven Entwicklung nach Piaget und Inhelder (1993), das Modell der psychosozialen Entwicklung nach Erikson (Erikson, 1995) sowie die Entwicklungsaufgaben, die Havighurst in seinem Ansatz des dynamischen Interaktionismus formuliert (vgl. Havighurst zit. in von Hagen & Schwarz, 2009). Die Auswahl dieser drei in ihren theoretischen Grundlagen unterschiedlichen Konzepte zur Beschreibung und Analyse von Entwicklungsabläufen, wurde im Hinblick auf Kinder mit chronischen Erkrankungen gewählt, da die verschiedenen Sichtweisen facettenreich kognitive, psychische und interaktive Entwicklungsaufgaben und potentielle Beeinträchtigungen durch chronische Erkrankungen fokussieren.

2.5.1. Vorgeburtliche Phase

Da die Entwicklung des Herzens, und damit die Ausprägung der Herzerkrankung, bereits vorgeburtlich beginnt, setzt auch hier bereits die Auseinandersetzung mit der Erkrankung an, sofern sie erkannt wird. Dies betrifft in dieser Zeit jedoch zunächst nur die Eltern. In Erwartung und Vorfreude eines gesunden Kindes werden sie entweder bereits pränatal oder unmittelbar nach der Geburt damit konfrontiert, dass ihr Kind herzkrank ist. Sie müssen sich von der Vorstellung, ein gesundes Kindes zu bekommen, verabschieden und sich mit den Umständen und der Bedeutung einer Herzerkrankung auseinandersetzen. Das bedeutet, dass nicht nur Sorgen und Ängste um die Gesundheit des Kindes entstehen, sondern auch eine Bedrohung eigener Zukunftsversionen stattfindet. Manche Eltern setzen sich aufgrund dieser Belastungen auch mit der Möglichkeit einer Abtreibung auseinander. Sehen sie davon ab, kann dies ein erster Schritt der Akzeptanz der Krankheit ihres Kindes sein.

2.5.2. Säuglings- und Kleinkindalter

In der ersten postnatalen Lebenszeit eines Kindes (ca. 1-3 Jahre) geht es nach Erikson (1995, S. 241-245) in der psychosozialen Entwicklung darum, zwischen Urvertrauen und Misstrauen auszugleichen. Persönliche Grundbedürfnisse müssen erfüllt werden, wobei das Kind bald spürt, ob es auf die Befriedigung derselben vertrauen kann oder nicht. Die Beziehung zwischen der Bezugsperson/ Mutter und dem Kind ist in der Regel sehr eng und häufig symbiotisch. Nach Lohaus (1996, S. 4) werden bis zum Beginn des zweiten Lebensjahres von Kindern noch keine Krankheitskonzepte entwickelt. Erfahrungen, wie zum Beispiel Krankenhausaufenthalte, Beeinträchtigungen oder Schmerzen durch eine Erkrankung werden emotional abgespeichert und sind aufgrund des kognitiven Entwicklungsstandes des Kindes in der senso-

motorisch orientierten Frühphase dem Bewusstsein auch in späteren Phasen meist nicht zugänglich.

Viele Herzerkrankungen werden früh, d.h. schon im Säuglings- oder Kleinkindalter, und damit in einer für die Entwicklung sehr wichtigen Phase operiert. Oft beginnt demzufolge das Leben des Kindes mit einem längeren Aufenthalt auf der kinderkardiologischen Station. Viele Eltern entwickeln dadurch ambivalente Gefühle zwischen der Freude über das Neugeborene und Ängsten oder Unsicherheiten aufgrund der angeborenen Erkrankung. Wussten sie vor der Geburt noch nicht von der Herzerkrankung, so beginnt unmittelbar nach der Geburt ein Prozess, der zur Annahme der Erkrankung ihres Kindes führen sollte. Eltern werden zusätzlich gefordert durch die besonderen Bedürfnissen und Schwierigkeiten ihres Kindes, wie zum Beispiel spezifische Ernährungsweisen oder einer Medikamentenversorgung. Da die Nahrungsaufnahme des herzkranken Kindes häufig erschwert ist, kann es sein, dass die Fokussierung auf die Gewichtszunahme zu einem besonderem Stressfaktor für einige Eltern wird (vgl. Sticker, 2004, S. 59). Darüber hinaus fordern mögliche Rückschläge in der postoperativen Genese die Geduld der Eltern heraus. In manchen Fällen kann es zu aversiven Tendenzen zwischen Ablehnung und Zustimmung der Behandlungsmaßnahmen kommen, z.B. wenn der Herzfehler des Kindes von den Eltern nicht hinreichend akzeptiert wird (vgl. Goldbeck & Seitz, 2009).

Die Kinder selber können die Situation, in der sie sich befinden, noch nicht einschätzen und wissen nicht, was auf sie zukommt. Sie spüren aber bereits früh die Sorgen ihrer Eltern (vgl. von Hagen & Schwarz, 2009, S. 87). Da eine sichere Bindung mit spürbarem Vertrauen zwischen Kind und Bezugsperson wesentlich für eine gute psychosoziale Entwicklung ist, sollte diese durch die Erkrankung, durch Sorgen, Nöte und Belastungen nicht beeinträchtigt sein. Offene Besuchszeiten und andere Reformen in der Krankenhausstruktur wie das „Rooming In"[20], durch das Eltern in die Pflege einbezogen werden, bilden eine gute Voraussetzungen zum Aufbau einer Bindung. „Rooming In" und erweiterte Besuchszeiten sind seit den 1950er Jahren aufgrund von Erkenntnissen und Forschungen zu Hospitalisierungs- oder Deprivationsproblematik in vielen Kinderkliniken die Regel (vgl. Bart, 1982, S. 4). Sind längere Aufenthalte auf der Intensivstation nötig, kann die Kontinuität der elterlichen Betreuung jedoch eingeschränkt sein. Das kann schwerwiegende Folgen nach sich ziehen wie z.B. traumatische Erfahrungen, die durch lebensnotwendige intensivmedizinische Behandlung und der Trennung von den Bezugspersonen ausgelöst werden und posttraumatische Stressreaktionen nach sich ziehen, die sich in Symptomen wie Ängstlichkeit, Phobien, Alpträumen oder depressive Störungen äußern können (vgl. Goldbeck & Seitz, 2009).

[20] Beim „Rooming in" wird es Eltern ermöglicht mit ihren erkrankten Kindern gemeinsam im Krankenhaus zu bleiben und auch dort zu übernachten.

Die motorische Aktivität eines Kindes ist nach Operationen durch Sedierungen, Bettruhe, Schmerzen und andere belastende Symptome eingeschränkt. Das kann zur Folge haben, dass herzkranke Kinder später laufen lernen oder Koordinationsstörungen haben (vgl. Petermann, Noecker & Bode, 1987, S. 120). Auch für die sensorischen Entwicklung, die im Zusammenhang mit der motorischen Entwicklung steht, fehlen im Krankenhaus häufig wichtige Impulse. Behandlungsnotwendigkeiten, Zimmernachbarn, d.h. wechselnde fremde Personen im gemeinsamen Raum oder Geräusche von Geräten können darüber hinausgehend negativ beeinflussen und überfordernd sein, sodass ein hohes Ablenkungsniveau entsteht, das neben der motorischen auch die emotionale und soziale Entwicklung behindern kann.

Aufgrund solcher Bedingungen werden in den ersten drei Lebensjahren bei intensiv medizinisch betreuten herzkranken Kindern oft neben motorischen auch kognitive Entwicklungsverzögerungen sichtbar. Sie sind abhängig vom Schweregrad der körperlichen Beeinträchtigung, verbunden mit somatischen und neurologischen Störungen und den individuellen psychosozialen Bedingungen (vgl. Kunick, 1994, S. 100).

2.5.3. Frühe Kindheit

In der frühen Kindheit (ca. 3-6 Jahre) beginnt das Kind zwischen „Ich" und „Du" zu unterscheiden und sich von der Mutter zu emanzipieren. Die Umwelt wird zunehmend meist spielerisch erforscht. Mit dem Eintritt in den Kindergarten, häufig im dritten Lebensjahr, finden weitere Ablösungsprozesse von der ersten Bezugsperson statt. Der Kontakt zu anderen wird zunehmend angebahnt und vertieft. Nach Havighurst stehen in dieser Entwicklungsphase Aufgaben wie Selbstkontrolle, Sprachentwicklung, Phantasie und Verfeinerung der motorischen Funktionen und des Spiels im Mittelpunkt (vgl. Havighurst zit. in von Hagen & Schwarz, 2009). Durch eine chronische Erkrankung kann das Kind an diesen Erfahrungsprozessen manchmal nur bedingt partizipieren.

Piaget und Inhelder (1993) bezeichnen diesen Entwicklungsabschnitt als „präoperationalen Phase" (ebd., S. 55). Damit verbunden sind spezifische Wahrnehmungsleistungen, die auf unmittelbare Erlebnisse ausgerichtet sind. Die Dauer einer Behandlungsmaßnahme oder ihr Sinn im Hinblick auf eine Verbesserung des momentanen Zustandes, ist für Kinder dieses Alters noch nicht verstehbar. D.h., Kausalzusammenhänge von Krankheitsursache oder Behandlungsmaßnahme und ihrer Wirkung sind für das Kind nicht fassbar. Die Absichten von Eltern, Ärzten, Pflegepersonal u.a. können daher noch nicht hinreichend verstanden werden. Es gibt sogar Kinder, die ihre Erkrankung als eine Bestrafung für ein Fehlverhalten empfinden und deshalb Schuldgefühle entwickeln. Dadurch werden weitere negative Emotionen aufgebaut. Sie können neben Ängsten und Stress eine altersgemäße kognitive Verarbeitung der Informationen, die mit dem Krankenhausgeschehen verbunden sind, hemmen. (Vgl. Lohaus, 1996)

Es gibt weitere Faktoren, die eine Entwicklung von herzkranken Kindern in dieser Phase beeinflussen. Dazu gehört vor allem auch das Verhalten der primären Bezugspersonen, die aufgrund von Ängsten durch überbehütendes Verhalten, eine altersgemäße Autonomieentwicklung behindern. Oft neigen Eltern auch dazu, ihr herzkrankes Kind zu verwöhnen und haben Schwierigkeiten, ihm Grenzen zu setzen (vgl. Bowen zit. in Sticker, 2004, S. 70). Diese Verhaltensweisen werden häufig sogar verstärkt, wenn Operationen anstehen oder stattgefunden haben. Aufgrund dieser vielfältigen Einflussfaktoren auf die frühkindliche Entwicklung besteht von Anfang an die Gefahr, psychische Auffälligkeiten zu entwickeln. Die Gefährdung ist nach Kunick (1994) zwischen dem 6. Lebensmonat und dem 4. Lebensjahr besonders hoch. Auch Regressionen sind möglich, die sich zum Beispiel in Bettnässen äußern kann (vgl. Sticker, 2004).

Da das kranke Herz für das Kind nicht sicht-, spür-, oder wahrnehmbar ist, ist das Verständnis für Behandlungsmaßnahmen zusätzlich erschwert. Um die eigene Situation besser zu begreifen, ist ein sensibles, anschaulich erklärendes Vorgehen durch Eltern und Stationspersonal notwendig, auch um Missverständnisse in der Entwicklung von Krankheitskonzepten zu vermeiden. Unterstützung hat dieses Anliegen durch für diese Altersgruppe entwickelte Bücher erfahren z.B. *"Annas Herzoperation"* oder *"Dein Herztagebuch"*, publiziert vom Bundesverband herzkranker Kinder, die leicht verständlich und anschaulich über herzchirurgische Eingriffe aufklären. Der Erfolg dieser Bücher zeigt sich darin, dass viele Kinder nach dem (Vor-) Lesen beginnen Fragen zu stellen, die altersgerecht und ohne Ängste zu erzeugen, beantwortet werden sollten.

Der Intelligenzquotient (IQ) ist in dieser Entwicklungsphase bei herzkranken Kindern mit Werten im unteren Normbereich häufig geringer als bei gesunden Kindern (vgl. Kunick, 1994, S. 100). Dies betrifft jedoch primär körperlich eingeschränkte oder zyanotische Kinder. Nach Operationen können diese Retardierungen meist sehr schnell aufgeholt werden, sodass eine intensive kognitive Entwicklung einsetzt. Kunick führt diesen Entwicklungsschub auf die *"(...) durch die Operation erreichten wesentlich verbesserten körperlichen Verfassung"* zurück. Dieser ist *"verbunden mit intensiven neuen Erfahrungen"*, sodass *"es bei diesen Kindern zu Entwicklungssprüngen, zur Verbesserung ihres Gesamtverhaltens und zur Beruhigung der familiären Situation"* kommt (Kunick, 1994, S. 100).

2.5.4. Mittlere Kindheit

Nach Erikson (1995) befinden sich Kinder in der mittleren Kindheit (ca. 7-10 Jahre) in der Phase, in der sie die Balance zwischen eigener Leistungsfähigkeit und Minderwertigkeitsgefühlen entwickeln (vgl. ebd., S. 253-255). Das Kind wird eingeschult und erfährt durch eine neue soziale Umgebung Bestätigungen aufgrund von Lernleistungen. Es wird fähig, im Schulalltag sozial zu kooperieren und auch zu rivalisieren. Erfolgserlebnisse sind besonders wich-

tig, um Minderwertigkeitsgefühle zu vermeiden oder abzubauen und die Entwicklung des Selbstbewusstseins zu unterstützen.

Nach Piaget und Inhelder (1993) befindet sich das Kind in etwa ab dem 7. Lebensjahr in der Entwicklungsphase der *„konkreten Operationen"*, die als Beginn der Entfaltung eines Kausalverständnisses gilt (ebd., S. 102). Das ist für herzkranke Kinder ein wichtiger Entwicklungsschritt, da nun zunehmend Zusammenhänge zwischen Krankheitsursache und -wirkung verstanden werden können. Obwohl die Abstraktionsfähigkeit noch wenig ausgeprägt ist, versteht das Kind anschaulich beschriebene Sachverhalte: z.b. krankheitsbedingte Symptome oder Therapiemaßnahmen. Auch die sich entwickelnden Fähigkeiten das Denken und Fühlen anderer Personen nachzuvollziehen sind mit einem Autonomiegewinn verbunden. Absichten und Zielsetzungen von Behandlungsmaßnahmen können eher verstanden und akzeptiert werden (vgl. Lohaus, 1996, S. 12-13)

Durch den Kontakt mit Gleichaltrigen in der Grundschule beginnt das herzkranke Kind auch seine krankheitsbedingten Besonderheiten zu erkennen, z.b. auch die Narbe im Brustkorb bewusster wahrzunehmen. Hat das Kind einen Schrittmacher bestehen Einschränkungen im Sportunterricht. Sind Krankenhausaufenthalte oder Rehabilitationsmaßnahmen notwendig, kann der Eindruck von Andersartigkeit noch verstärkt werden und das Selbstwertgefühl und -bewusstsein dadurch eingeschränkt werden (vgl. Goldbeck & Seitz, 2009, S. 89). Besonders ausgeprägt wird dieser Zustand, wenn das Kind im Klassenverband in eine Sonderrolle gerät und Minderwertigkeitsgefühle oder Probleme im Kontakt mit Gleichaltrigen entstehen (vgl. Kunick, 1994, S. 100).

Einige herzkranke Kinder werden aufgrund von Entwicklungsverzögerungen der oben angegeben Ursachen auch später eingeschult oder in Förderschulen unterrichtet. Dies betrifft beispielsweise zwei Drittel der Kinder mit hypoplastischem Linksherz (vgl. Goldbeck & Seitz, 2009, S. 89).

Das soziale Umfeld hat sich mit dem Schuleintritt erweitert, so dass bei einer stationären Behandlung, ähnlich wie die Trennung von Eltern und Geschwistern, auch die von Schulfreunden als schmerzhaft empfunden werden kann. Bei länger andauernden oder häufigen Krankenhausaufenthalten besteht zudem die Gefahr, dass das Kind den Anschluss an die Klasse verliert. Dies bezieht sich sowohl auf die Leistung als auch auf die Gelegenheiten, soziales Verhalten zu trainieren und Freundschaften zu schließen.

Nach Operationen kann es bei Kindern im Grundschulalter auch zu Gefühlen von Ohnmacht und Hilflosigkeit kommen, da sich das Kind ausgeliefert und machtlos gegenüber der Krankheit und den Behandlungen fühlt. Kunick (1994) konnte darüber hinausgehend auch eine leicht erhöhte Ängstlichkeit, die sich vorwiegend auf konkrete Ängste vor Herzverletzungen oder sogar den Tod bezog, feststellen. Auch in dieser Entwicklungsphase besteht noch die Gefahr posttraumatische Belastungsstörungen zu entwickeln, vor allem im Zusammenhang mit langen Krankenhausaufenthalten (vgl. Goldbeck & Seitz, 2009, S. 88). Insgesamt wird ei-

ne Operation im Grundschulalter im Vergleich zum Kleinkindalter jedoch besser emotional verarbeitet. Verhaltensauffälligkeiten wie Unruhe, Schlafstörungen und kurzfristiger Rückzug sind seltener als bei herzkranken Kindern im Vorschulalter. Gründe hierfür sehen Goldbeck & Seitz (2009) darin, dass die kognitive Entwicklung des Kindes so weit fortgeschritten ist, dass die lebenswichtige Bedeutung und Funktion des Herzens besser verstanden wird und Behandlungsmaßnahmen adäquater eingeordnet werden können.

2.5.5. Späte Kindheit und Jugendalter

Die späte Kindheit (ca. 11-14 Jahre), die in das Jugendalter übergeht, ist die Entwicklungsstufe, die Erikson (1995, S. 255-258) als eine Phase zwischen Identität und Identitätsdiffusion beschreibt. Wesentliches Merkmal dieser Phase ist die Entwicklung von der Vorpubertät (vor der Geschlechtsreife) über die Pubertät (Erlangen der Geschlechtsreife) zur Adoleszenz (nach der Geschlechtsreife). Damit verbunden sind starke körperliche Veränderungen im Bereich der primären und sekundären Geschlechtsmerkmale, die akzeptiert werden müssen.

Für das chronisch herzkranke Kind beinhaltet die Wahrnehmung des sich verändernden Körpers auch eine verstärkte Auseinandersetzung mit der eigenen Erkrankung und krankheitsspezifischen körperlichen Besonderheiten. Dies kann die Akzeptanz des eigenen Körpers erschweren, denn *„in der Pubertät werden selbst kleinste körperliche Abweichungen bisweilen als gravierend erlebt."* (Goldbeck & Seitz, 2009, S. 90)

Diese bewussten Auseinandersetzungen mit der eigenen Person werden begünstigt, da die kognitiven Strukturen sich ab etwa 12 Jahren denen Erwachsener nähern (vgl. Piaget & Inhelder, 1993). Nach Lohaus (1996) können zunehmend abstrakte Sachverhalte, wie Krankheitsverläufe oder komplexere Funktionszusammenhänge, die Notwendigkeit von Behandlungsmaßnahmen und Kausalzusammenhängen zwischen Ursache und Wirkung verstanden werden. Das heißt, der Heranwachsende wird sich über die eigene Erkrankung, aber auch über Einflussmöglichkeiten auf seine Gesundheit und Möglichkeiten bzw. Grenzen deutlich bewusst. Emotionale Probleme können dadurch bedingt zunehmen, da das Ausmaß der Erkrankung über die unmittelbar wahrnehmbaren Symptome hinausgehend hinreichend verstanden wird (vgl. Hoepner-Stamos, 2002, S. 43).

Neben der intensiven Auseinandersetzung mit dem eigenem Körper und einem vertieften Verständnis der Erkrankung, geht es in dieser Entwicklungsphase auch darum, ein gewisses Maß an Autonomie zu gewinnen, eine eigene Position in der Gesellschaft – losgelöst von den Eltern – zu finden. Dazu gehören neue soziale Kontakte außerhalb des Elternhauses und Vorbereitungen auf das Erwerbsleben. (Vgl. Salewski, 2004, S. 15). Eine chronische Erkrankung kann dabei durch besondere Ängste vor Ablehnungen, Selbstzweifeln oder Stigmatisierungsprozessen den Aufbau eines Freundeskreises, intimer Beziehungen, das Akzeptieren eigener körperlicher Erscheinungen, die Unabhängigkeit vom Elternhaus, die Berufsfindung und die Entwicklung von Zukunftsperspektiven beeinflussen (vgl. Hoepner-Stamos, 2002, S.

45-46). Schmidt et al (2007) haben das Sinnerleben chronisch körperlich kranker Jugendlicher untersucht und festgestellt, dass dieses Thema für die Betroffenen besonders relevant ist. Sie befinden sich offenbar in einem schwierigen „Spagat" zwischen Optimismus und Aufbruchsstimmung in das Erwachsenenalter und belastende Gedanken um die Endlichkeit des eigenen Lebens, mit denen sich gesunde Gleichaltrige in dieser Entwicklungsphase normalerweise noch nicht beschäftigen (vgl. ebd., S. 44-45).

Der intensive Wunsch nach Normalität chronisch kranker Kinder, der vor allem in dieser Entwicklungsphase häufig geäußert wird, kann zu einer Verleugnung der Belastungen oder einer unzureichenden Krankheitsanpassung führen (vgl. Schmidt, 2004). Kahlert (1985) stellt auf Basis von Interviews herzkranker Kinder fest, dass sie „(...) in der Regel bestrebt sind, ihre Krankheit zu vergessen (...). Sie sind darauf bedacht, von ihrer Umwelt als „normal" angesehen zu werden, obwohl sie sich selbst nicht so sehen können." (Kahlert, 1985, S. 117)

Die psychische Situation von Jugendlichen und jungen Erwachsenen mit angeborenen Herzerkrankungen wird in der Kinderkardiologie auf Tagungen in Arbeitskreisen intensiv diskutiert[21]. Durch verbesserte Behandlungsweisen hat sich ein zusätzlicher Bedarf an Betreuung und die Aufgabe der Klärung von Zuständigkeiten zwischen Kinder- und Erwachsenenkardiologie entwickelt. Ein weiterer Beratungsbedarf z.B. bezüglich Fahrtauglichkeit, Familiengründung, Berufswahl und Ausbildung, Rentenabklärung, Sport und Reisen ist aus Sicht der Betroffenen dadurch gegeben (vgl. Eyermann, 2005). Dafür müssen gesonderte Sprechstunden eingerichtet, die interdisziplinäre Zusammenarbeit zwischen Medizinern verbessert und die fortlaufende Betreuung durch die Kinderkardiologen des Vertrauens gewährleistet werden, auch im Hinblick auf eine langfristige Begleitung z.B. bei Zukunftsplanungen (z.B. Berufswahl und Kinderwunsch) (vgl. Kubisch, 2000, Eyermann, 2005; Mir et al., 2000; Uebin et al. 2008; Kammerer, 2008; Kux, 2008).

Das besondere Profil der Heranwachsenden in dieser Phase, verbunden mit körperlichen, schulischen und sozialen Reifungsprozessen, stellt kardiologisch erkrankte Kinder und Jugendliche vor besonders „schwierige Aufgaben" (Salewski, 2004, S. 15). Diese können dann besser gemeistert werden, wenn die Erfahrungen aus vorhergehenden Entwicklungsphasen wesentliche Bausteine für die Akzeptanz der eigenen Person und eine gesunde Identitätsentwicklung enthalten haben.

[21] Z.B. auf der Fachtagung (29/4/2010; Köln) des „Bundesverband Herzkranke Kinder e. V. (BVHK)" in Kooperation mit dem Berufsförderungswerk Köln: „Berufsorientierung geben zur Fragestellung: Wie können Fachleute Jugendliche und junge Erwachsene mit angeborenen Herzfehlern (JEMAH) professionell bei der beruflichen Integration begleiten?" oder der Tagung der Arbeitsgemeinschaft „Psychosoziale Belange und Rehabilitation von Kindern, Jugendlichen und jungen Erwachsenen mit angeborenen Herzfehlern (PS – AG)" in der „Deutschen Gesellschaft für Pädiatrische Kardiologie DGPK" (25/03/2011; Köln)

2.6. Psychosoziale Folgen

2.6.1. Allgemeine Belastungsfaktoren bei chronischen Erkrankungen

Neben den altersspezifischen Bedingungen für besondere Belastungen bei chronischen Erkrankungen gibt es eine Reihe von Beeinträchtigungen, die unabhängig von Alter und Geschlecht existieren und zu psychosozialen Problemen führen können. Petermann et al. (1987, S. 21-33) sehen diese in

- einer erschwerten Alltagsbewältigung
- häufigen Klinikaufenthalten
- Beeinträchtigungen der körperlichen Unversehrtheit
- einer besonderen Identitätsentwicklung mit unsicheren Zukunftsperspektiven
- existentiellen Auseinandersetzungen mit Krankheit und Tod
- besonderen Entwicklungsanforderungen, die vor allem die Entwicklung des Selbstbildes und der sozialen Kompetenz betreffen.

Die psychosozialen Auswirkungen dieser besonderen Belastungen können gering sein oder im schlimmsten Fall das Ausmaß einer psychischen Erkrankung annehmen. Das Risiko der Entwicklung psychosozialer Auffälligkeiten infolge chronischer Erkrankungen ist jedoch erhöht (vgl. Petermann et al., 1987; Steinhausen, 2006; Mathar, 2010; Warschburger, 2000). Chronisch kranke Kinder sind, wie bereits erwähnt, häufig emotional belasteter als gleichaltrige gesunde Kinder und haben vermehrt soziale Probleme (vgl. Warschburger, 2000, S. 82). Dadurch bedingte psychische Begleiterscheinungen können unspezifisch sein (vgl. Schmidt, 2004, S. 686) oder Symptome ausbilden -wie z.B. Depressivität- sowie Verhaltens-, Entwicklungs-, Lern- oder neurologische Störungen etc. (vgl. Reinhardt & Petermann, 2010, S. 20). Häufig gehen damit auch vermehrte soziale Probleme und Ängste einher, die sich auch auf Kontakte mit Gleichaltrigen auswirken können (vgl. Warschburger, 2000; Schmitt, 1996). Ist das Selbstwertgefühl durch die Erkrankung gering entwickelt oder geschwächt, resultieren hieraus Compliance Probleme, schulisches Versagen, psychogene Körpersymptome oder sogar Suizidalität (vgl. Schmitt, 1996, S. 66). Manche Kinder und Jugendliche ignorieren Behandlungsnotwendigkeiten und Risiken (vgl. Petermann et al., 1987). Insgesamt sind bei chronisch kranken Kindern und Jugendlichen die internalisierenden Probleme gravierender als externalisierende Auffälligkeiten. Hoepner-Stamos (2002, S. 49) stellt außerdem fest, dass mit der Zunahme des Alters psychosoziale Abweichungen bei chronisch kranken Jugendlichen weniger häufig vorkommen.

Eine chronische Erkrankung ist jedoch nicht zwangsläufig mit negativen psychosozialen Folgen verbunden. Im Gegenteil, auch positive Entwicklungen und Reifebeschleunigungen werden beobachtet. Salewski (2004) betont sogar:

„Eine eindeutige Antwort auf die Frage nach dem Zusammenhang zwischen chronischer Erkrankung im Jugendalter und überdurchschnittlich stark ausgeprägten psychischen Problemen gibt es zurzeit nicht" (ebd., S. 11)

In einer anderen Untersuchung wurden zwar psychische Probleme infolge einer chronisch körperlichen Erkrankung festgestellt, gleichzeitig zeigten sich im Vergleich zur Kontrollgruppe höhere Werte des Kompetenzgefühls, die als Resultat eines höher ausgeprägten Verantwortungsgefühls für das eigene Schicksal gesehen wurden (vgl. Steinhausen zit. in Petermann et al., 1987). Schmitt (1996) stellte indessen bei vielen chronisch kranken Kindern sogar einen besonders hohen Selbstwert fest (vgl. Schmitt, 1996) und für Borbe (2006) unterscheidet sich die Selbstakzeptanz chronisch kranker Kinder und Jugendlichen nicht von der gleichaltriger Gesunder. Sie kann jedoch vorübergehend ins Wanken geraten, wenn krankheitsspezifische Belastungen die eigenen Ressourcen überfordern (vgl. ebd.).

Untersuchungsergebnisse über negative Auswirkungen chronischer Erkrankungen einerseits und positive Entwicklungen trotz Erkrankung andererseits werfen die Frage nach den Determinanten für diese Ergebnisse auf. Schweregrad, Sichtbarkeit, Verlaufstyp und Beginn der Erkrankung werden diesbezüglich diskutiert (vgl. Kammerer, 1996). Die Ergebnisse sind insgesamt uneinheitlich, da für alle vier Aspekte sowohl positive oder neutrale als auch negative Zusammenhänge gefunden wurden (vgl. Sticker, 2004; Hoepner-Stamos, 2002; Warschburger, 2000; Steinhausen, 2006).

Die Persönlichkeit und das soziale Umfeld hingegen sind wesentliche Faktoren, die als definitiv prädisponierend beurteilt werden. Das heißt, das Selbstwerterleben mit dem Bewusstsein eigener Kompetenzen und die Bewältigungsmöglichkeiten in der jeweilig aktuellen Entwicklungsphase sind entscheidend. Aber auch die Bewältigungsressourcen der Familie sowie die Beziehung zum Betreuungsteam sind ausschlaggebend für das Ergebnis des Bewältigungsprozesses chronischer Erkrankungen im Kindes- und Jugendalter. (Vgl. Schmitt, 1996)

2.6.2. Spezifische Belastungen durch Herzerkrankungen

Rixen (2002) und Sticker (2004) bemängeln, dass im Vergleich zu einer Vielzahl an Untersuchungen zu medizinischen Langzeitfolgen von Herzerkrankungen bei Kindern nur eine geringe Anzahl an Studien zu krankheitsspezifischen, psychosozialen Auswirkungen existiert. Die meisten Untersuchungen gibt es demnach zu mentalen Auswirkungen der Herzerkrankungen, weniger Studien liegen zu körperlichen, emotionalen und sozialen Folgen vor (vgl. Sticker, 2004, S. 84). Unabhängig von der Anzahl der Untersuchungen weisen die Ergebnisse in allen vier Bereichen uneinheitliche Ergebnisse auf.

Nachteile der Erkrankung werden vorwiegend bei Teilgruppen, nicht bei der gesamten Gruppe kardiologisch erkrankter Kinder nachgewiesen (ebd.). In Metaanalysen z.B. von Sticker (2004) oder Rixen (2002) wird kritisiert, dass viele der bisher durchgeführten Untersuchungen methodische Mängel aufweisen, die Ergebnisse nicht signifikant sind und deshalb

kaum verglichen werden können, sodass allgemeine Aussagen erschwert werden. Unabhängig von dieser Kritik lassen sich auf der Basis einschlägiger Studien, theoretischer Erörterungen und Praxiserfahrungen Risikofaktoren für Kinder mit kardiologischen Erkrankungen feststellen, die nachfolgend anhand unterschiedlicher Entwicklungsfaktoren aufgelistet werden.

Als Grundlage dafür dient die Metaanalyse von Sticker (2004), in der Studien ab 1980 zusammengetragen wurden, in denen psychosoziale Folgen und gesundheitsbezogene Lebensqualität bei angeborenen Herzfehlern untersucht wurden. Einzelne Ergebnisse dieser Metaanalyse werden beispielhaft aufgezeigt und mit Ergebnissen aus neueren Studien ergänzt.

Kognitive Entwicklung

Kognitive Einbußen bei chronischen kardiologischen Erkrankungen betreffen in der Reihenfolge ihrer Häufigkeit die Bereiche Gedächtnis und Lernen, Sprache und Abstraktion, Handlungsintelligenz, Schulische Anpassung, Laufbahnverzögerung, Gesamt-Intelligenz sowie Schulleistungen (vgl. Sticker, 2004, S. 114). Im Rahmen einer eigenen Studie zur motorischen Entwicklung bei dieser Klientel stellte Sticker in der Eingangsdiagnostik eine verminderte Konzentrationsfähigkeit bei Routineaufgaben in der Gruppe der 4- bis 8-jährigen Kinder fest. Außerdem konstatierte sie, dass sich offenbar kürzere stationäre Aufenthalte, eine altersgerechte Schullaufbahn und ein positives Familienklima auf die mentale Entwicklung auswirken (vgl. ebd.). Mentale Einschränkungen konnten bei manchen Kindern auch durch Engagement, Motivation und positives Lernverhalten ausgeglichen werden, d.h. dass diese Persönlichkeitsfaktoren die schulischen Leistungen aufrechterhalten haben (vgl. Kunick, 1994).

Motorische Entwicklung

Im Bereich der körperlichen Auswirkungen kardiologischer Erkrankungen liegen Untersuchungen zu neurologischen Folgen, körperlichen Beschwerden, Einschränkungen besonders bei sportlichen Tätigkeiten aber auch in der Grob- und Feinkoordination vor (vgl. Sticker , 2004, S. 85-88).

Das Ausmaß der Einschränkungen ist dabei sehr unterschiedlich (vgl. Schickendantz et al., 2007). Neben Verzögerungen im Wachstum oder beim Laufen lernen, gibt es auch Koordinationsprobleme oder einen verspäteten Eintritt in die Pubertät. Einige herzkranke Kinder ermüden schneller als gesunde Kinder und sind körperlich weniger belastbar (vgl. Hilgenberg, 1996). Im Rahmen motorischer Förderprogramme wurde festgestellt, dass die Prävalenz motorischer Auffälligkeiten enorm hoch ist (vgl. Dordel et al., 1999). Sticker (2004, S. 344) stellte eine signifikant niedrigere Gesamtkörperkoordination im Vergleich mit der Norm fest, die vor allem bei den jüngeren Kindern deutlicher ausgeprägt ist als bei den älteren. Defizite in der motorischen Entwicklung betreffen sowohl herzkranke Kinder mit keinen als auch mit leichten oder signifikanten Restbefunden (vgl. Bjarnason-Wehrens et al., 2007).

Die Motorik wird in ihrer Entwicklung vor allem dann behindert, wenn sensomotorische Erfahrungen, Bewegungsanreize und -aktivitäten ausbleiben (vgl. Kunick, 1994). Das sind Entwicklungshindernisse, die wie bereits erörtert, im Zusammenhang mit längeren Krankenhausaufenthalten, Restbefunden und Zyanose stehen. Auch eine Überbehütung durch die Eltern, kann sich einschränkend auf die motorische Entwicklung auswirken. Das ist dann besonders bedauerlich, wenn keine oder nur noch leichte Restbefunde nach kardiologischer Behandlung vorhanden sind (vgl. Bjarneson-Wehrens et al., 2007).

Emotionale Entwicklung

Über Auswirkungen kardiologischer Erkrankungen auf die emotionale Befindlichkeit der jungen Patienten wurde bereits im Zusammenhang mit dem an einem Entwicklungsmodell orientierten Belastungen in einzelnen Phasen gesprochen (vgl. Kapitel 2.5). Dabei wurden nicht nur negative, sondern auch positive Einflussfaktoren auf die kindliche Psyche aufgezeigt. Nach Sticker (2004) liegen überwiegend Untersuchungen vor, in denen Nachteile im emotionalen Bereich, zum Beispiel Auswirkungen auf das Selbstwertgefühl, die Ängstlichkeit, die emotionale Anpassung oder das Abhängigkeitsgefühl, als Folge kardiologischer Erkrankungen bei Kindern und Jugendlichen nur für Teilgruppen der Untersuchungsteilnehmer bestätigt werden (vgl. ebd. S. 96-101). Werden emotionale Probleme beobachtet, so sind dies beispielsweise eine erhöhte Ängstlichkeit, Phobien, Alpträume, abhängiges Verhalten, Zukunftsängste, Erfahrung von Versagen und Ausgrenzung im Kontakt mit Gleichaltrigen, Traurigkeit, Depression und Einsamkeitsgefühle (vgl. Sticker, 2004; Hilgenberg, 1996; Kunick, 1994). Resch et al. (1996) stellten fest, dass Selbstwertstörungen, Existenzängste und Beeinträchtigungen in der Lebensqualität besonders dann bestehen, wenn eine aktuelle kardiale Symptomatik vorliegt.

In einer Metaanalyse englischer und deutscher Veröffentlichungen für den Zeitraum von 1980 bis 2005 von Karsdorp et al. (2007) zeigt sich, dass Kinder mit angeborenen Herzerkrankungen mehr internalisierende als externalisierende Verhaltensauffälligkeiten zeigen. Davon betroffen sind vor allem ältere Kinder, bei denen internalisierende Auffälligkeiten gegenüber externalisierenden überwiegen.

In Untersuchungen zum *Selbstwert* wird die Unterschiedlichkeit der Ergebnisse, insbesondere in Bezug auf die Schwere der Erkrankung deutlich. So sind bei herzkranken Kindern und Jugendlichen neben niedrigen (vgl. Kahlert, 1985) auch besonders hohe Selbstwerte möglich (vgl. Sticker, 2004; Sticker & Steins, 2003; Kahlert, 1985). Erschwernisse in der Kompensation und Bewältigung der Erkrankung stehen vorwiegend im Zusammenhang mit größeren Leistungseinschränkungen (vgl. Rixen, 2002). Aber auch bei leichteren Herzerkrankungen kommen Ergebnisse vor, die auf einen niedrigen Selbstwert der Patienten hinweisen (vgl. ebd.). Hilgenberg (1996) konnte dagegen nachweisen, dass selbst eine ungünstige Prognose mit einem vergleichsweise hohen Selbstwert verbunden sein kann:

"Erstaunlicherweise hielt sich sogar der überwiegende Teil der Patienten selbst für gefestigter und selbstständiger, nur eine kleinere Gruppe für ängstlicher, schwächer und unselbstständiger als altersgleiche Gesunde." (ebd., S. 404)

Diese Ergebnisse bestätigen einmal mehr, was bereits erörtert wurde, dass emotionale Problematiken, wie z.B. die Einschätzung des eigenen Selbstwertes nicht nur und vermutlich auch nicht maßgeblich von der Erkrankung, sondern auch von anderen Faktoren abhängt. Der Selbstwert scheint dabei weniger mit krankheitsbedingten Faktoren, sondern vielmehr mit der persönlichen Reife, Intelligenz und positiven familiären Bedingungen zusammenzuhängen (vgl. Kahlert, 1985).

Soziale Entwicklung

Im *sozialen* Bereich gibt es viele Befunde, die entweder keine Auswirkungen, Auswirkungen nur bei spezifischen kardialen Erkrankungen oder generelle Auswirkungen aufzeigen (vgl. Sticker, 2004, S. 101-105). Dies betrifft die Qualität der sozialen Beziehungen, das Kontaktverhalten und die soziale Anpassung. Im *sozioemotionalen* Bereich zeigt die Metaanalyse von Sticker (2004, S. 103-105), dass in sieben Studien vermehrte soziale Verhaltensauffälligkeiten, in sieben anderen aber keine festgestellt wurden. Erschwernisse sind determiniert durch vermehrte Krankenhausaufenthalte, Beeinträchtigung der körperlichen Unversehrtheit, Narben nach Operationen, vermehrte Trennungserlebnisse, Probleme der Wechselbeziehung zwischen den belasteten Eltern und den Kindern sowie existentielle Konfrontation mit dem Tod (vgl. Resch et al., 1996, S. 65).

Für die Ausprägung solcher Erschwernisse ist auch die *familiäre Komponente* wesentlich. Die Eltern sind in der Regel vor dem Kind Auseinandersetzungen mit der Krankheit ausgesetzt (vgl. Kapitel 2.5 und 2.7). Belastungen der Eltern sind vor allem in der ersten Zeit nach der Diagnosestellung, sowie vor und nach Operationen, bei Kontrolluntersuchungen oder akuten Gesundheitsproblemen des Kindes enorm. Die ständige Sorge um Gesundheit und Leben ihres Kindes begleitet sie dauerhaft. Da die Krankheit oft im Mittelpunkt der elterlichen Wahrnehmung auf ihr Kind steht, beeinflusst sie die Erziehung sowie das gesamte Partner- und Familienleben. Neben der Überbehütung der betroffenen Kinder kann es auch zu einer Vernachlässigung der Geschwisterkinder kommen (vgl. Hilgenberg, 1996; Kunick, 1994). Ein weiterer belastender Faktor vor allem für Familien mit geringem sozioökonomischem Status sind die finanziellen Kosten (vgl. Gerber, et al., 2010). Diese entstehen in erster Linie indirekt durch verminderte Erwerbstätigkeiten von Eltern, die Rehabilitationsmaßnahmen und längere Klinikaufenthalte begleiten. Doch auch Fahrtkosten bei Klinikbesuchen und anderen Behandlungsmaßnahmen, Ausgaben für Babysitter, die während der Krankenhausaufenthalte die Geschwisterkinder versorgen, können finanziell belastet sein (vgl. ebd.).

Ob diese Belastungen auf die Eltern und die Familie negative Auswirkungen haben - Sticker (2004) sieht diese als häufig gegeben an - hängt von vielen Faktoren ab. Insgesamt hat die

familiäre Komponente dessen ungeachtet eine wichtige Rolle in der erfolgreichen Auseinandersetzung mit der Herzerkrankung (vgl. ebd. Kux, 2008).

Sticker (2004) hat die signifikanten Ergebnisse ihrer Metaanalyse zu negativen Einflussfaktoren bei Kindern mit angeborenen Herzerkrankungen in einer grafischen Darstellung zusammengefasst. (Abbildung 2)

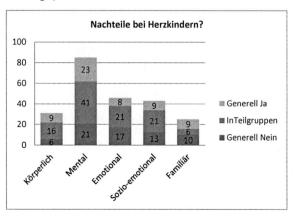

Abbildung 2 Signifikante Befunde (N = 230) für herzkranke Heranwachsende in den Komponenten der gesundheitsbezogenen Lebensqualität und im familiären Bereich (Sticker, 2004, S. 84)

In der grafischen Darstellung von Sticker werden fünf Verhaltensbereiche berücksichtigt, in denen herzkranke Kinder Benachteiligungen gegenüber gesunden Kindern aufweisen können. Die Ergebnisse enthalten einerseits Erhebungen für die Gesamtheit kardial erkrankter Kinder, anderseits Aussagen für Teilgruppen, d.h. Kinder mit spezifischen Restbefunden oder besonderen Krankheitserfahrungen, z.B. Operationsalter, Schweregrad der Erkrankung, Ausmaß körperlicher Beeinträchtigungen. Die Auswertungen zeigen besonders hohe Belastungen im mentalen Bereich, vorwiegend in einigen der untersuchten Teilgruppen, aber auch einen hohen Anteil nicht belasteter Kinder. Weniger ausgeprägt, aber trotzdem noch deutlich signifikant, sind die Befunde für den emotionalen und sozio-emotionalen Bereich. Die geringsten Nacheile gibt es nach dieser Studie im körperlichen und familiären Kontext. Ausschlaggebend für das hohe Ausmaß psychosozialer Folgen und Belastungen bei angeborenen Herzfehlern in den unterschiedlichen Teilgruppen sind nach Sticker vor allem die Notwendigkeit einer Dauermedikation, die Anzahl und Dauer von Klinikaufenthalten, die Art des Herzfehlers (zyanotisch vs. azyanotisch), das Operationsalter, das Vorhandensein körperlicher Einschränkungen, der Schweregrad von Restbefunden, Bewegungsmangel, Sport(teil)befreiungen, Laufbahnverzögerungen, die Anzahl der Freunde sowie die familiäre Adaption (vgl. ebd., S. 123).

2.7. Ansätze und Modelle der Bewältigung chronischer Erkrankungen

Die Bewältigung chronischer Erkrankungen ist abhängig von unmittelbar aktivierbaren Bewältigungs- und Regulationsmechanismen bei akuten Anforderungen und Belastungen sowie von langfristig aufgebauten Ressourcen, die geeignet sind, die Annahme und Integration der eigenen Betroffenheit zu ermöglichen.

Häufig wird eine unmittelbare direkte Bewältigung chronischer Erkrankungen nach dem Modell der transaktionalen Stressverarbeitung nach Lazarus und Folkman erklärt (z.B. bei Petermann et al., 1987; Mathar, 2010; Salewski, 2004; Warschburger, 2000). Im Mittelpunkt dieser Theorie stehen die primäre Beurteilung der Situation und die sekundäre Einschätzung der eigenen Ressourcen. Es handelt sich dabei um subjektive, kognitive Bewertungsprozesse, die der Bewältigung vorgeschaltet sind. Die erzeugt erst Stress, wenn sie die eigenen Ressourcen überfordert (vgl. Lazarus & Folkman, 1984). Der Prozess der Bewältigung, der auf eine *„äußere oder innere Anforderung"* (vgl. Hoepner-Stamos, 2002, S. 53) reagiert, findet dann statt, wenn Stress empfunden wird, z.B. bei der Verarbeitung von Diagnosestellungen, bei Ängsten vor Behandlungseingriffen oder dem Sterben (vgl. Petermann, Noecker, & Bode, 1987, S. 34). Hampel & Petermann (2003) konnten nachweisen, dass Kinder im Vergleich mit Erwachsenen häufiger Defizite in der Stressbewältigung haben.

Das unmittelbare Bewältigungshandeln ist dabei von den akuten Anforderungen abhängig. Nach Viehhauser (2000) gibt es dafür keine *„generelle[n] Standardstrategie[n]"* (ebd, S.145). Für Lutz (1990, S. 87) kommen drei Strategien in Frage, die erfolgreich zu sein scheinen:

- die direkte Veränderung des Problems (Problemregulation)
- die Veränderung der Problemsicht (kognitive Aspekte)
- der Umgang mit der durch das Problem hervorgerufenen emotionalen Stressempfindung (Emotionsregulation)

Das Konzept für eine langfristig angelegte Bewältigung ist auf Lernprozesse (vgl. Schuchardt, 2002) oder auf Prozesse der Adaption/ Anpassung an die besondere Situation (vgl. Steinhausen, 2006) angelegt. Dabei handelt es sich meistens um ein längerfristiges Arrangieren mit den besonderen Lebensbedingungen, die eine Erkrankung hervorgerufen hat. Da die Belastungen bei chronischen Erkrankungen wiederkehrend oder anhaltend sind, können sie auch nicht dauerhaft überwunden werden. Sie können nur als zum Leben dazugehörig akzeptiert werden. Im Modell von Schuchardt (2002), die Lernprozesse im Umgang mit einer chronischen Krankheit als langfristige Bewältigungsstrategie sieht, werden für diesen Prozess verschiedene Phasen erkannt, die im Verlauf des Arrangierens mit der Erkrankung durchlebt werden.

- Phase der Ungewissheit (Anfangsstadium)
- Phase der Gewissheit (Anfangsstadium)

- Phase der Aggression (Durchgangsstadium)
- Phase der Verhandlung und der Depression (Durchgangsstadium)
- Phasen der Aktivität und der Solidarität (Zielstadium).

Nach Suchardt (2002) ist das Ergebnis des Bewältigungsprozesses die Annahme und Akzeptanz der Erkrankung, die auch mit Behinderung oder Beeinträchtigungen verbundenen sein kann.

Steinhausen (2006) betont, dass für einen erfolgreichen Bewältigungsprozess chronischer Erkrankungen bei Kindern auch entscheidend ist, wie die Eltern mit der Krankheit ihrer Kinder umgehen. Zudem weist er darauf hin, dass der Prozess der psychosozialen Adaption von Kindern bei chronischen Erkrankungen nicht nur permanent, sondern auch sporadisch ablaufen kann. Eine Bewältigung kann gelingen, aber auch scheitern, was Krisen oder psychische Störungen zur Folge haben kann. (vgl. Kapitel 2.6) Determinanten hierfür sind, wie bereits erörtert, Krankheitsbedingungen, lebensgeschichtliche Ereignisse und Belastungen, Entwicklung der Persönlichkeit (Risiko- und Schutzfaktoren), familiäre Reaktionen (Belastung vs. Schutz) und Reaktionen der sozialen Umwelt (Isolation vs. Integration). (Vgl. ebd.)

2.7.1. Prozessmodell der Bewältigung (Noecker & Petermann, 2008)

Verschiedene Aspekte der Bewältigung, Adaption und Annahme von chronischen Erkrankungen haben Noecker & Petermann (2008) in einem „Prozessmodell der Bewältigung" zusammengefasst. (Abbildung 3)

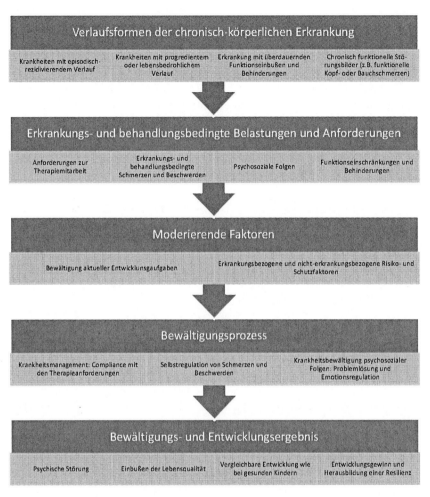

Abbildung 3 Prozessmodell zur Bewältigung einer chronisch körperlichen Erkrankung (vgl. Noecker und Petermann, 2008, S. 520)

In dem Modell werden die unmittelbare und die langfristige Bewältigung und Ausprägungen der Ergebnisse sowie die Determinanten und moderierenden Faktoren einbezogen. Es handelt sich dabei um ein Verlaufsmodell mit idealtypischen Phasen. Ausgehend von vier Gruppen unterschiedlicher chronischer Erkrankungen werden die darauf bezogenen potentiellen Anforderungen und Belastungen aufgezeigt. Dabei werden die psychosozialen Folgen neben den medizinischen Maßnahmen oder Funktionseinschränkungen ausgewiesen. Das ist insofern erwähnenswert, weil sich hier ein entscheidender Ansatzpunkt für die Kunsttherapie zeigt. Die moderierenden Faktoren im Bewältigungsprozess enthalten interessanterweise

nicht nur Entwicklungsaufgaben, sondern auch Risiko- und vor allem Schutzfaktoren (vgl. Kapitel 3.4). Der Bewältigungsprozess wird unter drei Gesichtspunkten differenziert. Auch hier tauchen Faktoren wie die Fähigkeit der Problemlösung und Emotionsregulation auf, die eine besondere Indikation für die Kunsttherapie sind. Das Ergebnis eines Bewältigungsprozesses kann positiv und/ oder negativ sein. Noecker und Petermann (2008) sehen das Risiko für ein negatives Ergebnis dann gegeben, wenn *„Ausgeprägte psychosoziale Folgen und starke Überlagerungen mit den regulären Entwicklungsaufgaben (...)"* vorliegen (ebd., S. 521).

Es kann jedoch auch zu einer vergleichbaren Entwicklung wie bei gesunden Kindern kommen. Der Entwicklungsgewinn liegt dann z.B. in der Herausbildung einer Resilienz[22] (vgl. ebd.).

2.7.2. Besonderheiten bei der Bewältigung einer Herzerkrankung

Im vorherigen Abschnitt wurden nach Noecker & Petermann (2008) Faktoren des Bewältigungsprozesses vorgestellt, die sich krankheitsübergreifend auf die Gesamtheit chronischer Erkrankungen bei Heranwachsenden bezieht. Mit Bezug zu diesem Modell (Abbildung 3) lassen sich aber auch krankheitsspezifische Besonderheiten chronischer Herzerkrankung bei Kindern und Jugendlichen ergänzend differenzieren.

Als Verlaufsformen chronischer Herzerkrankungen bei Kindern und Jugendlichen kommen progrediente oder lebensbedrohlich Verläufe vor, z.B. bei Schweregrad E (vgl. Kapitel 1.6), der eine vitale Bedrohung durch Belastung und allgemeine reduzierte Lebenserwartung darstellt, sodass problematische und komplexe Vitien zu erwarten sind. Auch episodisch-rezidivierende Symptome, z.B. bei einem Klappenersatz, der regelmäßig ausgetauscht werden muss, oder einem Eiweißverlustsyndrom bei Einkammerherzen können schwerwiegende Verlaufsformen von chronischen Herzerkrankungen sein. Einige chronisch herzkranke Heranwachsende sind von überdauernden Funktionseinbußen oder sogar Behinderungen betroffen, wie bei den Schweregraden C-D (vgl. Kapitel 1.6) aufgezeigt. Auch Konzentrationsprobleme, Einschränkungen der körperlichen Belastbarkeit können den Bewältigungsprozess determinieren und dadurch zu Entwicklungsbeeinträchtigungen führen.

Neben den bereits aufgeführten psychosozialen Folgen im emotionalen, sozialen, mentalen und körperlichen Bereich (vgl. Kapitel 2.6.2) betreffen erkrankungs- und behandlungsbedingte Belastungen und Anforderungen im Bewältigungsprozess auch krankheitsspezifische Anforderungen zur Therapiemitarbeit. Dies sind z.B. Dauermedikationen, besondere Vorsichtsmaßnahmen um Belastungen zu vermeiden oder Schrittmacher zu schützen, regelmä-

[22] Der Begriff der Resilienz umfasst die Widerstandsfähigkeit einer Person, Anforderungen zu beggnen, nach Erschütterungen rasch und ohne größeren seelischen Schaden wieder ins Gleichgewicht zu finden. Das schließt auch eine überdauernde Grundhaltung zur erfolgreichen Bewältigung von allgemeinen Belastungen ein (vgl. Buchmann, 2003) und ermöglicht es, dass *„(...) langfristig ein kompensiertes, gesundes psychologisches Funktionsniveau und Entwicklungsergebnis erreicht wird"* (Noecker & Petermann, 2008, S. 255)

ßiger „Fingerpiks" zur Überprüfung des INR-Wertes[23]. Häufige Beschwerden und Funktionseinschränkungen können Kurzatmigkeit, Erschöpfbarkeit oder Überanstrengungsgefühle sein sowie orthopädische Probleme durch Schonhaltung nach OP, Schmerzen bei Ödemen oder Operationsnarben, Nebenwirkungen von Medikamenten -wie eine vermehrte Urinausscheidung bei Diuretika- und eine erhöhte Blutungsgefahr bei blutverdünnenden Medikamenten. Leidet das Kind zudem unter eingeschränkten kognitiven Fähigkeiten, wie dies bei einigen Syndromen, die mit der Herzerkrankung verbunden sind oder als Folge von Operationen möglich ist, können das Verständnis und die Bewältigung der Belastungen und Anforderungen erschwert sein.

Auch der frühe Manifestationszeitpunkt bei Herzerkrankungen (vgl. Kapitel 2.3) ist für den Bewältigungsprozess relevant, z.b. wenn die Erkrankung nach früher Behandlung innerhalb der Familie wenig thematisiert wurde, sie dann durch Symptome oder Ereignisse aber ins Bewusstsein rückt. Diese plötzliche Konfrontation mit der lebensbedrohlichen Erkrankung kann die Anforderungen an die Bewältigungsleistungen des Kindes drastisch erhöhen und das Kind überfordern.

Als günstige Bedingungen für die Krankheitsverarbeitung herzkranker Kinder stellte Mathar (2010, S. 33) in kunsttherapeutischen Interventionen personale Ressourcen wie Autonomie, Glaube an Selbstwirksamkeit, stabiles Selbstwertgefühl, Neugier und Aufgabenorientierung fest. Als soziale Ressourcen beobachtete sie stabile emotionale Beziehungen, unterstützende Mütter, offene Kommunikation in der Familie, Ermutigung durch die Eltern und gute Beziehungen zu Gleichaltrigen (vgl. ebd.).

2.8. Präventions- und Rehabilitationsmaßnahmen bei chronisch körperlichen Erkrankungen (Schmitt & Kammerer, 1996)

Die Ausgangssituation für begleitende Therapien bei körperlich chronisch Erkrankten impliziert einige Besonderheiten, die sich von psychosozialen oder psychotherapeutischen Maßnahmen bei anderen Krankheiten unterscheiden. Kernpunkte werden bei Schmitt und Kammerer (1996) erörtert und in einer Grafik veranschaulicht. (Abbildung 4)

[23] „International Normalized Ratio (INR)": Wert der Blutgerinnung, der bei hochdosierter Einnahme von blutverdünnenden Mitteln manchmal sogar täglich überprüft werden muss.

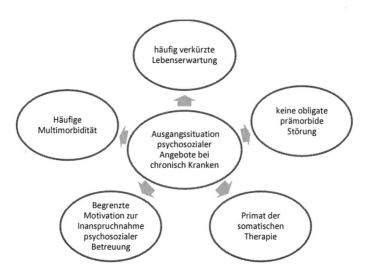

Abbildung 4 Ausgangssituation psychosozialer Maßnahmen bei chronisch-körperlichen Erkrankungen (vgl. Schmitt und Kammerer, 1996, S. 94-95)

Charakteristisch für die Ausgangssituation von Therapien bei Kindern und Jugendlichen mit körperlich chronischer Erkrankung ist, dass die physische Seite der Erkrankung im Vordergrund der Aufmerksamkeit bei den Betroffenen und Angehörigen steht und psychische Probleme oft bagatellisiert oder verleugnet werden. Dies betrifft vor allem die Behandlungen, in der somatische Probleme vorrangig sind. Dies zeichnet sich auch in den Angeboten psychosozialer Versorgung ab, bei denen es häufig um die Wiederherstellung körperlicher Funktionen geht. Viehhauser (2000) bestätigt diesen Eindruck, indem er auf die vorrangigen Auffassungen über Gesundheit und Krankheit hinweist:

> *„Jemand, der eine rein organmedizinisch geprägte Vorstellung von Gesundheit hat, wird die Bedeutung psychosozialer Einflüsse und Interventionsmöglichkeiten nicht wahrnehmen."* (ebd., S. 140)

Dass mit einem chronischen Verlauf einer körperlichen Erkrankung das Risiko einer psychischen Erkrankung verbunden und die emotionale Befindlichkeit bedroht ist, kann jedoch nicht geleugnet werden, wie auch die vorherigen Ausführungen belegen. D.h. auch wenn oftmals keine prämorbide Störung besteht, kann es dennoch krankheitsbedingt zu seelischen Krisen, dauerhaftem Stresserleben und enormen Belastungserfahrungen kommen, die, wie bereits erörtert, die Bewältigungs- und Regulationsressourcen der Betroffenen heraus- und teilweise überfordern können. Folge- oder Nebenerkrankungen, also Multimorbiditäten sowie die meist verkürzte Lebenserwartung und eine generelle Lebensbedrohung können erschwerend hinzukommen und die betroffenen Personen belasten (vgl. Schmitt & Kammerer, 1996).

Die vorrangige Sicht auf die Aspekte der somatischen Erkrankung in den Behandlungen und der Identifikation der Betroffenen erschwert es auch, andere therapeutische Hilfen zu akzeptieren und anzunehmen. Trotz hoher seelischer Belastungen ist man gegenüber einer zusätzlichen, psychologischen Betreuung skeptisch oder sogar misstrauisch. Diese Einschätzung basiert auch auf gesellschaftlichen Bewertungen von psychotherapeutischen Angeboten, die mit dem Bild einer schwachen Persönlichkeit oder mit psychischen Störungen assoziiert werden. Deshalb lösen sie Ängste vor Stigmatisierungen aus, wenn man sie in Anspruch nimmt. Körperlich krank zu sein ist bereits ein schwerwiegendes Schicksal, nun noch den „Stempel" zu erhalten, psychisch gestört zu sein, kann eine begrenzte Motivation bedingen Hilfen in Anspruch zu nehmen, unabhängig davon, ob die eigene Belastung pathologische Auswirkungen annimmt. (Vgl. ebd., S. 94-95)

Das Vorgehen in der psychosozialen Betreuung und Behandlung körperlich chronisch kranker Kinder und Jugendlicher muss diese Vorbehalte und Ängste der Patienten berücksichtigen und den Sinn der Maßnahmen als Prävention vermitteln.

Als Ziel psychotherapeutischer Interventionen empfehlen Schmitt & Kammerer (1996, S. 100) eine unterstützende, ressourcenaufbauende Stärkung körperlich chronisch kranker Patienten, die ausgerichtet ist auf die individuelle Lebenssituation und die jeweilige Bewältigungsphase, in der sich ein Patient befindet. D.h. es geht um eine vorwiegend supportive, unterstützende Methode, z.B. mit Zielsetzungen positive biographische Erfahrungen zu erinnern, Sinngebungen für ein Leben mit einer Krankheit zu finden, mit den Patienten an Lebensplänen und -zielen zu arbeiten, altersgemäße Entwicklungsprozesse zu fördern und die emotionale Ausdrucksfähigkeit zu unterstützen (vgl. ebd., S. 98-100). Von Kinderkardiologen werden ergänzend dazu Interventionen zur Reduktion psychischer Probleme und speziell wahrnehmungsfördernde Maßnahmen empfohlen (vgl. Karsdorp et al., 2007).

Diese Verfahren können nicht nur therapeutischen sondern auch rehabilitativen oder kompensatorischen Charakter haben. Gerade bei chronisch kranken Kindern und Jugendlichen wird die Bedeutung präventiver Ansätze in der Psychotherapie betont, die die Inzidenz psychischer Störungen senken kann. Heinrichs, Döpfner und Petermann (2008, S. 643) fassen die fünf wichtigsten Gründe für die Prävention psychischer Störungen zusammen. Dies sind

- die hohe Prävalenzrate bei Kindern und Jugendlichen
- die Zurückhaltung von Familien professionelle Hilfe für die psychische Situation des Kindes in Anspruch zu nehmen
- hohe volkswirtschaftliche Kosten durch die psychische Situation bei Kinder und Jugendlichen
- eine eingeschränkte Wirksamkeit bei zu spät eingeleiteter Kinderpsychotherapie
- lebenslange Folgewirkungen psychosozialer Belastungsfaktoren in der Kindheit (vgl. ebd.)

2.9. Begleitende Therapien für kardial erkrankte Kinder

Aufgrund der Bedeutung (s.o.) von psychosozialen Maßnahmen und/ oder psychosozialer Betreuung von chronisch herzkranken Kindern sollten Angebote dieser Art das Spektrum der medizinischen Behandlungsmaßnahmen sinnvoll erweitern. Das betrifft die stationäre Situation der Heranwachsenden, aber auch den ambulanten Bereich. Aufgrund der theoretischen Überlegungen und den Einblicken in verschiedene Praxisfelder der Kinderkardiologie sind Kompetenzen aus verschiedenen Disziplinen gefragt, z.b. die von Sozialpädagogen, Physiotherapeuten, Psychologen, Ergotherapeuten, Logopäden und Lehrpersonen, die vor allem bei längeren Krankenhausaufenthalten in die Behandlung involviert werden sollten. Auch Mitarbeiter der Klinikseelsorge können für viele Kinder und ihre Eltern unterstützend sein, da sie Gespräche anbieten und seelischen Beistand leisten. Für die emotionale Betreuung kann neben Kunst- und Musiktherapie insbesondere während eines Krankenhausaufenthaltes der Klinikclown sehr wichtig sein.

Nach einer stationären Behandlung sind häufig Anschlussheilbehandlungen und Rehabilitationsmaßnahmen erforderlich, bei denen bei schwer erkrankten Kindern vor allem die familienorientierte Rehabilitation (FOR) empfohlen wird, in der neben der physischen Erkrankung auch psychische und psychosoziale Probleme behandelt werden. Hierbei wird die gesamte Familie in den Prozess einbezogen (vgl. Rosendahl, 2005; West & Rosendahl, 2005; Remmert et al., 2005). Weitere ambulante, nachbetreuende Angebote für chronisch herzkranke Kinder können u.U. auch über Drittmittel finanziert werden. Schwerpunktmäßig stehen dabei sportliche Aktivitäten im Fokus, z.b. eine Reittherapie oder spezielle Bewegungsangebote.

Insgesamt sind solche Aktivitäten noch wenig etabliert. Sie hängen von den Initiativen einzelner Kliniken oder den betreuten Familien ab, die sich zur Initiierung von Angeboten zusammengeschlossen haben. Ein in den medizinischen Ablauf integriertes psychosoziales Team aus Psychologen, verschiedenen Therapeuten, Erziehern, Sozialpädagogen oder Sozialarbeitern, wie es in anderen Bereichen der Pädiatrie, wie z.b. der Onkologie existiert, ist in keiner kinderkardiologischen Klinik in Deutschland gegeben. Eine Verankerung psychosozialer Maßnahmen in Leitlinien zur Behandlung von Herzerkrankungen bei Kindern gibt es nur für den Bereich der familienorientierten REHA (vgl. Kapitel 3.2). Auch ambulante, psychosoziale Angebote werden kaum in die kinderkardiologische Behandlung einbezogen. Eine Ausnahme sind z.B. die bereits erwähnten Reittherapien oder Kinderherzsportgruppen.

Der Wunsch nach mehr psychosozialer Betreuung wird jedoch von den betroffenen Familien, Kindern, Jugendlichen und Erwachsenen zunehmend geäußert (vgl. Kubisch, 2000, S. 5). Aber auch Mediziner fordern den Ausbau der psychosozialen Unterstützungsangebote um eine langfristige Gesundheitsförderung herzkranker Kinder und Jugendlichen zu ermöglichen (vgl. Goldbeck et al., 2005; Mir et al., 2000; Kanth, 2003; Remert et al., 2005).

Eine verstärkte Aufmerksamkeit auf die psychosozialen Aspekte im Rahmen des medizinischen Behandlungskontexts wird durch Aktivitäten, wie die des „Psychosozialen Arbeitskrei-

ses in der pädiatrischen Kardiologie (PSAPKA) e.V.", der „AG psychosoziale Belange und Rehabilitation von Kindern, Jugendlichen und jungen Erwachsenen mit angeborenen Herzfehlern" innerhalb der „Deutschen Gesellschaft für pädiatrische Kardiologie (DGPK)", dem „Bundesverband herzkranker Kinder (BVHK)", der „Kinderherzstiftung" und anderer Organisationen gefordert.

2.10. Fazit

Psychosoziale Aspekte chronischer Verläufe von Herzerkrankungen sind im Vergleich mit akuten Krankheiten anders zu gewichten, da sie dauerhaft bestehen und keine Heilung zu erwarten ist. Damit verbunden sind langfristige Hilfen, Behandlungsweisen und Unterstützungen. Im Zusammenhang mit der Klassifikationen chronischer Erkrankungen sind die historischen Veränderungen bemerkenswert, da mit ihnen gezeigt werden konnte, dass erst in den letzten Jahrzehnten der Blick nicht nur auf die biomedizinischen Faktoren sondern auch auf die psychosozialen und gesellschaftlichen Folgen gerichtet wurde. Dadurch ist ein ganzheitliches Wissen über chronische Erkrankungen entstanden, dass biomedizinische, sozialwissenschaftliche, d.h. vor allem krankheitsspezifische und krankheitsübergreifende Ansätze integrierend und ergänzend mit einbezieht. Aus dieser Perspektive wurden in Anlehnung an Petermann et al. (1987) sechs wesentliche, krankheitsübergreifende Belastungsfaktoren differenziert, die auch bei chronischen Herzerkrankungen bedeutsam sind und krankheitsspezifische Besonderheiten ergänzend benannt.

Neben diesen Faktoren wurde die Prävalenz chronischer Erkrankung im Kindes- und Jugendalter erörtert. Dabei wurden Studien berücksichtigt, die einen erheblichen Anstieg in den letzten Jahrzehnten festgestellt haben, sodass von einer Verschiebung von akuten zu chronischen Erkrankungen gesprochen wird. Damit wächst ein neuer Unterstützungsbedarf, der über die medizinische Versorgung hinausgehend die psychosoziale Ebene betrifft. Die Behandlungspraxis in der Akutmedizin muss entsprechend angepasst werden.

Wie dieser Bedarf konkretisiert werden kann, wurde durch Ergebnisse der Psychologie chronischer Erkrankungen aufgezeigt. Dabei müssen psychische, kognitive und soziale Entwicklungen eines Kindes sowie altersgerechte Entwicklungsaufgaben berücksichtigt werden. In diesen Bereichen sind die Identitätsentwicklung, die Bindung und Ablösung von den Eltern, der Bezug zu Gleichaltrigen sowie die Rolle in Schule und Gesellschaft mit ihren Erwartungen und Anforderungen wesentlich.

Kann das Kind die besonderen Herausforderungen zur Bewältigung der Herausforderungen von Erkrankungs- und Entwicklungsanforderungen nicht leisten, kommt es zu negativen Folgeerscheinungen. Auf Basis dieser Ergebnisse konnte deutlich gemacht werden, dass eine chronische Erkrankung ein nicht unerheblicher Risikofaktor für psychosoziale Probleme ist. Gleichzeitig wurde belegt, dass diese Probleme nicht alle Kinder betreffen und sie z.B., abhängig von akuten gesundheitlichen Problemen oder Behandlungsanforderungen, auch

Schwankungen unterliegen. In diesem Zusammenhang wurden auch positive Entwicklungen und Reifebeschleunigungen gesehen, die die Gefahr psychischer Probleme nicht negieren, sondern belegen, dass unter bestimmten Bedingungen sogar eine positive Bewältigung der Erkrankung gelingen kann.

Die Methoden der Krankheitsbewältigung lassen sich in kurzfristige (direkte) und langfristige (überdauernde) differenzieren. Determinanten, wie z.b. krankheits- und behandlungsbedingte Voraussetzungen, die Persönlichkeit des Kindes; entwicklungspsychologische, soziale und situative Faktoren beeinflussen das Ergebnis des Bewältigungsprozesses. Auf die Bedeutung der Eltern für eine gelungene Krankheitsbewältigung chronisch kranker Kinder wurde besonders hingewiesen.

Die psychosozialen Behandlungsmaßnahmen in der Kinderkardiologie zur Prävention und Bewältigung von Belastungsfaktoren sind nicht unumstritten. In der Regel steht die körperliche Erkrankung in der Diagnose und Behandlung im Vordergrund für die Identifikation der Betroffenen mit dem Krankheitsbild. Trotz erhöhter Belastungsempfindungen und nachgewiesener Risiken für psychische Störungen existieren Ängste und Skepsis gegenüber psychosozialen Maßnahmen, die deshalb ein behutsames Vorgehen erfordern, um diese akzeptieren zu können. Gegenüber ablehnender Haltung wird die Bedeutung präventiver, ressourcenorientierter psychosozialer Maßnahmen in verschiedenen Studien von verschiedenen Disziplinen (u.a. auch der Kunsttherapie) sowohl von Fachleuten als auch von Vertretern der Betroffenen besonders betont. In der Praxis wird mit solchen Empfehlungen bis heute eher zögerlich umgegangen.

3. Kunsttherapie als Behandlungsmaßnahme in der ambulanten Kinderkardiologie

3.1. Kunsttherapie in der Kindertherapie

In der Kindertherapie wird das Medium der Kunst eingesetzt, um den Zugang zum Kind, seiner Innenwelt und seinen Ressourcen zu ermöglichen. Gerade Kinder reagieren auf den Impuls zur Gestaltung offen und nutzen künstlerische Gestaltungsmittel zur Kommunikation mit ihrer inneren und äußeren Welt. In der Kindertherapie können Bildnereien der Kinder wesentliche Beiträge in der Entwicklungs- und Persönlichkeitsdiagnostik leisten (vgl. Seidel, 2007; Richter, 2000a; Koppitz, 1972) und haben therapeutische Funktionen wie zum Beispiel durch die Möglichkeit belastende Themen zu objektivieren und einer Verarbeitung zugänglich zu machen (vgl. Wichelhaus, 2000a, S. 21-22). Der Gestaltungsprozess trägt zur Regulation, Selbsterfahrung, ästhetischen Sozialisation sowie der Entwicklung von Autonomie und Selbstbewusstsein bei (vgl. Wichelhaus, 2011). Grundsätzlich werden in der Kunsttherapie mit Kindern

"(...) vielfältige Qualitäten des bildnerischen Mediums genutzt, um körperlich, intellektuell oder psychisch beeinträchtigten Heranwachsenden in den Bereichen wie Motorik, Wahrnehmung und Kognition, Emotion und Ausdruck, Kommunikation und Interaktion etc. zu fördern und zu stabilisieren." (ebd., S. 11)

Ein Blick in die Geschichte der Kunsttherapie zeigt, dass sie auf eine lange Tradition zurückzuführen ist, in denen die Kunst als Heilmittel eingesetzt wurde (vgl. Wichelhaus, 2008a). Dies betrifft z.B. frühe Bilder und Objekte, denen mythisch-heilende Kräfte zugeschrieben wurden, aber auch Bilder aus der Kunst und Psychiatrie, die zeigten, dass die *(...) Kunst als Mittel der Repräsentation, der Auseinandersetzung und Heilung (...)"* eigener Erfahrungen wie Verzweiflung, Krankheit, Leid oder Wahnsinn genutzt wurde (ebd., S. 28). Auch in der Kindererziehung finden sich schon frühe Wurzeln, z.B. in der Reformpädagogik, in denen ästhetische Mittel als kindgerechte und handlungsorientierte Erziehungs- und Lehrmethoden begründet und eingesetzt wurden (vgl. Menzen, 1994; Richter, 1984).

Als eigenständige Fachdisziplin gilt die Kunsttherapie jedoch erst seit den 1940er Jahren (vgl. Wichelhaus, 2011, S. 9). In dieser Zeit wurde in den USA durch Kramer und Naumberg Pionierarbeit in der Entwicklung von Theorien und Methoden geleistet. Diese Strömungen haben hierzulande allerdings erst weit nach Ende des zweiten Weltkrieges zur Ausbreitung der Kunsttherapie in der Kindertherapie in Deutschland beigetragen (vgl. ebd.).

Verschiedene Ansätze und Methoden einer auf Kinder ausgerichteten Kunsttherapie haben sich in den letzten Jahrzehnten entwickelt. Eine einheitliche Vorgehensweise oder ein allgemein zugrunde liegender theoretischer Bezugsrahmen fehlt jedoch (vgl. Wichelhaus, 2011; Mathar, 2010).

Konzeptionsübergreifend können aber einige strukturell-organisatorische Aspekte benannt werden, die für alle Ansätze gelten;

- Kunsttherapeutische Interventionen finden als Einzel-, Gruppen oder Familiensettings statt;
- Die Dauer variiert je nach Kontext zwischen wenigen, einzelnen Sitzungen (z.b. in der Krisenintervention), mittel- (mehrere Wochen) oder langfristigen Therapieeinheiten (mehrere Jahre) (vgl. Richter, 1984, S. 135);
- Die Strukturierung bewegt sich zwischen offenen Angeboten ohne Themenstellungen (z.b. Stern, 1978) und regressionsorientiert-entlastenden (z.b. Richter, 1984) oder *„konfliktzentrierten-aufgabenmotivierenden"* (z.b. Reichelt, 2008) Interventionen (vgl. Wichelhaus, 2011, S. 11).

Zusammen- und Gegenüberstellungen ausgewählter kunsttherapeutischer Grundlagen und Methoden finden sich u.a. bei Menzen (1994), Richter (1984) oder im Zusammenhang mit spezifischen Erkrankungen, z.b. bei Kindern mit Migräne (vgl. Ameln-Haffke, 2007) oder mit Herzerkrankungen (vgl. Mathar, 2010) etc. Eine umfangreiche theoretische Studie, in der die verschiedenen Ansätze der Kunsttherapie in der Kindertherapie mit ihren unterschiedlichen Grundlagen und Methoden vorgestellt, diskutiert und auf Gemeinsamkeiten und Unterschieden hin untersucht werden, fehlt bisher (vgl. Wichelhaus, 2011).

Wichelhaus (2011) stellt ausgewählte Ansätze, ohne weitreichende Implikationen zu berücksichtigen, in einer Kurzfassung vor und leistet damit einen aktuellen Beitrag für die Diskussion kunsttherapeutischer Modelle in der Kindertherapie. Dabei wählt sie folgende Schwerpunkte aus:

- Psychodynamisch-psychotherapeutisch orientierte Kunsttherapie mit Kindern (Naumberg, 1947; Kramer, 2003; Rubin, 1993; Wood, 1986)
- Das Übergangsobjekt und seine kunsttherapeutische Bedeutung (Winnicott, 1973; Mahler u.a.)
- Gestaltungstherapie (Franzke, 1977; Biniek, 1982 u.a.; Schottenloher, 1983)
- Gestalttherapie in der Kindertherapie (Oakländer, 1984 u.a.)
- Pädagogische und heilpädagogische Ansätze (Richter, 1984; Wichelhaus, 1995; Bröcher, 1997; Domma, 1999; Richter – Reichenbach, 2004; Menzen, 1994; u.a.),
- Anthroposophische Kunsttherapie mit Kindern (Türk, 1988; Immisch, 1975; Pütz/ Marburg, 1999; Damm, 1984)
- Familientherapie und systemisch orientierte Kunsttherapie (Landgarten, 1991, Müssig, 1991; Schulze, 2005; Schemmel et al., 2008 u.a.). (Vgl. ebd.)

In der stationären Kunsttherapie mit kardial erkrankten Kindern sind vor allem Methoden und Theorien aus der psychodynamischen und der Pädagogischen Kunsttherapie (Richter, 1984) von Relevanz (vgl. Mathar, 2010). Auch für den ambulanten Bereich werden diese Ansätze favorisiert mit einer besonderen Gewichtung auf der Pädagogischen Kunsttherapie. Diese Auswahl schließt nicht aus, dass auch Teilaspekte aus der Gestalttherapie, der heilpädagogischen und der systemisch-ressourcenorientierten Kunsttherapie einbezogen werden können. Um das für die Studie und den besonderen Anwendungsbereich entwickelte Interventionsmodell zu basieren werden nachfolgend einige Grundlagen der verwendeten Ansätze skizziert.

Pädagogische Kunsttherapie (Richter, 1984)

Die Pädagogische Kunsttherapie ist zurückzuführen auf Richter (1984) und wurde in der Nachfolge mit geprägt durch Wichelhaus (1995), Domma (2000; 2011), Theunissen (1980); Bröcher und Richter- Reichenbach (1992; 2004) etc. (vgl. Wichelhaus, 2011, S. 17-20)

Die Pädagogische Kunsttherapie ist zunächst im Hinblick auf Schüler mit Förderbedarf, d.h. für Sonderschulen und vor dem Hintergrund von Zielsetzungen der ästhetischen Erziehung entstanden. Sie wurde vor allem für Kinder mit emotionalem und sozialem Förderbedarf entwickelt. Neben pädagogischen Zielsetzungen im Bereich von Lernen und Bildung sollte auch emotionalen Belastungen Ausdruck verschafft werden um sie zu regulieren und so die Lernfähigkeit der Kinder wieder herzustellen. Statt sachorientiert die Kunst im Unterricht als Ziel zu verfolgen, wird sie subjektorientiert als Mittel eingesetzt, um Bezug zum Lebensgeschehen der Kinder herzustellen und so Selbstidentifikation und -rehabilitation zu aktivieren. Damit wurden nicht nur therapeutische Prozesse initiiert, sondern langfristig auch eine Lernbasis für curriculare Inhalte (wieder-)hergestellt. (Vgl. Richter, 1984, S. 128-129)

Eine besondere Bedeutung dieses Ansatzes liegt u.a. in der Intention einer dezidierten Auseinandersetzung mit den Besonderheiten ästhetischer Mittel, eine Grundvoraussetzung für die Einleitung therapeutischer Prozesse und ihrer Wirkungen. Diese liegen nach Richter (1984) vor allem in der Qualität des Ästhetischen, die durch Offenheit, Materialität, Formalisierung und Aktionismus einerseits, durch Symbolik, Struktur und Geschichtlichkeit anderseits geprägt ist. Therapeutische Gestaltungsprozesse mit variierenden Verläufen und Ergebnissen können auf diese Qualitäten aufbauen (vgl. ebd., S. 83-86). *„Das Therapeutische Moment"* künstlerischer Prozesse ist für Richter vor allem der Synkretismus der ästhetischen Erfahrung, der durch das Vermengen oder Verbinden der primären affektiv-unbewussten Prozesse und der sekundären organisierend-kognitiv-intellektuellen Vorgänge entsteht (vgl. ebd., S. 88).

Verschiedene Denkmodelle, die nach Piaget (1969; 1970; u.a.) zu unterschiedlichen Entwicklungsphasen gehören, wirken nach Auffassung Richters (1984) im künstlerischen Prozess gleichzeitig. Sie erzeugen *„(...) Verschmelzungen, Rückgriffe, Umwege, Anknüpfungspunkte außerhalb der festgelegten Abläufe des operationalen Denkens."* (ebd., S. 88) Prozesse dieser

Art sind imstande, Differenzierungen zwischen Krankheit und Gesundheit zu überbrücken und beide im ästhetischen Ausdruck zu synthetisieren.

Auf dieser Basis kann offen und flexibel mit unterschiedlichen Materialien und Objektivierungsmöglichkeiten zwischen Stabilisierung, Entlastung und spielerischem Experiment variierend interveniert werden. Allgemeine, gruppenspezifische oder individuelle Symboliken, unterschiedliche Stile und Strukturen sind verbindbar. Aus dieser Perspektive sind regressive, spielerische Prozesse bedeutsam, um weit Zurückliegendes und Aktuelles zu verbinden und so bei stagnierenden Prozessen Progression zu ermöglichen. Angelehnt an den unterrichtlichen Rahmen von Förderschulen hat Richter (1984) für seinen Therapieansatz Planungsstrukturen entwickelt, d.h. ein Phasenmodell, orientiert an dem Interventionsmodell von Theunissen (1980) für Schüler an Schulen für Erziehungshilfe, das in mehreren Stufen aufeinander aufbaut, jedoch nicht nur linear ausgerichtet ist, sondern auch Rückgriffe und Umwege erlaubt.

Psychodynamisch-psychotherapeutisch orientierte Kunsttherapie mit Kindern (Kramer, 2003; Rubin, 1993)

Psychodynamisch-psychotherapeutisch orientierte Kunsttherapie mit Kindern, die von den als „Pionierinnen" genannten Kunsttherapeutinnen Naumberg (1947) und Kramer (1978) wesentlich geprägt wurde, in der Nachfolge auch von Rubin (1993) übernommen und weiterentwickelt wurde, bezieht sich auf die psychoanalytischen Theorien Sigmund Freuds. Die künstlerische Tätigkeit wurde insbesondere für Kinder alternativ zur freien Assoziation und zum Traum als eine Möglichkeit zur therapeutischen Behandlung entdeckt, um Zugang zum Unbewussten zu finden und „Nicht-Verbalisierbares" zu objektivieren. Das Klientel waren zunächst Kinder mit Verhaltensauffälligkeiten, Körper-, Geistes- oder Sinnesbehinderungen, später auch mit schweren psychischen Störungen (vgl. Kramer; 2003; Rubin, 1993).
In dem kunsttherapeutischen Ansatz Kramers (2003) wird im Gegensatz zur klassischen Psychoanalyse nicht mit Aufdeckung und psychoanalytischer Deutung gearbeitet. Kramer (2003) geht es vielmehr darum, das „Ich" und das Identitätsgefühl der Kinder zu stärken und einen Ausgleich zwischen den von Freud beschriebenen psychodynamischen Kräften „Ich", „Es" und „Über-Ich" zu erreichen. Dabei ist Kramer (2003) vor allem der Sublimierungsvorgang im Gestaltungsprozess wichtig, beim dem aggressive und sexuelle Bedürfnisse des „Es" nicht verdrängt, sondern in sozialanerkannte Bahnen gelenkt und konstruktiv genutzt werden. Dadurch kann das „Ich" gestärkt werden. Erfolgreiche Sublimierungsanpassungen in der Kunst sind geeignet diese konstruktive Form des Energiegewinnes auch zu transferieren, um so eigenständig das innere Chaos ins Gleichgewicht zu bringen. Für die Kindertherapie sind auch spielerische Elemente in der Intervention wesentlich, weil sie für Kinder den Übergang zur Kunst einleiten können. (Vgl. Kramer, 2003)

Findet Sublimierung statt, so wird nach Kramer (2003, S. 45) auch Kunst geschaffen, die sich durch eine außergewöhnliche Integration und evokative Kraft auszeichnet. Fehlt die Subli-

mierung, können Werke entstehen, wie z.B. Ich-kontrollierte, stereotype Bilder, in denen Phantasien des Es unterdrückt wurden, oder unkontrolliert triebhafte, form-, und substanzlose Gestaltungen (vgl. ebd. S. 67).[24]

Den „Kunstwerken", wie Kramer (2003) die akzeptierten Gestaltungen nennt, wird über ihre psychodynamische Bedeutung hinausgehend, auch eine kommunikative und soziale Funktion zugeschrieben. Diese ermöglicht dem Kind in Kontakt mit seiner Umwelt zu kommen, damit es auch selbstwertförderliche Anerkennung für seine Gestaltungen erhält.

Neben den auf das Freud'schen Strukturmodell bezogenen Sublimierungsprozessen und den Funktionen von Kunst hebt Kramer (2003, S. 254) als weiteres therapeutisches Moment die Beziehung eines Kindes zum Therapeuten hervor. Diese herzustellen setzt Qualitäten des Therapeuten voraus. Diese bestehen z.b. darin, sich in die Situation einfühlen zu können und nach Wissen und Intuition als „dritte Hand" wie Kramer (2003) es nennt, die Gestaltungsprozesse zu leiten (ebd.). Rubin (1993) betont in diesem Zusammenhang die durch den Therapeuten vermittelte Kombination von Struktur und Offenheit, Vertrauen und Wertschätzung als Basis zur Entfaltung des eigenen, freien und mutigen Ausdrucks des Kindes. Im Gegensatz zur Pädagogischen Kunsttherapie nach Richter (s.o.) verzichten sowohl Kramer als auch Rubin auf Planungsmodelle und vertrauen auf Intuitionen in der Prozessbegleitung.

Neben der Pädagogischen Kunsttherapie und psychodynamisch-psychotherapeutischen Ansätzen lassen sich in der ambulanten Kunsttherapie mit kardial erkrankten Kindern auch einige Erkenntnisse aus anderen Modellen verwenden.

Die *Heilpädagogische Kunsttherapie*, die nach Wichelhaus (2011) eine große Nähe zur Pädagogischen Kunsttherapie hat, zielt im Vergleich damit auf eine erweiterte Klientel, nämlich auf alle Menschen mit Behinderungen (Kinder und Erwachsene) ab, bei denen die Förderung von Funktionen und die Eingliederung in die Gesellschaft ein spezifisches Ziel kunsttherapeutischer Interventionen sein kann (vgl. Menzen, 1994). Im Vordergrund der Behandlung stehen u.a. die Verbesserung der Entwicklungsbedingungen vor allem bei Kindern und die Linderung psychosozialer Begleitaspekte. Auch in der Heilpädagogischen Kunsttherapie werden individuelle Fähigkeiten und Lebensbedingungen der Klientel berücksichtigt, die Menzen (1994) nach dem Stand der Entwicklung (ästhetisch-entwicklungspsychologische Aspekte), den gegebenen Umständen (biografisch-sozialisatorische Aspekte), den vorhandenen Ausdrucksmöglichkeiten (ausdrucksgemäße, körperdarstellerische und erzählerische Aspekte) und den kognitiv-mentalen Fähigkeiten (neurologisch-hirnhemisphärischer Leistungsaspekt) differenziert.

Dies ist erwähnenswert, da insbesondere in der Intervention bei kardial erkrankten Kindern

[24] Hier ist aus Sicht der Pädagogischen Kunsttherapie und vor dem Hintergrund der Entwicklungspsychologie der Kinderzeichnung (vgl. Kapitel 3.3.2) kritisch anzumerken, dass derartige Ausdrucksweisen auch bedingt sein können durch kognitive Einschränkungen, Lernstörungen oder Täuschungen, was von Kramer so nicht benannt wird (vgl. Richter, 1984, S. 112).

mit geistigen oder körperlichen Behinderungen die Förderung von Funktionen -z.B. der Feinmotorik- oder von elementaren Ausdrucksmöglichkeiten parallel zu anderen kunsttherapeutischen Zielen berücksichtigt werden muss, um darauf aufbauend künstlerische Intentionen verfolgen zu können.

In der **Gestalttherapie in der Kindertherapie** (vgl. Oaklander, 1994), die auf der Gestaltpsychologie basiert, wird die ganzheitlich, sinnesorientierte Ausrichtung der Maßnahme betont. Alle Sinne werden auch durch den Einsatz verschiedener kreativer Methoden und Medien (Bewegung, Spiel, Musik, Poesie, Gespräche) angesprochen. Die Therapie ist gegenwartsorientiert und setzt an den aktuellen Problemen, Krisen, Erkrankungen und an altersspezifischen Ausdrucksmöglichkeiten und Stärken des Kindes an. Ziel ist es über den Ausdrucksvorgang und eine empathisch-einfühlsame therapeutische Beziehung das Selbstwertgefühl und die Beziehungsfähigkeiten des Kindes zu festigen, aufzubauen oder zu erhalten. Das Kind soll sich dabei „(...) *seiner selbst und seiner Existenz in der Welt gewahr werden.*" (ebd., S. 73)

In der Familientherapie als einer systemisch orientierten Kunsttherapie (vgl. Landgarten, 1991, Schulze, 2005; Schemmel et al., 2008 u.a.) werden Erkrankungen oder Probleme eines Kindes in seinem sozialen, vor allem familiären System betrachtet, in dem auch die Behandlungsmaßnahmen vollzogen werden sollen. Über gemeinsame Gestaltungen aller Familienmitglieder werden familiäre Strukturen und Beziehungen diagnostizierbar und bearbeitbar gemacht (vgl. Wichelhaus, 2011, S. 22-23). Der Einbezug der Familie in die Therapie ist in der Kindertherapie heute weit verbreitet. Auch im systemischen Ansatz wird der Blick vom Pathologischen verstärkt auf Konfliktlösungen und Ressourcen verlagert: Gestaltungsprozesse können solche Aspekte symbolisieren und dadurch für eine Gruppe (Familie) anschaubar machen (vgl. Schemmel et al., 2008). Diese Sichtweise wird auch im weiteren Verlauf der Studie einbezogen (Kapitel 3.4). Eine familientherapeutische Intervention in der Kinderkardiologie ist im stationären, wie auch im ambulanten Bereich wünschenswert, jedoch unter den z. Zt. gegebenen Möglichkeiten nur ansatzweise umsetzbar.

Anhand der unterschiedlichen Ansätze, die sich in der Kunsttherapie entwickelt haben, wird ihre Bedeutung in der Therapie mit Kindern erkennbar. So hat sich die Kunsttherapie in der Kindertherapie mittlerweile in Bereichen des Gesundheitswesens (Kliniken, Praxen, Beratungsstellen etc.) und im Sozial- und Bildungssektor (Schulen mit und ohne Förderschwerpunkte, Museen, Heime, soziale Brennpunkte etc.) etabliert und wird hier therapeutisch-heilend, fördernd, rehabilitativ oder präventiv ausgerichtet (vgl. Wichelhaus, 2011).

Wichelhaus (2011) fasst die Schwerpunkte der Kunsttherapie in der Praxis zusammen als

„(...) auf die Förderung von Sensomotorik sowie auf emotionale und soziale Reifung ausgerichtet, um psychosoziale Belastungsfaktoren durch Stabilisierung der damit verbundenen Verhaltensbereiche zu minimieren oder abzubauen (...) zur Entspannung bzw. zum Abbau von Stressfaktoren, zur Auseinandersetzung mit problemati-

schen Lebensinhalten sowie für gruppen- und familientherapeutische Maßnahmen." (ebd., S. 24)

Erfreulich ist, dass die Kunsttherapie mittlerweile sogar in einigen Behandlungsleitlinien verankert und damit fester Bestandteil in der Kindertherapie ist. Dies betrifft die pädiatrische Onkologie, die Kinder- und Jugendpsychiatrie sowie die Rehabilitation in der Kinder- und Jugendmedizin (vgl. Gruber, 2011, S. 96). In der Kinderkardiologie hingegen ist sie noch wenig verbreitet und erforscht, wie der Forschungsstand im folgenden Kapitel aufzeigen wird.

3.2. Kunsttherapie in der Kinderkardiologie- Forschungsstand

Angeborene Herzerkrankungen gehören zu den Erkrankungen, an denen nach Auffassung von Albrecht (2005) die Medien wenig interessiert sind. Im Gegensatz zu anderen Erkrankungen, wie z.b. Krebserkrankungen, über die häufig hinsichtlich ihrer Bedrohlichkeit, Überlebenschancen und Not der Betroffenen berichtet wird, werden angeborene Herzerkrankungen deshalb kaum thematisiert. Das hat zur Folge, dass nur wenige Menschen eine Vorstellung von der Bedeutung und den Formen von Herzerkrankungen bei Kindern und dem Bedarf an begleitender psychosozialer Unterstützung im Krankheitsprozess haben.

Diese Einschätzungen bedingen vermutlich auch das marginale Interesse in der kunsttherapeutischen Literatur und Forschung, in der herzkranke Patienten bisher nur geringfügig berücksichtigt werden (vgl. Wichelhaus, 2005; Mathar, 2010).

Damit einher geht auch die Tatsache, dass es in Deutschland nur wenige kunsttherapeutische Angebote in stationären oder ambulanten kinderkardiologischen Einrichtungen gibt, so dass Berichterstattungen und Forschungsmöglichkeiten kaum vorhanden sind. Da die psychosozialen Probleme bei Herzerkrankungen im Kindesalter auch aus medizinischer Perspektive erst in den letzten Jahren beachtet worden sind, gibt es bislang nur wenige Gelder für unterstützende Angebote, wie z.b. begleitende kunsttherapeutische Maßnahmen. Dies zeigt sich auch in den aktuellen Leitlinien zur Behandlung von Herzfehlern im stationären Bereich. Hier sind Auswirkungen auf den psychosozialen Bereich überhaupt nicht aufgeführt, was bedeutet, dass eine psychosoziale Betreuung, wie sie z.b. die Kunsttherapie darstellt, weder bei leichteren, noch bei komplexen Herzfehlern, trotz der Lebensbedrohlichkeit und nachgewiesener Belastung, vorgesehen ist. (vgl. http://www.kinderkardiologie.org/Leitlinien) Nur in der Leitlinie zu familienorientierter Rehabilitation (FOR) bei Kindern, Jugendlichen und jungen Erwachsenen sind Kunst- oder Musiktherapeuten als zum Fachpersonal zugehörig genannt (vgl. van der Mei et al., 2011). Untersuchungen oder Berichte zur Methodik, Wirkfaktoren und Wirksamkeiten in diesem Gebiet der Kinderkardiologie sind aber nicht bekannt.

Umso erfreulicher ist es, dass durch die Initiative der Kinderkardiologie im Herzzentrum der Universitätskliniken Köln in Kooperation mit der Humanwissenschaftlichen Fakultät der Universität Köln, der „Kroschke Stiftung für Kinder e.V.", des „Vereins der Freunde und Förderer

des Herzzentrums Köln e.V." sowie der „Elterninitiative herzkranker Kinder Köln e.V." praktische Angebote und begleitende Forschungsmaßnahmen langfristig finanziert wurden. Damit konnte nicht nur für die Kinderkardiologie im Herzzentrum Köln, sondern ganz allgemein die Etablierung und Legitimierung der Kunsttherapie in diesem Anwendungsbereich durch erste Studien voran gebracht werden.

So wurde von Mathar (1999[25]; 2003; 2010) eine erste, umfangreiche Forschungsarbeit zu einer stationären Kunsttherapie in der Kinderkardiologie erstellt und abgeschlossen. Da es sich bei dieser Studie um die aktuellste und bislang umfangreichste Forschungsarbeit handelt, wird sie im Zusammenhang mit den Recherchen zum Forschungsstand ausführlich diskutiert. Über diese Studie hinausgehend werden weitere Studien, aber auch Praxisberichte und andere Veröffentlichungen zur Kinderkardiologie sowie relevante Studien aus der Erwachsenenkardiologie vorgestellt. Die breiten Recherchen im In- und Ausland haben ergeben, dass es auch zwei Jahre nach der Veröffentlichung von Mathars Studien wenig neue erwähnenswerte Publikationen gab. Diese Auffassung stützt sich auf eine umfangreiche Datenbankrecherche über die Datenbanken *artedata, Psyndex* und *Psycinfo*[26] im April 2012, bei der ohne Begrenzung bezüglich der angegebenen Publikationszeit vor allem unter dem Suchwort „art therapy"[27] nach den Begriffen „congenital heart diseases", „Herz/ heart", „Herzerkrankung", „Herzfehler", „cardiology/ Kardiologie" sowie den Kombinationen "children" und „heart diseases", „children" und „heart" geforscht wurde. Darüber hinaus wurden einzelne Aufsätze zur Kunsttherapie mit herzkranken Kinder auch in Sammelbänden veröffentlicht (Illhardt, 2002) oder in Zeitschriften; (Rhein, 4/2003; Bodin, 2000; Kortum, 2010; Kortum & Mathar, 2010), die nicht über die gängigen Datenbanken zu finden waren.

Mathars (1999; 2003; 2010) Studien zur Kinderkardiologie haben sowohl für die theoretische wie für die empirische Forschung Basischarakter. Sie entwickelte ein Applikationsmodell für die stationäre Kunsttherapie in der Kinderkardiologie mit Hilfe von Praxis- und Literaturstudien, begründete das Modell und evaluierte es zunächst formativ, dann abschließend. Mathar (2010) verknüpft theoretische Studien zu kunsttherapeutischen Ansätzen in der Kindertherapie sowie zur Situation herzkranker Kinder im Krankenhaus und zu Krisen- und Stressbewältigungsmodellen (Lazarus, 1984 u.a.; Antonovsky, 1997) mit praktischen, prozessbegleitenden, kunsttherapeutischen Interventionen über einen Zeitraum von drei Jahren (1998-2001).

Zur Evaluation ihres Modells und den darauf fußenden Wirkungen kunsttherapeutischer Maßnahmen wurde neben einer Prozess- und Interaktionsanalyse vor allem eine Werkanalyse durchgeführt (vgl. Mathar, 2010). Das dafür verwendete Material sind 1.200 Bildnereien

[25] Unveröffentlichter Zwischenbericht zur Forschungsarbeit
[26] englisch- und deutschsprachige Literatur
[27] In der Datenbank „arthedata", als Suchmaschine für kunsttherapeutische Literatur, wurde ohne diesen Begriff als Vorauswahl recherchiert

der 155 von ihr kunsttherapeutisch begleiteten herzkranken Kinder. Es gelingt Mathar (2010) sowohl Ängste und Belastungen durch die Erkrankung und während eines Krankenhausaufenthaltes, als auch Ressourcen zur Krankheitsbewältigung der Kinder im Bildmaterial aufzudecken. Dabei fokussierte sie neben dem Entwicklungsniveau der verwendeten Medien und Materialien, den Kompositions- und Raumorganisationen vor allem die Motivstrukturen. Das umfangreiche Material wurde dafür unter krankheitsspezifischen Gesichtspunkten organisiert und ausgewertet. Mathar (2010) zeigt zudem exemplarisch an Einzelfällen auf, wie sich im Prozessverlauf nach dem von ihr entwickelten kunsttherapeutischen Behandlungsaufbau, Inhalt, Struktur und Ausdruck der Bildnereien, sowie das Verhalten der Kinder verändern und wertet dies als Zeichen dafür, dass durch Kunsttherapie Entlastung und Stabilisierung stattfindet sowie Ressourcen aktiviert und die Krankheitsverarbeitung unterstützt werden. Mit ihrer umfangreichen Bildanalyse hat Mathar (2010) einen erkenntniserweiternden Zugang in der Diagnostik der bisher wenig untersuchten psychosozialen Situation herzkranker Kinder im Krankenhaus und der damit zusammenhängenden Indikation zu begleitenden Therapiemaßnahmen geleistet. Die Ergebnisse einzelner Prozessverlaufsbeschreibungen fundieren und begründen im Sinne des Kausalerkennens am Einzelfall nach Kiene (2002) in anschaulicher Weise die Effektivität ihrer Interventionen. Diese lassen, eingebettet in ein Planungsmodell für die kurz- oder längerfristige stationäre Kunsttherapie, flexible Reaktionen auf die Verweildauer im Krankenhaus sowie auf die aktuelle gesundheitliche Situation der Kinder zu.

Im Zusammenhang mit dieser Studie stehen auch chronisch herzkranke Kinder im Fokus, die während eines Krankenhausaufenthaltes die akute, krisenhafte Belastung erleben. Aus diesem Grund ist diese Untersuchung auch für die hier geplante Studie von besonderem Interesse. Schwerpunkte der stationären Therapie von Mathar (2010, S. 215-226), die sie z.B. in der Regression als Katharsis, dem Malen gegen die Angst, der Möglichkeit Einsamkeit und Isolation zu bewältigen, Stress abzubauen, Wünsche und Fantasien auszuleben und Ressourcen zu stärken sieht, sind auch für eine ambulante Therapie relevant.

Das Ziel der Studie von Mathar (2010), einen Nachweis zu erbringen, dass die Kunsttherapie unter klinischen Rahmenbedingungen und bei unterschiedlichen Altersstufen und Schweregraden der Erkrankung eine effektive Behandlungsmethode für kardial erkrankte Kinder und Jugendliche, wurde in vollem Umfang erreicht. Gleichzeitig wurde mit der Studie ein praxistaugliches Strukturmodell entwickelt, die Anwendung umfangreich erprobt, gut dokumentiert und evaluiert. Die vorwiegend qualitativ, hermeneutisch und phänomenologisch ausgerichtete Untersuchung, die ergänzend eine vorwiegend quantitativ orientierte Elternbefragung zur Einschätzung von Wirkfaktoren enthält, sind ein erster wichtiger Schritt im Bereich von Wirksamkeitsstudien in diesem Anwendungsfeld.

Weitere erwähnenswerte Literatur zu diesem Applikationsbereich sind neben fundierten Praxisberichten auch kleinere wissenschaftliche Arbeiten. Dazu gehören einerseits unveröffentlichte Diplomarbeiten (Fauth, 1997; Hammelrath, 1997; Spätling, 2002; Weiler, 2005);

sowie mehrere Aufsätze in Zeitschriften (Mathar, 2003; Rhein, 2003; Kortum, 2010; Kortum & Mathar, 2010; Bodin, 2000) oder Bücher (Wichelhaus, 2005; Döhner, 1997; Richter-Reichenbach, 1992, Illhardt, 2002). Sie befassen sich vorwiegend mit methodischen Fragestellungen zur Anwendung der Kunsttherapie in der Kinderkardiologie und ersten Diskussionen über die Möglichkeiten und Grenzen zur Durchführung und Evaluation solcher Maßnahmen.

Mathar (2010, S. 96) hat bei ihren Recherchen zur Kunsttherapie in der Kinderkardiologie Veröffentlichungen aus Informationsblättern z.b. der „Herzstiftung" (2003), der „Elterninitiative herzkranker Kinder Köln e.v." (Sander, 1995) und des „Bundesverbandes herzkranker Kinder e.v." (von Ancken, 1997) erwähnt, in denen die Bedeutung deutlich wird, die Eltern oder Elternvereine der Kunsttherapie als begleitenden psychosoziale Versorgung einräumen.

Zusammenfassend lässt sich anhand der recherchierten Publikationen zur Kunsttherapie in der Kinderkardiologie feststellen, dass sie dort als effektiv und sinnvoll bewertet wird. Dabei wird besonders hervorgehoben, dass krankheitsspezifische Belastungen und Anforderungen mit Hilfe von Bildern ausgedrückt und bearbeitet werden, was eine hohe entlastende Funktion hat, sowie Ressourcen gefördert werden können. Diese Auffassung wird vor allem durch Praxiserfahrungen begründet, in denen kunsttherapeutische Prozesse dokumentiert und die Wirkungen beurteilt werden. Über Werkanalysen des in der Kinderkardiologie entstandenen Bildmaterials werden Nachweise über die Auseinandersetzung mit Krankheitserfahrungen erbracht. Anwendungsbezogen und bedingt durch das Ausbildungsprofil der in der Kinderkardiologie arbeitenden Kunsttherapeuten werden unterschiedliche Ansätze und Methoden benutzt.

Es werden ambulante (vgl. Döhner, 1999; Richter-Reichenbach, 1992) und stationäre (vgl. Mathar, 1999, 2003; Wichelhaus, 2005; Rhein, 2003; Weiler, 2006[28]; Spätling, 2002[29]; Fauth, 1997[30]; Bodin, 2000) kunsttherapeutische Behandlungsmaßnahmen aufgezeigt sowie Interventionen, die von einer ambulanten in eine stationäre Begleitung übergehen (vgl. Hammelrath, 1997[31]). Da die Rahmenbedingungen variieren, können darauf bezogene Interventionen einmalig oder als kurz-, mittel- und langfristige Maßnahmen durchgeführt werden. Dar-

[28] Weiler, R. (2006): „Kunsttherapeutische Interventionen bei kurzen stationären Aufenthalten, exemplarisch aufgezeigt am Beispiel der Kinderkardiologie" (Unveröffentlichte Diplomarbeit an der Humanwissenschaftlichen Fakultät der Universität zu Köln)

[29] Spätling, J. (2002): „Funktion und Bedeutung der situativ anwesenden Eltern im kunsttherapeutischen Setting mit Kindern in psychosozialen Belastungssituationen, exemplarisch aufgezeigt am Beispiel der Kinderkardiologie" (Unveröffentlichte Diplomarbeit an der Humanwissenschaftlichen Fakultät der Universität zu Köln)

[30] Fauth, N. (1997): „Der Beitrag der pädagogischen Kunsttherapie zur rehabilitativen, kompensatorischen und präventiven Intervention bei herzkranken Kindern und Jugendlichen" (Unveröffentlichte Diplomarbeit an der Humanwissenschaftlichen Fakultät der Universität zu Köln)

[31] Hammelrath, M. (1997): „Kunsttherapie als Krisenintervention in der Behandlung eines zwölfjährigen Mädchens vor einer Herzoperation" (Unveröffentlichte Diplomarbeit an der Humanwissenschaftlichen Fakultät der Universität zu Köln)

aus resultieren unterschiedliche Konzepte, z.B. Langzeitmodelle und Kurzzeittherapien, letztere verbunden mit Kriseninterventionsmaßnahmen.

Aber nicht nur die Rahmenbedingungen und die Methoden variieren innerhalb der Kunsttherapie in der Kinderkardiologie, sondern auch die Wahrnehmung und Beurteilung des Krankheitsbildes. Es wird aus psychosozialer Perspektive vorwiegend als eine krisenhafte Situation mit besonderen Aufgaben, die die alterstypische Entwicklung erschweren können, gesehen (vgl. Hammelrath, 1997; Fauth, 1997; Spätling, 2002; Weiler, 2006; Wichelhaus, 2005; Mathar, 1999). Ansätze zur Krisen-, Stress-, und Krankheitsverarbeitung werden deshalb aus dieser Sicht auch innerhalb der vorliegenden Publikationen zur Kunsttherapie thematisiert, wie z.b. das Modell der Krisen- und Behinderungsverarbeitung als Lernprozess nach Suchardt (1987), das kognitionstheoretische Modell der Stressbewältigung nach Lazarus (1984), das salutogenetische Modell nach Antonovsky (1997) und das Modell der Bewältigung im Sinne einer psychischen Homöostase nach Caplan (1964). Kunsttherapie in der Kinderkardiologie wird, das ergab ebenfalls die Recherche, weder für eine spezifische Gruppe noch für eine besondere Krankheitsphase eingesetzt. Sie wird einerseits angewendet bei überdauernden Belastungen durch chronifizierte Krankheitsverläufe, andererseits bei dringenden Problemen z.b. zur Auseinandersetzung mit Operationen, einem Krankenhausaufenthalt, körperlichen Veränderungen und Zukunftsängsten (vgl. Döhner, 1999; Mathar, 2003; 2003), aber auch in akuten Stresssituationen wie bei Angst vor Spritzen und Schmerzen (vgl. Illhardt, 2002).

Auf der Basis psychologischer Modelle zur Krankheitsbewältigung (s. o.) wurden in der Kunsttherapie erste Ansätze entwickelt, um die spezifischen Wirkfaktoren kunsttherapeutischer Maßnahmen zur Stressbewältigung und Ressourcenaktivierung fundiert und strukturiert aufeinander aufbauend einzusehen (vgl. Mathar 1999, 2003; Fauth, 1997; Hammelrath, 1997; Weiler, 2006). Dazu wird auch auf etablierte Ansätze aus der Kunsttherapie mit Kindern zurückgegriffen (z.B. Kramer; 1975/2003; Richter 1984; Rubin 1993; Winnicott; 1973; Schottenloher 1994), um diese anwendungsbezogen, d.h. für die Kinderkardiologie, zu modifizieren (vgl. Wichelhaus, 2005, S. 13).

In den bereits erwähnten Praxisberichten der Kunsttherapie in der Kinderkardiologie (u.a. Mathar, 1999, 2001; Fauth, 1997; Hammelrath, 1997; Döhner, 1999; Richter-Reichenbach, 1992; Wichelhaus, 2005; Weiler, 2006) stehen häufig auch Einzelfallanalysen im Vordergrund, die im Sinne von Kiene (2002, S. 113-114) auf *„abbildende Korrespondenz"* gegründet sind.

Für den ambulanten Bereich in der Kinderkardiologie, auf den die vorliegende Studie zielt, liegen bislang lediglich zwei Veröffentlichungen vor, die wenig Forschungsrelevanz haben (Kortum, 2010; Döhner, 1999). Sie stellen jedoch einen ersten Schritt dar, auch diesen Bereich stärker in die Kunsttherapie zu integrieren, um Behandlungsmodelle zu entwickeln und zu evaluieren.

Kunsttherapie in der Transplantationsmedizin und Erwachsenenkardiologie

Ergänzend zur Kunsttherapie in der Kinderkardiologie sind, wie bereits durch Mathar (2010) erörtert, der Forschungsstand zur Kunsttherapie in der Transplantationsmedizin und der Erwachsenenkardiologie aufschlussreich.

Hier liegen umfangreiche Arbeiten vor, in denen Erfahrungen anhand von Praxisbeispielen, theoretischen Hintergründen, kunsttherapeutischer Methodik und institutionellen Bezügen reflektiert und zusammengefasst werden. Erfolgreich ist die Kunsttherapie in der Begleitung vor, während und nach Transplantationen bei Kindern, Jugendlichen und Erwachsenen. In der Erwachsenenkardiologie ist sie vor allem in rehabilitativer Hinsicht nach akuten, lebensbedrohlichen kardialen Ereignissen etabliert. Zu diesen Anwendungsgebieten gibt es einige Buchpublikationen (Wellendorf, 1993; Kollmorgen, 1988; Burger, 1997) sowie mehrere Aufsätze in Zeitschriften (Niederreiter, 2004; Niederreiter & Titscher, 2005) und Büchern (Stöveken, 1987; Mechler-Schönach, 2008; Wünderich, 2008; Martius et al. 2008; Wellendorf, 2008a).

Die Herztransplantation ist sowohl in der Kinder- als auch in der Erwachsenenkardiologie häufig die letzte Möglichkeit, medizinisch zu intervenieren, um das Leben schwer (chronisch) herzkranker Patienten zu erhalten (siehe auch Kapitel 1.5). Mit Hilfe der Kunsttherapie in der *Transplantationsmedizin* können Erwachsene, Jugendliche und Kinder therapeutisch begleitet werden, die eine Herz-, bzw. Herzlungentransplantation erwägen, erwarten oder erhalten haben. Die Intervention kann auch sterbebegleitend sein, wenn ein Spenderherz nicht rechtzeitig verfügbar ist, die Transplantation nicht erfolgreich war oder spätere lebensbedrohliche Komplikationen eintreten. In der Regel finden die Maßnahmen im Einzelkontakt statt (vgl. Wellendorf, 1993; Wünderich, 2008). Wellendorf (2008a; 1993; 2008b) und Wünderich (2008) zeigen die Möglichkeiten auf, solche Patienten in den emotional schwer belastenden Prozessen zwischen Angst und Hoffnung kunsttherapeutisch zu begleiten. Sensibel und differenziert werden die Ambivalenzen der Empfänger von Spenderherzen zwischen Erwartungen und Zukunftswünschen und der Auseinandersetzung mit einem verstorbenen Spender verdeutlicht. Insbesondere Wellendorf (2008b; 2008a; 1993) hat ihre darauf ausgerichtete psychotherapeutische Arbeit umfangreich reflektiert und lässt dabei auch ethische Fragen zur Organtransplantation in die Therapie einfließen. In der Transplantationsmedizin wird von Wellendorf (2008a) vor allem die Bedeutung der Gestaltung als ein „spezifischer Raum" hervorgehoben, in dem es möglich ist, Themen symbolisch auszudrücken, die verbal (noch) nicht zu fassen sind (ebd. S. 355). Was in der Realität Schwierigkeiten bereitet, kann in der künstlerischen Begegnung des kranken Herzens mit dem neuen, gesunden Organ in symbolischer Form gelingen. Gedanken und Gefühle, das Erleben von Traurigkeit und Ausgeliefertsein können fast unzensiert und stressfrei ausgedrückt werden, sodass Entlastung, Autonomie und Eigenaktivität erfahren werden kann (vgl. Wünderich, 2008).

In der **Erwachsenenkardiologie** sind koronare Herzerkrankungen und Herzinfarkt, Bluthochdruck und Herzinsuffizienzen die häufigsten Herz- und Kreislauferkrankungen (vgl. Martius et al. 2008). Damit verbunden ist meist ein plötzliches lebensbedrohliches, kardiales Ereignis, dass die Betroffenen überwältigt und zum Innehalten zwingt (vgl. Mechler-Schönach, 2008). Entsprechend sind begleitende, kunsttherapeutische Maßnahmen darauf ausgerichtet, die akuten Erfahrungen zu verarbeiten (vgl. ebd.), sowie die mit einer Erkrankung häufig verbundenen psychischen Ursachen zu behandeln, wie z.b. Leistungsorientierung und Leistungsstreben, Perfektionismus, übermäßige Kontrolle und Überangepasstheit. D.h. Stress- und Überlastungssymptome müssen reguliert und Entspannung eingeleitet werden (vgl. Niederreiter & Titscher, 2005; Kollmorgen, 1988; Martius et al. 2008; Mechler-Schönach, 2008). Niederreiter (2004, S. 625) sieht die Balance zwischen „Tun und Lassen" und ein bewusstes Genießen als zwei wichtige Ziele der Kunsttherapie an. Dafür setzt sie ihre Maßnahmen ein und konnte beobachten, dass sich Entwicklungen von einer Trostlosigkeit und Leere zu Leichtigkeit und Wachstum im Bild anbahnen. Auch Mechler- Schönach (2008, S. 319) nennt das Erleben von Sinnlichkeit, Lust und „Flow" (Csikszentmihaly, 2010a; 1995), aber auch das Spielerische oder Gegensätzliche zum Alltagserleben eine Besonderheit der Kunsttherapie. Sie versteht ihr Angebot als einen Raum für Ruhe und Innehalten. Für den niederschwelligen, zweck- und bewertungsfreien Charakter einer kunsttherapeutischen Maßnahme in der Erwachsenenkardiologie werden häufig leicht zugängliche, abstrakte oder prozessorientierte Materialien eingesetzt wie z.B. die Collage bei Kollmorgen (1988) oder Ton und flüssige Farben bei Stöveken (1987).

Neben unmittelbaren Prozesserfahrungen oder dem Loslassen von Leistungsmotivationen geht es in der Kunsttherapie mit erwachsenen Herzpatienten auch darum, Eigeninitiative, Selbstbewusstsein und Verantwortung zu entwickeln, die eigenen Probleme zu bewältigen und grundlegende Veränderungsprozesse für das eigenen Leben in Gang zu setzen, um präventiv an der eigenen Zukunft mitzuwirken (vgl. Kollmorgen, 1988).

Die Kunsttherapie mit Erwachsenen ist weitaus psychotherapeutischer orientiert als die Kunsttherapie in der Kinderkardiologie. Man will auch Unbewusstes zur Sprache bringen (vgl. Niederreiter & Titscher, 2005), die eigene Sprachlosigkeit bei emotionalen Probleme durchbrechen (vgl. Mechler-Schönach, 2008) und eine Brücke zwischen Körper und Seele (vgl. Niederreiter, 2004; Burger, 1997) oder zwischen medizinischer und psychologischer Betreuung herstellen (vgl. Stöveken, 1987). Durch die Objektivierung der Probleme und die Kommunikation mit anderen ist eine Distanzierung möglich, die schöpferische Kräfte wiederbeleben kann (vgl. Mechler-Schönach, 2008).

Angebote in der Erwachsenenkardiologie finden in Gruppen (vgl. Niederreiter, 2004; Niederreiter & Titscher, 2005 ; Stöveken, 1987; Kollmorgen, 1988; Mechler-Schönach, 2008) oder im Einzelkontakt statt (vgl. Niederreiter, 2004; Niederreiter & Titscher, 2005 ; Kollmorgen, 1988). In der Regel handelt es sich um Maßnahmen im Rahmen der Rehabilita-

tion über den Zeitraum von 4 bis 6 Wochen. Eine Ausnahme bildet ein ambulantes Angebote von Niederreiter/Niederreiter & Titscher (2005) für Selbsthilfegruppen und Einzelberatungen (vgl. Niederreiter, 2004; Niederreiter & Titscher, 2005)

Im Gegensatz zur (Kinder-) Kardiologie sind künstlerische Therapien, wie bereits erwähnt, in anderen Anwendungsfeldern wie z.b. in der Onkologie oder der Geriatrie bereits als „wichtige, etablierte und unverzichtbare Behandlungsansätze in klinischen Fachbereichen (...)" (Kunzmann et al. 2005a, S. 77) erforscht und anerkannt. Durch den Nachweis ihrer Effektivität konnte bereits vor einigen Jahren eine Verankerung kunsttherapeutischer Interventionen im Fallpauschalensystem/ OPS-301 unter Kapitel 9 erreicht werden (vgl. Kunzmann et al, 2005b, S. 93). Eine weitere Ausweitung kunsttherapeutischer Angebote, vor allem auch für die Kinderkardiologie, ist wünschenswert. Hierzu ist eine wissenschaftliche Forschung unerlässlich (vgl. Schulze, 2011; Gruber, 2011; 2002; Kunzmann et al. 2005 b). Gerade in der Kunsttherapie für herzkranke Kinder besteht noch ein großer Bedarf an Forschungsprojekten, die wissenschaftlich ausgerichtet sind, d.h. mit systematischen und nachvollziehbaren Erfassungen der Wirkfaktoren und Wirksamkeiten arbeiten.

3.3. Die Kinderzeichnung und ihre Bedeutung für Diagnostik und Therapie

3.3.1. Funktionen der Kinderzeichnung

Die Funktion der Kinderzeichnung wird seit ihrer Entdeckung Ende des 18. Jahrhunderts von verschiedenen Autoren untersucht (vgl. Kläger, 1995; Richter, 2000a[32]; Krenz, 1996; Widlöcher, 1984 u.a.). Gemeinsam ist diesen Forschungen die Erkenntnis, dass die Kinderzeichnung einerseits eine Bedeutung für den Produzenten selber, andererseits auch für den Rezipienten hat und dass diese Bedeutungsebenen nicht deckungsgleich sind. Darüber hinaus ist der Bezug der Kinderzeichnung zur Außenwelt genauso wie zur Innenwelt des Kindes unbestritten. Die Bedeutungen liegen nach dieser Einschätzungen sowohl auf der Gegenstands- wie auf der psychischen Ebene (vgl. Wichelhaus, 1997, S. 4). D.h. die Kinderzeichnung dient „(...) dem Erwerb von allgemeinen und individuellen Ausdrucksformen zur Darstellung von Innen- und Außenwelt." (Wichelhaus, 2000b, S. 75)

Krenz (1996, S. 127-135) differenziert den Zweck der Kinderzeichnung in Anlehnung an Widlöcher (1984) in Ausdrucks- und Erzählwert, die sowohl für Vergangenheit und Gegenwart, aber auch für die Zukunft bedeutungsvoll sind. Meili-Schneebeli (2000, S. 19-26) benennt sechs Funktionen dieses Phänomens: Abbildungsfunktion, Ausdrucksfunktion, Symbolfunktion, Ganzheitsfunktion, Kommunikationsfunktion und die Funktion der Verbindung zwischen innerer und äußerer Welt. Widlöcher (1984, S. 97-120) nennt neben dem Ausdruckswert und dem narrativen Wert auch den Projektionswert als Bedeutungsgröße. Richter (2000a, S. 361-

[32] Erstausgabe 1997

365) fasst die Funktion der Kinderzeichnung in Anlehnung an Bühler (1965) in Darstellung, Mitteilung und Ausdruck zusammen. Er nennt sie auch Qualitäten, die in Bezug stehen zu unterschiedlichen Grundlagentheorien wie z.b. Sprachtheorie, Wahrnehmungs- und Bewusstseinstheorien sowie Ausdrucks- und Kunsttheorien (vgl. Richter, 2000a, S. 99) Folgt man der Einteilung von Richter (2000a) zu den Funktionen der Kinderzeichnung, gewinnt man einen guten Überblick über ihre Bedeutung.

Die Kinderzeichnung als Darstellung bzw. Abbildung der Realität

Die Darstellungsfunktion bezieht sich nach Richter (2000a, S. 361) auf die Qualität, die Realität abzubilden und sie sich dadurch anzueignen. Das heißt, dass darin der enge Bezug eines Kindes zur Wirklichkeit sichtbar wird. Dieser basiert auf den entwicklungsbedingten Vorstellungs- und Wahrnehmungsfähigkeiten (vgl. ebd.). Die Realität wird in Anteilen visuell wahrgenommen, altersabhängig intellektuell und kognitiv strukturiert und beim Malen entsprechend dieser Fähigkeiten wiedergegeben (vgl. Egger, 1991, S. 81). Im Entwicklungsverlauf wird die Kinderzeichnung zunehmend gegenstandsanaloger, d.h. sie nimmt an Details zu (Kapitel 3.3.2).

Der Realitätsbezug einer Kinderzeichnung ist für Eltern und andere Pädagogen, die dieses Medium nur unzureichend kennen, häufig das einzige Indiz für eine gute Darstellung. Deshalb wird die Darstellungsqualität besonders gefördert und gewünscht.

Die Kinderzeichnung als Mitteilung bzw. Narration

Die Kinderzeichnung fungiert auch als Medium der Kommunikation und Mitteilung und hat daher einen narrativen Wert. Richter (2000a) differenziert zwischen dem Individuellen und dem Allgemeinen, das in der Kinderzeichnung geäußert wird. So wird das individuelle Lebensgeschehen des Kindes in der Objektivation mitgeteilt, aber auch das allgemeine intellektuelle Entwicklungsphänomen sichtbar, das allen Menschen gemeinsam ist (vgl. ebd., S. 363).

Das Kind teilt über eine Zeichnung bewusst oder unbewusst etwas von sich mit. Das können Erzählungen von unmittelbaren Erfahrungen, zurückliegende Erlebnisse, eigene Vorstellungen oder auch indirekte Mitteilungen über die momentane Situation sein. Damit kann ein Kind über die Kinderzeichnung Interessenschwerpunkte, Sorgen und Neigungen offenbaren (vgl. Widlöcher, 1984 , S. 99). Der narrative Wert der Kinderzeichnung kann Aktualitätsbezüge oder symbolische Bedeutungen haben (vgl. ebd.). In der Gestaltung von direkten oder indirekten Selbstdarstellungen werden die reale Erfahrung, aber auch Projektionen, Phantasien, Wünsche und Befürchtungen des Kindes mitgeteilt (vgl. Rubin, 1993, S. 90).

Um die Mitteilung eines Kindes zu verstehen, sind Kenntnisse in der Interpretation von Kinderzeichnungen, aber auch ein Wissen über das Lebensgeschehen des Zeichners erforderlich. Liegen mehrere Zeichnungen eines Kindes vor, können diese verglichen und sich wie-

derholende, überdauernde Themen erkennbar werden. Auch die Kommentare der Kinder erweitern die Analysemöglichkeiten (vgl. Widlöcher, 1984, S. 116-117). Narrationen sind erst dann von Bedeutung, wenn die Entwicklung der „Erzählreife" einsetzt, die am Ende der Kritzelphase mit der Vorschemaphase beginnt und sich Motive festigen, bzw. sich erste Schemata bilden (vgl. Richter, 2000a, S. 95).

In freien Kinderzeichnungen ist meist die Freude am Gestalten und das Bedürfnis sich auszudrücken vorrangig vor der Absicht des Kindes, seine Zeichnungen bewusst als Mitteilung zu benutzen (vgl. Wichelhaus, 2010a, S. 227). Sie kann aber auch den Charakter eines Selbstgesprächs haben, genauso wie sie bewusst oder unbewusst als Appell, Hilferuf oder Beziehungsäußerung dienen kann. Dabei steht die Mitteilung einer Kinderzeichnung in engem Zusammenhang mit dem Ausdruck, in dem sich über das Abgebildete hinaus individuelle Erfahrungs- und Erlebensweisen manifestieren. In diesem Fall hat der „(..) narrative Wert der Zeichnung", „abgesehen von seinen Aktualitätsbezügen, vor allem eine symbolische Bedeutung. Er zeigt uns die Art und Weise, in der das Kind durch die Dinge hindurch" sich und seine Welt erlebt (Widlöcher, 1984, S. 117).

Die Kinderzeichnung als Ausdruck innerer und äußerer Erfahrung

Die Kinderzeichnung hilft dem Kind nicht nur Erfahrungen auszudrücken, sondern auch sie zu verarbeiten. Aufgrund eines engen Bezuges der Zeichnung zum emotionalen Erleben und zu den unbewussten Anteilen der Psyche spiegeln sich im Ausdruck auch Krisen und Konflikte wider. Bedeutende Eindrücke und unmittelbare Stimmungen fließen so in die Kinderzeichnung ein. Das können auch traumatische Erfahrungen sein, die nicht kognitiv, sondern lediglich emotional abgespeichert sind. Im Gestaltungsprozess können Zugänge zu diesen schwer zugänglichen Anteilen der Psyche möglich werden (vgl. Wichelhaus, 2003a). Häufig dient die nonverbale bildliche Äußerung den Kindern als Vorstufe um später besonders belastende Erfahrungen auch verbalisieren zu können (vgl. ebd.). Für Koppitz (1972) sind

> „Zeichnen und Malen (..) natürliche Ausdrucksformen für kleine Kinder. Sie können ihre Gefühle und ihre inneren Einstellungen in gezeichneten Bildern und Symbolen darstellen, lange bevor sie in der Lage sind, sich in abstrakten verbalen Begriffen auszudrücken." (ebd., S. 103)

Diese Funktion eines Bildes kann aus tiefenpsychologischer Sicht eine „Projektion des Inneren nach außen" sein. Sie ist nach Koch (1986) „keine Angelegenheit des bewussten Wollens. Gewollt wird eigentlich nur die Darstellung des Objektes (...)." (ebd., S. 26). Unbewusste Inhalte werden durch Symbolisierungen oder Verschiebungen in das Bild projiziert. Dabei wird individuell Bedeutsames in Objekte übertragen und damit auch der Bezug zur Realität im Sinne der eigenen Vorstellungen abgewandelt (vgl. Seidel, 2007, S. 280-281).

Innere und äußere Erfahrungen manifestieren sich auch in der formalen, grafischen Struktur wie der Strichführung und der Druckstärke. Nach Widlöcher (1984, s. 101) besteht eine gro-

ße Übereinstimmung zwischen dem graphischem Ausdruck, dem Temperament und dem Charakter. Auch Motivwahlen und ihre Strukturierungen sowie die Verwendung von Symbolen geben Hinweise auf emotionale Befindlichkeit und das zentrale Thema eines Kindes. Zudem steht die Farbwahl häufig im Bezug zum Erleben: Nach der „Werkreife" (vgl. Bühler zit. in Richter 2000a, S. 45), ab ca. 5 Jahren, kann zwischen der Lokalfarbe und der Ausdrucksfarbe unterschieden werden (vgl. Richter, 2000a, S. 89-90).

3.3.2. Die Kinderzeichnung als Entwicklungsphänomen (Richter, 1984)

Das Bedürfnis sich auszudrücken ist im Menschen tief verwurzelt. Dies zeigt die Entwicklungspsychologie der Kinderzeichnungen. So ist es schon vor dem sprachlichen Ausdruck für Kinder ganz selbstverständlich, zu malen oder zu zeichnen. Angefangen mit der Freude an der Bewegung auf dem Papier über die Faszination Spuren zu hinterlassen, erarbeiten sich Kinder ihr eigenes Darstellungsrepertoire (vgl. Meili-Schneebeli, 2000).

Richter (2000a) hat eine vergleichende Gegenüberstellung unterschiedlicher Modelle zur Entwicklungstheorie der Kinderzeichnung durchgeführt. Daher konnte er feststellen, dass es unterschiedlich strukturierte Phasenmodelle gibt und dass ein Dreiphasenmodell favorisiert wird. In seinem Ansatz legt er diese Struktur zugrunde, differenziert jedoch innerhalb dieser drei Entwicklungsschritte nach weiteren Phasen. Unabhängig von diesen für alle Kinder gleichen Entwicklungsstandards stellt er fest, dass jedes Kind auch eine eigene, sehr individuelle Darstellungskompetenz unter dem Einfluss seiner spezifischen kognitiven und körperlichen Entwicklungsbedingungen und sozial-gesellschaftlichen Aspekten entwickelt.

„Jedes Kind fängt gleichsam wieder bei einem kulturellen Nullpunkt an und schafft sich seine eigene individuell-biographische Tradition in der dargestellten Auseinandersetzung mit Naturgesetzen und sozial-kulturellen Vorgaben." (ebd., S. 130)

Trotz dieser Erkenntnisse werden zur Analyse und Interpretation vorwiegend Verlaufsmodelle verwendet, in denen das Entwicklungsgeschehen mit Hilfe von altersspezifischen, vergleichbaren Ausdrucksformen erfasst wird. Modelle dieser Art differenzieren die Entwicklung nach regulären und abweichenden Merkmalen, letztere besonders durch Retardierungen bedingt. Die Ursachen dafür werden in intellektuellen (z.B. Wahrnehmungskompetenzen und Darstellungsfähigkeiten), sensomotorischen (z.B. Sinnes- oder Körperbehinderungen) oder emotionalen Einschränkungen gesehen (vgl. Richter, 2000a; Wichelhaus, 2010b). Salber (1958) hat in einer frühen Studie an Grundschülern belegt, dass der Entwicklungsgedanke, der den Kinderzeichnungsmodellen zugrunde liegt, sehr einseitig ist. Entwicklung wird darin lediglich als ein lineares Voranschreiten gesehen und z.B. Regression, Stillstand oder Progression werden nicht als Entwicklungsmerkmale erfasst (vgl. ebd., S. 62).

Trotz dieser Kritik, die auch Richter (2000a) in seinen Überlegungen zur Bildung eines Entwicklungsmodells zur Kinderzeichnung berücksichtigt hat, sind diese von einem heuristi-

schen Wert. Sie erlauben Zu- und Einordnungen auf dem Hintergrund allgemeiner Erfahrungen mit zeichnerischen Entwicklungsverläufen. Für die Studie wird deshalb mit dem Ansatz von Richter (2000a) auch ein lineares Entwicklungsmodell verwendet, das für die besondere Population herzranker Kinder und mit einer breiten Differenzierung im Ausdrucksverhalten abhängig und/ oder unabhängig von Altersstrukturen erste Anhaltspunkte für eine Einordnung liefern kann. (Abbildung 5)

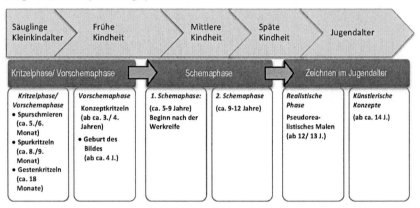

Abbildung 5 Entwicklungsmodell zur Kinderzeichnung (vgl. Richter, 2000a, S. 20-77)

Kritzelphase / Vorschemaphase

Mit 5 bis 6 Monaten ist die Motorik eines Kindes soweit entwickelt, dass das Kind mit Armen und Händen Bewegungen ausführt. Das Kind ist nun in der Lage *Schmierspuren* zu hinterlassen, die nach Richter (2000a, S. 34) als Vorreiter der Kinderzeichnung gesehen werden. Dabei ist die Freude an der Bewegung und die Permanenz einer hinterlassenen Bewegungsspur handlungsleitend.

Ab dem Alter von 8 bis 9 Monaten können viele Kinder einen Stift greifen und festhalten. Manche Kinder erlernen diese Fähigkeit auch wesentlich später. Damit verbunden ist der erste Werkzeuggebrauch. Mit Hilfe eines Stiftes und der vorhandenen Motorik kann das Kind Spuren hinterlassen (Spurkritzeln). Die Bewegung ist anfangs noch relativ zufällig, bis sich die Koordination zwischen Auge und Hand so weit entwickelt hat, dass das Kritzeln gesteuert werden kann. Diese Aktivität bezeichnet Richter als „*Gestenkritzeln* und nimmt an, dass sie frühestens ab dem 18. Monat zu erwarten ist (ebd.). Das Kind kann Bewegungen in dieser Phase gezielter ausführen, sodass ein breites Repertoire unterschiedlicher Spuren entsteht, auch erste einfache Formgebilde, wie zum Beispiel Kreise oder Kastenphänomene. Voraussetzung für das Gestenkritzeln und die Darstellung erster Figuren ist neben Koordination und Motorik auch die kognitive Entwicklung. Sie bedingt, dass aus den sensomotorischen Schemata (vgl. Piaget & Inhelder, 1993), die das Bewusstsein in der Frühphase kindlicher Entwick-

lung prägen, visuelle Schemata, d.h. erste Vorstellungsbilder entstehen. Nach Richter (2000a, S. 35) zählen Figuren, die im Alter von etwa 3 bis 4 Jahren erstmals kreiert werden, noch zur Kritzelphase. Er nennt sie deshalb in Abgrenzung zu früheren Kritzelfiguren *Konzeptkritzel*. Es handelt sich dabei um einfache Motive mit Gegenstandsbezügen wie Leiter-, Kasten- und Haus-, auch Baumformen sowie erste Menschzeichnungen (Kopffüßler). Für die meisten Kinderzeichnungstheoretiker zählen diese Ausdrucksformen nicht mehr zur Kritzelphase. Sie bezeichnen das Stadium, in dem das Kind diese erste gegenständliche Darstellungskompetenz erwirbt, als Vorschemaphase (s.u.).

Das Repertoire an Motiven nimmt jetzt zu, weil das Kind zunehmend fähig wird, nicht nur Zeichen für bestimmte Objekte (Haus, Baum, Mensch, Tier) zu setzen sondern auch lernt, in den Objektbereichen zu differenzieren (Mutter, Bruder, Familie, Freundin etc.). Erste Schemata für Motive werden erworben und teilweise auch schon im Wechsel zwischen Schematisierungen und Auflockerungen weiterentwickelt und umstrukturiert. Dabei werden vor allem die für das Kind wichtigen, signifikanten Merkmale der Objekte wiedergegeben, die eine Wiedererkennung ermöglichen. Auch erste Handlungs- und Erzählstrukturen werden sichtbar, z.B. durch die Darstellung von Beziehungszusammenhängen der Gegenstände. Mit der Gestaltung von Binnendifferenzierungen werden die Motive detailreicher, sodass der Realitätsbezug und die Bedeutung der Darstellung auch für den Betrachter erkennbarer werden.

Eine Raumorganisation ist in der Kritzelphase (Spurkritzeln, Gestenkritzeln) noch wenig entwickelt. Kritzelemente werden, wie Piaget in seinen Untersuchungen herausgefunden hat, „topologisch" angeordnet (vgl. Piaget zit. in Richter, 2000a, S. 80). Beziehungen der Elemente untereinander werden durch Nähe und Distanz und das Drehen der Bildfläche hergestellt.

In der Vorschemaphase wird die Raumorganisation weiterentwickelt. Die Bildelemente werden an den Kanten der Bildfläche ausgerichtet, sodass ein Oben und Unten sowie ein Links und Rechts entsteht. Häufig wird die untere Blattkante als Stand- bzw. Bodenlinie und die obere als Himmellinie benutzt. Gelegentlich werden zur Kennzeichnung dieser Raumorganisation zusätzliche Linien eingesetzt.

Schemaphase

Richter (2000a) hat die Schemaphase entgegen anderer Auffassungen über diese Entwicklungsschritte im zeichnerischen Verhalten in zwei Abschnitte, der ersten und zweiten Schemaphase unterteilt. Damit berücksichtigt er, dass in der späten Kindheit entscheidende Veränderungen in den formalen Denkstrukturen geschehen (vgl. Piaget & Inhelder, 1993), die sich auch auf die Bildschemata in der Kinderzeichnung auswirken.

Erste Schemaphase

Mit dem Erlangen der „Werkreife" (vgl. Bühler zit. in Richter, 2000, S. 45) endet die Vorschemaphase und es beginnt die Schemaphase (Abbildung 5). Die erste Schemaphase dauert in etwa vom 5./ 6. bis zum 9. Lebensjahr (vgl. Richter, 2000a, S. 45-61). Nach Erreichen der Werkreife werden die Motive und die Bildorganisation stabiler, d.h. sie basieren auf klaren Vorstellungsrepräsentanzen, um das Gesehene wiederzugeben. Mit dieser Stabilität gehen Gestaltungsmerkmale wie ein festes Strukturgefüge einher, das durch Ausdifferenzierung von Details weiter entwickelt werden kann. Dabei findet nicht nur eine stärkere Außenweltorientierung statt, sondern gleichzeitig auch eine Individualisierung des Bildkonzeptes. So können Darstellungen nun eindeutiger der Persönlichkeit eines Kindes zugeordnet werden als vorher. Das Kind verfügt über Möglichkeiten, den Gegenständen eine individuelle Bedeutung zu verleihen, womit eine Steigerung des expressiven Ausdrucks verbunden ist. Auch der Mitteilungsgehalt der Bilder kann deutlicher zum Ausdruck gebracht werden. Fühlt ein Kind sich mit seinem Bild unverstanden, kann es durch eine Umstrukturierung eine bessere Verständlichkeit erreichen.

Charakteristisch für das Ausdrucksverhalten von Kindern in der ersten Schemaphase sind beispielsweise folgende Merkmale:

- *Richtungsdifferenzierung:*
 die Anordnung der Motive im Bild ist nicht starr, sondern wird entsprechend der Intentionen eines Zeichners umgesetzt.

- *Transparenz- oder Röntgenbild:*
 Sichtbares und Nicht-Sichtbares, aber in der Vorstellung des Kindes Vorhandenes wird dargestellt, z.B. die gleichzeitige Innen- und Außenansicht eines Hauses.

- *Bedeutungsperspektive:*
 Dinge, die für das Kind eine spezielle Bedeutung haben, werden besonders groß und unproportional zu anderen Objekten dargestellt.

- *Verwendung exemplarischer Details:*
 Charakteristische Merkmale einer Person oder eines Gegenstandes werden anhand ausgewählter Details, z.B. weibliche Personen mit Zöpfen oder Kleid, visualisiert. Ausdrucksformen dieser Art beziehen sich jedoch nicht nur auf die Kennzeichnung äußere Gegebenheiten, wie z.B. die Geschlechtszugehörigkeit, sondern können auch auf innere Probleme verweisen.

- *Prägnanztendenz:*
 Die Gestaltungen, in denen diese Tendenz auftauchen, korrelieren mit Erfahrungen der sichtbaren Welt, die das Kind noch nicht perspektivisch darstellen kann. Sachverhalte, die zwei prägnante Kennzeichen haben, werden so dargestellt, dass diese Merkmale gleichzeitig, z.B. durch Umklappungen, zu sehen sind, auch wenn sie sich in der realisti-

schen Ansicht nicht zusammen präsentieren. Beispielsweise wird ein See von oben gezeichnet, die Ente die darauf schwimmt von der Seite, eine Verkehrskreuzung von oben und die fahrenden Auto in der Seitenansicht. Räder jedoch als vier Kreise dargestellt, wie sie in der Seitenansicht des Objektes zu sehen sind.

In der Raumorganisation werden in der Schemaphase, ähnlich wie in der Vorschemaphase, vorwiegend Bodenlinie, Himmelslinie oder die jeweiligen Blattkanten als unterer und oberer Rand des Bildes verwendet. Einige Kinder können auch schon mehrere Bodenlinien setzen. Das Bild bekommt so den *„Charakter eines Raumschichtenbildes oder Streifenbildes"* (Richter, 2000a, S. 82). Die Gegenstände werden im mittleren Bereich zwischen Boden und Himmel angeordnet. Vorne und hinten in der Realitätswahrnehmung wird durch unten und oben im Bild visualisiert.

Zweite Schemaphase

Mit der zweiten Schemaphase (Richter, 2000a, S. 62-71) wird der Versuch gemacht, die Veränderungen und Auflösungen des Schemabildes am Ende der Kindheit, die jedoch noch nicht den Charakter eines Jugendbildes haben, zu erfassen. Richter setzt diese Phase zwischen dem 9. und 12. Lebensjahr an. In dieser Zeit beginnt in der kognitiven Entwicklung eine neue Phase mit abstrakten, unanschaulichen Operationen. Sowohl gegenstandsanaloge Details als auch Bedeutungen, die das Kind vermitteln will und die noch mehr als zuvor seine äußeren und inneren Erfahrungen widerspiegeln, fließen in die Darstellung ein. Richter (2000a, S. 63) spricht deshalb auch von einer besonderen *„Detailfreude"*, mit der Kinder ihre Motive möglichst analog zur Realität darstellen. Neben der Ausgestaltung einzelner Bildelemente wird auch der Bildraum weiter mit zusätzlichen Einzelelementen und durch mehr Raumtiefe differenziert. Der vordere und hintere Bildraum wird neu organisiert, z.B. durch zusätzliche Bodenlinien auf unterschiedlichen Ebenen, wodurch Landschaften mit Wegen, Flüssen, Baumreihen oder andere Details tiefenräumlich gestaltet werden. Ausdrucksformen, die die Darstellung eines Raumes oder erste plastische Modellierungen von Objekten zeigen, werden erkennbar. Neben dieser *„konsequenten Weiterentwicklung des Schemabildes"* (ebd., S. 63) im Hinblick auf die Aneignung realistischer Darstellungsintentionen kommt es vermehrt zu Übertreibungen und Ironisierungen von Bildelementen. Sie können Ausdruck der Beherrschung von Darstellungsmöglichkeiten sein oder durch Unsicherheiten in der Bewertung der eigenen Gestaltungsfähigkeiten begründet sein. Altersgemäß bedingte neue Themen, exotische Motive, Abenteuer-Darstellungen und politische Inhalte sind neben Aspekten der Persönlichkeit in Bildern von Kindern der zweiten Schemaphase zu finden.

Zeichnen im Jugendalter

Die Jugendzeichnung repräsentiert die Ablösung von der Kindheit und eine verstärkte Hinwendung zu altersspezifischen Interessen, Vorlieben einer Peer-Group aber auch zu gesellschaftsrelevanten Themen. Daher werden zunehmend Darstellungsweisen verwendet, die

orientiert sind an jugendlichen Subkulturen, Bildern aus Medien oder an Kunstformen wie sie z.B. der Kunstunterricht vermittelt. Charakteristisch für eine Richtung in der Jugendzeichnung sind *„quasi-künstlerische Konzepte"* (Richter, 2000a, S. 68) oder wie Richter ihn bezeichnet: ein *„quasi-Realismus"* (ebd. S. 69). Die Natur und Objektwelt wird möglichst realistisch wiedergegeben. Vorgegebene Bilder werden übernommen, um- oder weitergestaltet, was Richter als *„Adaptierte Repräsentationen"* bezeichnet (ebd., S. 72) und der Materialgebrauch wird an künstlerische Darstellungsweisen angelehnt. Naturrealistische Zeichnungen mit Bleistift oder Kohle, Malereien mit Acryl- oder Gouachefarben, Collagen sowie der Einsatz von Graffiti sind beispielsweise beliebte künstlerische Verfahren bei Jugendlichen.

Parallel zur kognitiven Entwicklung sind viele der Jugendlichen fähig, unterschiedliche Blickwinkel und Prägnanzen sichtbarer Gegenstände auf der Bildfläche mit Hilfe von perspektivischen Darstellungsweisen zu vereinheitlichen.

Trotz der Offenheit und Vielfältigkeit von jugendkulturellen bildnerischen Ausdrucksweisen verlieren viele Jugendliche zunehmend den Zugang und die Freude am Gestalten. Die Ursache dafür wird in der Kinderzeichnungsliteratur kontrovers diskutiert. Dabei wird nicht nur die kritische Haltung von Jugendlichen gegenüber ihren bildhaften Produktionen thematisiert, sondern auch Versäumnisse von Bildungspolitik und Kunstpädagogik, die kreative Fähigkeiten mit künstlerischen Medien im Jugendalter ungenügend ausgebildet hat.

3.3.3. Kinderzeichnungen als Ausdruck der Persönlichkeit in Belastungssituationen

Die Auseinandersetzung mit Kinderzeichnungen von Kindern in Belastungssituationen vor dem Hintergrund regulärer Entwicklungen der Kinderzeichnungen verweisen auf Sonderentwicklungen, die sich in unterschiedlichen Bereichen in der Darstellung, der Mitteilung oder dem Ausdruck zeigen (vgl. Richter, 2000a) (s.o.). Dabei ist die Kinderzeichnung ein Medium *„(...) das direkt und ohne zeitlichen Verzögerungen auf traumatisierende Ereignisse reagiert, und eine anschauliche Vorstellung von der (emotionalen) „Tiefe" dieser Reaktion vermittelt"* (Richter, 1999, S. 181). Veränderungen zeigen sich auf der syntaktischen Ebene, z.B. durch wenig formal strukturierte beziehungsweise anders formal organisierte Gestaltungen mit extremen Vergrößerungen oder Verkleinerungen, Verzerrungen, Deformierungen, affektiv gesteuerten Kritzelspuren mit destruktivem Charakter, partiellem Gestaltzerfall oder auch mit Überformalisierungen bzw. rigiden Ordnungsstrukturen als Reaktionen auf chaotisch erlebte Lebensumstände. Ebenso manifestieren sich Belastungen auf der semantischen Ebene, z.B. indem Motive und Geschichten im Sinne eigener Erfahrungen und eigenen Erlebens mit ungewöhnlichen inhaltlichen Attributen ausgestaltet werden (vgl. Wichelhaus, 2003a, S. 293), sodass von einem *„hohen individualisierten narrativen Gehalt"* gesprochen werden kann (Richter, 2000b, S. 82).

Die Ursachen der Belastungen und ihrer Manifestationen in der Kinderzeichnung betreffen alle innerseelischen Zustände wie elementare Gefühle, Konfliktpotentiale, Verdrängtes und

Lebensproblematiken (vgl. Wichelhaus, 2000a, S. 20-21). Sie reichen von nichtpathologischen Befindlichkeiten über stressauslösende Erfahrungen und traumatische Erlebnisse bis hin zu gravierenden Belastungen mit dem Ausmaß eines Traumata. Dementsprechend wirken sich auch körperliche Erkrankungen, die damit verbundenen Behandlungs- und Krankenhauserfahrungen und Sorgen und Ängste auf die Kinderzeichnung aus. Dies wird anhand von ausgewählten Beispielen aus Bereichen deutlich, in denen die Kinder ähnliche Erfahrungen wie in der Kinderkardiologie zu verarbeiten haben.

Richter (2000a, S. 107) hat einige Möglichkeiten für bildnerische Reaktionen auf solche Belastungen differenziert aufgezeigt:

- Temporäre Verfestigungen von Formen und Motiven
- Häufungen emotionaler Faktoren
- Strukturelle Veränderungen, formal und/oder motivisch
- Allgemeine Retardierungen, Regressionen und Perseverationen
- Sonderformen/Sondermotive „qualitative Andersartigkeit"

Künzler-Knufinke (1991), die sich in einer Studie auch auf das Kinderzeichnungs-Modell von Richter bezieht, hat Kinderzeichnungen mit den Motiven Haus, Baum und Mensch vor, während und nach einem Krankenhausaufenthalt in ihren Ähnlichkeiten und Unterschieden untersucht. Sie konnte eindrücklich belegen, dass Angst vor einer Operation, Trennung von der Familie etc. zu intensiven bildnerischen Reaktionen führen. Nach der stationären Behandlung wurden bei einigen Kindern Reorganisation des bildnerischen Ausdrucks sichtbar, die bei der letzten Erhebung, d.h. drei Wochen nach dem Klinikaufenthalt, noch nicht vollständig abgeschlossen waren. (Vgl. ebd.)

Kortesluoma et al. (2008) haben eine Untersuchung zur Schmerzerfahrung, analysiert anhand von Kinderzeichnungen, durchgeführt. Mit der Aufgabe „Draw a picture that shows a lot of pain" zeigten die Bilder von kranken, hospitalisierten Kindern und von gesunden Kinder der Kontrollgruppe überwiegend Personen oder Ausschnitte von Personen, in denen eine Lokalisierung des Schmerzes verbildlicht wurde. In der Gruppe der kranken Kinder waren die Darstellungen jedoch wesentlich regressiver. Außerdem wurden auch Behandlungsprozeduren abgebildet. Im Vergleich zeigten diese Kinder aber weniger Faktoren, um den emotionalen Ausdruck des Schmerzes und dessen Bewältigungsmöglichkeiten darzustellen, als in der Kontrollgruppe. (Vgl. ebd.)

Bach (1995) und andere Therapeuten haben kunsttherapeutisch mit sterbenden, körperlich kranken oder behinderten Kindern gearbeitet. Auch sie sind der Auffassung, dass der körperliche Zustand im Bild manifest wird (vgl. Bach, 1995; Furth, 2008; Rubin, 1993; Wolski, 2009). Sogar Hinweise auf Vorahnungen des bevorstehenden Todes werden von manchen schwerkranken Kindern in ihren Zeichnungen sichtbar gemacht (vgl. Bach, 1995).

Der Ausdruck von Belastungen in den Gestaltungen von Kindern kann auch Funktionen haben wie die einer Entlastung, aber auch eines Appells, bzw. Hilferufes, eine Aufforderung ein Geheimnis zu teilen oder die Einforderung eines Gespräches (vgl. Wichelhaus, 2003a). Mit einem Bild kann eine erste Objektivierung einer Belastungssituation erreicht werden. Das hat therapeutische Funktionen, indem eine Distanzierung von den Themen stattfinden kann und Erfahrungen einer Verarbeitung zugänglich gemacht werden können (vgl. Wichelhaus, 2000a). Im Gegensatz zu Erwachsenen zeigt sich dabei, dass Kinder belastende Erfahrungen oder Traumata häufig mit Mut, Lebenswille und Energie verarbeiten (vgl. Wichelhaus, 2003a, S. 293). Die Kinderzeichnung ist aber nicht nur ein therapeutisches Mittel, sondern auch ein „Prophylaktikum" für alle Kinder, die mit Belastungen konfrontiert werden und damit umgehen müssen. (vgl. Wichelhaus, 2000, S. 76)

In der Auseinandersetzung mit Kinderzeichnungen als Diagnostikum muss darauf hingewiesen werden, dass Bildsprachen nicht eindeutig sind. Für Richter (2000b) zeigen Zeichnungen oder andere bildhafte Ausdrucksformen *„(...) zwar sehr zuverlässig an, dass ein Heranwachsender leidet, aber nicht unbedingt woran oder worunter er leidet"* (ebd. S. 84). Deshalb müssen Bildanalysen ergänzt und durch zusätzliche Informationen über den Zeichner verifiziert werden. Dies können biographische Angaben, Beobachtungen der Verhaltensweisen in einer Therapie und beim Gestaltungsvorgang sowie Mitteilungen der Kinder oder Eltern sein. Jede bildnerische Reaktion kann auch unspezifisch sein, d.h. unabhängig von belastenden Faktoren Ergebnisse produzieren (vgl. Richter, 1999, 2000b; Reichelt, 2008; Koppitz, 1972; Wichelhaus, 2000b). Modelle zur Analyse von Kinderzeichnungen versuchen, die Komplexität verschiedener Einflussfaktoren, wie z.B. Situativ-Biografisches, den Herstellungsprozess, verbale Ergänzungen, Entwicklungsfaktoren etc. zu erfassen. Erwähnenswert unter diesen Modellen sind das Kinderzeichnungsanalysemodell von Hinkel (2000), das Struktur-biografische Interpretationsmodell von Richter (2000a), das Diagnosemodell für traumatisierte Kinder von Reichelt (2008) und das systemisch orientierte Modell zur Kinderzeichnungsanalyse von Sehringer (1999). Neben diesen komplex-strukturierten Analyse- und Interpretationsmodellen sind auch zur Erfassung einzelner Motive, Tests bzw. zeichnerische Verfahren geeignet. Sie liefern wichtige Erkenntnisse über den Zusammenhang zwischen Belastungsfaktoren mit ausgewählten Motiven (z.B. Mensch, Baum, Sonne, Familie in Tieren, Haus etc.). Die Motivanalyse von Menschzeichnungen, wie sie Koppitz (1972) entwickelt, erprobt und evaluiert hat, mit der emotionale Faktoren als Belastungspotentiale aufgedeckt werden können, stellt unter diesen Verfahren einen wichtigen Beitrag für die Erfassung von Problemkindern dar. Diese Methode wird in der vorliegenden Untersuchung eingesetzt und deshalb noch erörtert (Kapitel 7.2.3.1).

3.3.4. Kinderzeichnungen als Indikator für Kreativität und Ressourcen

Ebenso wie sich Belastungssituationen und Persönlichkeitsfaktoren in der Kinderzeichnung manifestieren, fließen auch positive Erfahrungen und Ressourcen in den Ausdruck von Kinderzeichnungen ein. Dabei gilt es sowohl die Inhalts- und Motivebene wie auch die formalstrukturelle Ebene nach Richter (2000a) und die semantischen und syntaktischen Ebenen zu berücksichtigen.

In der Kinderzeichnungsdiagnostik hat sich jedoch gezeigt, dass für die Aufdeckung von Belastungen oder psychischen Erkrankungen ein differenziertes Instrumentarium existiert; Ressourcen hingegen eher hermeneutisch als stringent quantitativ oder qualitativ erhoben werden. Häufig werden ihre Merkmale nur nebenbei im Rahmen störungsdiagnostischer Kinderzeichnungsanalysen erwähnt.

Besondere, wie z.B. unerwartete und überraschende Ausdrucksweisen oder Progressionen können auf spezielle Fähig- und Fertigkeiten oder Reife des Zeichners verweisen (vgl. Richter, 2000a; Koppitz, 1972). Miller (2010) hat den Herstellungsprozess von Kinderzeichnungen unter der Perspektive von Fähigkeiten des Zeichners beobachtet und konnte spezifische Indikatoren zeichnerischer Kompetenzen feststellen. Dazu gehören Ausführungswissen, zeichnerische Fertigkeiten, Beherrschen einer Technik, individuelle Interessen und Motivationen sowie der Grad der Konzentration in Form von Vertiefung oder Versunkenheit im Gestaltungsprozess (vgl. ebd., S. 82-83).

Die Versuche positive Emotionen in der Kinderzeichnung zu registrieren ist komplizierter. Sie zeigen sich z.B. an Qualitäten in der Menschzeichnung, der Farbwahl oder besonderen Strukturqualitäten. Für Koppitz (1972, S. 117-118) wird Freude oder Vorfreude in der Mimik einer Menschzeichnung sichtbar ausgedrückt. Für Sehringer (1999) sind diese in Strukturqualitäten wie z.B. in kurvigen, kreisförmigen Formen erkennbar. Wiederholungen von Kreisen sowie dünne Linien sind häufig Anzeichen von Freude, horizontale Linien signalisieren Ruhe und Stille, und menschliche Energie kann z.B. in steigenden Dreiecksformen, Wiederholungen von Linien und der Druckstärke sichtbar werden. (vgl. ebd., S. 405) Ameln-Haffke (2007) versucht durch Farbzuordnungen zu negativen und positiven Gefühlen als Prä-Post-Vergleich vor und nach kunsttherapeutischen Sitzungen Einblicke in die Akzeptanz und Wirkungen der Interventionen zu erhalten.

Mehr noch als in einzelnen Bildern sind Verlaufsdiagnosen geeignet frei gesetzte Kräfte zu identifizieren. Aktuell verfügbare Gestaltungskräfte zeigen sich, gekoppelt an das momentane Befinden, z.B. in der variierenden Verwendung verschiedener bildnerischer Mittel im Gestaltungsprozess (vgl. Gruber, 2002, S. 282) oder anhand der Veränderung im Ausdrucksverhalten nach Krankenhausaufenthalten mit einem Zuwachs an Mitteln zur Darstellung von Raumorganisationen und Motivstrukturen, wie Künzler-Knufinke (1991) in ihrer Studie festgestellt hat (Kapitel 3.3.3).

Kläger (2010) sieht Ressourcen im bildnerischen Ausdruck dort, wo in schöpferischer Freiheit oder mit Humor Bilder gestaltet werden. Diese können auch durch Verfremdungen, Verzerrungen, synkretische Bildgestaltungen bei Kindern oder sonderbegabten Erwachsenen entstehen (vgl. ebd.).

Mathar (2010), die sich auf Ressourcenaktivierung in den Bildnereien kardial erkrankter Kinder spezialisiert hat, sieht diese auch in besonderen Motiven und Detaildarstellungen realisiert, z.B. in der Gestaltung von belebter Natur oder durch Themen, die kommunikative Situationen, freudige Lebensereignisse, helfende Figuren, Spaß oder Ablenkung zeigen.

Für Müller (2012), die sich auf Familienzeichnungen in einer kulturell vergleichenden Studie konzentriert hat, geben Familienzeichnungen durch die Gestaltung von Beziehungsstrukturen nicht nur Auskunft über individuelle, sondern auch über kulturelle Ressourcen eines Landes.

Wellendorf (1990) sieht in räumlich dicht bemalten, Detail- und ereignisreichen Gestaltungen einen Spiegel der Erlebnisse, Erinnerungen und den „inneren Reichtum" des Zeichners. Sie setzt diese Fähigkeit, die trotz einschränkender Erkrankungen z.B. bei Sterbenden sichtbar wird, in Bezug zum Überlebenswillen (vgl. ebd., S. 208-209).

Mit den unterschiedlichen Beispielen, in denen Ressourcen im Bildnerischen erkannt und bestätigt wurden, liegen breite Erfahrungen für diesen Aspekt der Kinderzeichnung vor. Es fehlen jedoch Instrumente, um das Ressourcenpotential systematisch erheben und auswerten zu können. Im Rahmen dieser Studie wird dafür ein erstes Konzept für das untersuchte Klientel entwickelt und angewendet (Kapitel 7.2.3).

3.3.5. Spezifische Ausdrucksformen in Zeichnungen kardial erkrankter Kinder (Mathar, 2010)

Die Vielfalt und Besonderheiten der Ausdrucksweisen herzkranker Kinder hat Mathar (2010, S. 114) anhand von *„prägnanten Einzelaspekten"* erörtert, die sie in 1.200 Kinderzeichnungen aus der stationären Kunsttherapie feststellte. Unter Berücksichtigung der Kontextbedingungen der Entstehung entwickelt sie ein Analyseinstrument, mit dem formale Kriterien wie grafologische Merkmale, der farbliche Ausdruck und die Komposition berücksichtigt werden können. (Kapitel 3.2) Darüber hinaus verglich sie ausgewählte Motive wie Haus, Baum, Mensch als Standardmotive der Zeichendiagnostik sowie das Herz als Motiv anhand einer breiten Selektion aus den vorliegenden kunsttherapeutischen Ergebnissen. Mathar (2010, S. 116-167) modifiziert dafür testdiagnostische Verfahren und deren Auswertungsmanuale, um Kriterien für den eigenen Anwendungsbereich in der Auswertung zu gewinnen.

In ihrer Untersuchung kommt Mathar zu dem Ergebnis, dass die Bilder auf besondere Formen emotionaler Befindlichkeiten verweisen und sich zur Diagnostik für ihre Klientel eignen. Insbesondere *„(...) Ängste, z.B. vor Trennungen, dem Alleinsein, der Isolation, vor medizini-*

schen Maßnahmen, vor Schmerzen und sogar vor dem Tod" offenbarten sich formal und inhaltlich in vielen Kinderzeichnungen ihrer Herzpatienten (ebd., S. 167). Außerdem konnte sie Regressionen, Hilflosigkeit, mangelndes Selbstbewusstsein und ein eingeschränktes Körperbild, aber auch Wünsche, Phantasien und Ressourcen feststellen (vgl. ebd.). Ihre diagnostische Vorgehensweise ist offen und flexibel ausgerichtet und nicht durch zweifelsfreie Analyseinstrumente geprägt. Sie betont deshalb auch,

„(...) dass der Verallgemeinerungen von bildnerischen Reaktionen auf Herzfehler und kardiologische Therapiemaßnahmen Grenzen gesetzt sind. In der überwiegenden Zahl von Bildnereien lassen sich Merkmale feststellen, die auf Belastungen, Verunsicherungen und Destabilisierungen hinweisen, jedoch die konkreten Ursachen dieser Einflussfaktoren nicht offenbaren." (ebd., S. 114)

Formale Kriterien (Grafologisch, Farblicher Ausdruck, Komposition)

Bei der grafologischen Bildanalyse der Zeichnungen herzkranker Kinder bezieht sich Mathar (2010) auf eine Studie Sehringers zu Gefühlsqualitäten und Ausdruckscharakter bei Kritzelstrukturen (vgl. Sehringer, 1999, S. 405). Dünne, unsichere, gebrochene oder zerstückelte Linien weisen nach dieser Untersuchung auf Depression und Niedergeschlagenheit hin. Aggressive, kräftige Linien, zackige und spitze Formen sowie Zerstörungen des Bildgrundes können den Zorn und die Wut von Menschen visualisieren (vgl. ebd.). Kommt es zu Veränderungen der Strichqualität innerhalb des Zeichnungsprozesses, deutet dies auf eine Veränderung der Stimmungslage hin. Lockerere, dynamische Qualitäten der Strukturen können ein Hinweis auf Entlastung und Stabilisierung sein (vgl. Mathar, 2010, S. 118-119).

Auch der Umgang mit Farben kann bei herzkranken Kindern im Sinne ihres Gebrauchs als *„Ausdrucksfarbe"* (Richter, 2000a) affektiv oder emotional besetzt sein. Dies ist der Fall, wenn die Farbe symbolisch eingesetzt wird und damit von der realen Farbe des Gegenstandes abweicht. *„D.h. der Farbgebrauch von kardiologisch erkrankten Kindern kann auf emotionale Befindlichkeiten und momentane Stimmungen verweisen"* (Mathar, 2010, S. 119). Genauso kann die Raumordnung bei ungewöhnlichen Strukturen ein Anzeichen für das Seelenleben eines kardial erkrankten Kindes sein. So zeigen sich z.B. *„in der kompositionellen Gesamtstruktur, in Eigenarten, in Brüchen und mangelnder Differenzierungen (...) Belastungsfaktoren kardiologisch erkrankter Kinder"* (ebd., S. 120). Mangelnder innerer Halt kann sogar zur völligen Auflösung der Bildstruktur führen, kompositionelle Leere auf Einsamkeit und Unsicherheit verweisen. Ordnung, auch mit rigider Struktur oder Umrandungen der Bildelemente können das Chaos der momentan so empfundenen Realität kompensieren und so eine Art Schutz vor Bedrohung schaffen. (vgl. ebd., S. 120-121). Die von Mathar erstellte vergleichende Analyse der Grundmotive aus Bildnereien herzkranker Kinder wird nachfolgend kurz skizziert, da sie exemplarischen Charakter hat und deshalb auch für die Auswertung von Zeichnungen ambulant behandelter, kardial erkrankter Kinder herangezogen werden kann.

Motiv Mensch

Mathar (2010) stellt in ihrer Querschnittanalyse fest, dass in den Menschzeichnungen herzkranker Kinder emotionale Faktoren auftreten, die Rückschlüsse auf Körpererfahrung des Zeichners ermöglichen. So nennt sie u.a. folgende Auffälligkeiten, die mit Belastungen einhergehen können: In manchen Menschzeichnungen wird dem Rumpf als Sitz der Herzens besondere Aufmerksamkeit gewidmet, d.h. es wird z.b. die Operationsnarbe im Brustkorb eingezeichnet, der Oberkörper überkritzelt, mit roter Farbe markiert oder ganz ausgelassen. In anderen Bildnereien fehlen die Gliedmaßen oder sie sind unproportioniert dargestellt. Auch der Kopf ist häufig verformt (z.b. quadratisch, übergroß etc.). Häufig fehlen Haare oder sie sind nur angedeutet bzw. als kräftige Kritzel dargestellt. Gesichtsteile werden manchmal ganz ausgelassen, übermalt, verschmiert oder ungewöhnlich gestaltet (z.B. Augen ohne Pupillen, schräg stehend oder ein weit aufgerissener Mund indem die Zähne sichtbar werden). Besonders auffällig sind auch Auflösungen der gesamten Gestalt, überkritzelte Figuren, unvollständige Körperdarstellungen sowie Verdunklungen oder Schattierungen der gesamten Menschzeichnung oder einzelner Körperteile.

Mathar setzt sich bei der Analyse von Menschzeichnungen nicht nur mit den emotionalen Faktoren im Sinne Koppitz (1972) auseinander, sondern zeigt auch Hinweise auf Ressourcen auf. Dazu zählt sie kommunikative Situationen, freudige Lebensereignisse, helfende Figuren u.a. (vgl. ebd., S. 126-132).

Abgesehen von inhaltlichen, formalen und grafologischen Veränderungen der menschlichen Figur, bedingt durch meist unbewusste, emotionale Befindlichkeiten (Nöte, Trauer, Angst, Einsamkeitsgefühle), nutzt das Kind das Motiv auch, um sich inhaltlich mit der eigenen Lebenssituation auseinanderzusetzen. Die kardiale Erkrankung, Eindrücke aus Krankenhausaufenthalten, Erfahrungen durch medizinische Maßnahmen und der eigene Körper werden in den Zeichnungen thematisiert (vgl. ebd.).

Motiv Baum

Bei der Analyse von Baumgestaltungen herzkranker Kinder stellt Mathar (2010) ebenfalls Auffälligkeiten fest, die sowohl auf Belastungen als auch auf Ressourcen verweisen. Sie bezieht sich hierbei auf Kriterien, die in der Baumzeichnung als einem diagnostischen Verfahren von Koch (1986) und Avé-Lallemant (1994) erstellt und als Abweichung von der Norm gewertet wurden. Besondere Ausprägungen in der Baumzeichnung werden mit Persönlichkeitsfaktoren assoziiert. So wird z.B. die Ausgestaltung von Baumstamm und Baumkrone als Hinweise auf die Persönlichkeitsentfaltung gesehen. Die Baumkrone wird bei Koch (1986, S. 31) als Sinnbild für Intellektualität und Sozialität verstanden. Die Gestaltmitte/ der Kronenansatz gilt nach Avé-Lallemant (1994, S. 14) als „Herz" und Zentrum des Menschen. Der Bereich der Baumwurzeln steht in Bezug zur Ernährung, zu Gefühlen von Halt, Verankert- und Geborgensein (vgl. ebd.) oder zur Triebhaftigkeit (vgl. Koch, 1986, S. 126).

Bei herzkranken Kindern zeigen sich in den Baumgestaltungen auf der Basis der Untersuchung von Mathar folgende, bemerkenswerte Ausprägungen. Diese betreffen die Bäume in ihrer Gesamtform, zeigen Retardierungen in ihrem Wachstum wie kleine, manchmal sogar winzige Bäume und Divergenzen im Größenverhältnis zwischen Stamm und Krone. Auch einzelne Teile einer Baumzeichnung können auf Belastungen verweisen, z.B. in angedeuteten bzw. fehlenden Baumwurzeln, in besonders breiten bzw. schmalen Baumstämmen, die auch Astlöcher, Einbuchtungen, Kerben und anderen „Verletzungen" enthalten, in mager ausgestalteten Baumkronen, die unstrukturiert, blatt- oder astlos sind oder in Obstbäumen, die wenig bis gar keine Früchte tragen.

Neben Differenzierungsart und -grad wurde das Baummotiv von Mathar auch in ihrer Platzierung im Bildraum untersucht. Dabei wurden auffällig oft schrägstehende, umfallende, stürzende oder verwundete Bäume gefunden sowie Übermalungen von Bäumen oder Bäume ohne Boden- oder Standlinien. Hinweise auf Ressourcen fand sie bei diesen Motiven besonders durch belebte Bäume mit Blättern, Früchten oder durch Bäume im Dialog mit Menschen, Vögeln oder anderen Bäumen.

Motiv Haus

Das Haus als Sinnbild für den Ort „familiärer Geborgenheit, Schutz und sozialer Beziehung" ist in der Regel mit positiven Erfahrungen verbunden (vgl. Mathar, 2010, S. 140). Herzkranke Kinder, insbesondere bei stationären Aufenthalten, leiden häufig unter Trennungserfahrungen. Auch im familiären Umfeld kann die Krankheit Konflikte auslösen, z.B. durch Geschwisterrivalitäten. Solche Erfahrungen können die Gestaltungen des Hausmotives beeinflussen. So sind Hauszeichnungen mancher herzkranker Kinder z.B. unbewohnt oder wirken trist, es führt kein Weg zu ihnen, Fenster und Türen, auch Menschen in und vor den Häusern fehlen. Mathar beobachtete, dass solche Gestaltungen, die sie als Ausdruck innerer Ängste und Einsamkeit interpretierte, oftmals im Widerspruch zum Verhalten der Kinder standen, in dem sie eher Mut und Tapferkeit demonstrierten. Veränderungen in der Darstellungsweise von Häusern wurde durch Vergleiche vor und nach Operationen festgestellt. D.h. *„die Art der Hausgestaltung wechselt in den [jeweiligen] Behandlungsphasen"* (ebd. S. 145). In vielen Hausdarstellungen herzkranker Kinder konnte Mathar Auffälligkeiten feststellen wie z.B. Antropomorphisierungen von Häusern, mangelnde Standfestigkeit, kräftige Rauchentwicklungen, Übermalungen, eigenartige Hausformen, Hinzufügungen wie Namen oder Herzmotive, abweisende oder schräg geneigte Häuser, Häuser ohne Bodenlinie oder mit besonderem Schmuck und Zierrat (vgl. ebd., S. 144-145).

Weitere Motive in den Zeichnungen herzkranker Kinder

Neben den Standardmotiven Mensch, Haus und Baum konnte Mathar (2010) weitere Motive ausmachen, die häufig gezeichnet wurden, weil sie im Bezug zu Krankheitserfahrungen herzkranker Kinder stehen. Dazu gehören Motive wie das Herz, aber auch die Sonne und andere

Phänomene des Wetters. Das Herz wird nicht nur gern dargestellt, sondern auch ungewöhnlich gestaltet, abweichend von einem Stereotyp der Herzform, das allgemein zur Symbolisierung von Liebe mit Pfeil für Liebeskummer verwendet wird. Die Herzzeichnungen herzkranker Kinder werden mit Bezug zu den eigenen Erfahrungen dargestellt. Neben „schönen", bunt ausgemalten Herzen, dekorativen Herzen, gibt es auch verschmierte, übermalte, deformierte Herzen und den gesamten Bildraum einnehmende Herzen. Es werden auch Geschichten von und über Herzen bildlich erzählt.

Mit Wetterdarstellungen werden oft aktuelle Befindlichkeiten wiedergegeben. Während z.b. Wetterphänomene wie Gewitter, Sturm und Regen Ausdruck von Belastungserfahrungen sein können, wird das Motiv Sonne für unterschiedliche Stimmungslagen verwendet. Sie kann als Licht- und Wärmespender, d.h. sehr positiv besetzt, in Bildern auftauchen, aber auch als Phänomen, das Hitze erzeugt und Leben vernichtet. Aus dem breiten Spektrum sonstiger auf die Erkrankung bezogener Motive sind Darstellungen des Krankenhauses, des Krankenzimmers, des Operationsraumes, medizinischer Geräte und Untersuchungssituationen als Realerfahrungen erwähnenswert. Eine mehr symbolische Bedeutung haben Regenbögen, Motive aus der Tier- und Pflanzenwelt sowie Familienbilder. Sie stehen in Bezug zu Fantasien, Empfindungen und Wünschen der Kinder (vgl. ebd., S. 149-166). Über die Motive und die Motivstrukturen werden sowohl positive als auch negative Erlebnisse mitgeteilt, wie z.B. das Krankenhaus als Ort der Bedrohung oder als Ort der besonderen Aufmerksamkeit durch Familie und Freunde. Die Bildsprache der Kinder zu „lesen" und ihre Mitteilungen in Ausnahmesituationen, d.h. bei einer kardialen Erkrankung zu verstehen, erfordert, wie das Mathar in ihrer Untersuchung gezeigt hat, ein hohes Maß an Kompetenz und Empathie.

3.4. Kunst als Therapie bei Kindern mit chronischen Herzerkrankungen

3.4.1. Gesundheit und Krankheit aus salutogener Sicht (Antonovsky, 1991; 1997)

Als eine besondere Ausprägung von Erkrankungen wurde die „chronische Erkrankung" bereits thematisiert (Kapitel 2.1).

Gesundheit wird, wie ebenfalls bereits erörtert, aus medizinischer Sicht als der Gegenpol von Krankheit verstanden. In einem modernen Gesundheitsverständnis wird dieses eindimensionale Verständnis kritisiert, d.h. der Begriff „Gesundheit" wird „(...) seines biomedizinischen Verständnisses als Abwesenheit von Krankheit entkleidet" (Viehhauser, 2000, S. 11).

Mit Überlegungen und Entwicklungen eines neuen Verständnisses von Gesundheit ist ein Paradigmenwechsel verbunden, der durch die Berücksichtigung von Faktoren, die über das medizinische Verständnis in der Definition hinausgehen, auch Auswirkungen auf untersuchungsrelevanten Bereiche in der Interventionsforschung hat (vgl. Petermann & Schmidt, 2009, S. 49).

Wesentlich beeinflusst wurde das moderne Gesundheitsverständnis unter anderem von Untersuchungen Antonovskys (1991; 1997), der auch den Begriff der „Salutogenese", als Gegenstück zum Begriff der Pathogenese geprägt hat. Seine Forschungsarbeit gilt als Meilenstein in der Geschichte der Gesundheitspsychologie, da er darin erstmalig die Frage zur Ursache von Krankheiten zurückstellte und stattdessen die Ursachen von Gesundheit erforschte.

Nach Antonovsky (1991; 1997) ist jeder Mensch sein Leben lang Anforderungen, also psychosozialen, physischen und biochemischen Stressoren ausgesetzt, die seine Gesundheit bedrohen. Wichtige Erkenntnis seiner Untersuchungen ist aber, dass diese Stressoren nur potentiell pathogene Auswirkungen, prinzipiell aber auch neutral oder sogar gesundheitsförderlich sein können.[33] Entscheidend sind (Widerstands-) Ressourcen, durch die gesundheitsschädliche Spannungszustände aufgelöst oder sogar im Vorfeld vermieden werden können. Ebenso relevant für die Gesundheit ist zudem ein grundlegendes Vertrauen darin, dass

„1. die Stimuli, die sich im Verlauf des Lebens aus der inneren und äußeren Umgebung ergeben, strukturiert, vorhersehbar und erklärbar sind;
2. die Ressourcen zur Verfügung stehen, um den Anforderungen, die diese Stimuli stellen, zu begegnen;
3. diese Anforderungen Herausforderungen sind, die Anstrengung und Engagement lohnen." (Antonovsky, 1997, S. 36)

Dieses Vertrauen benennt Antonovsky als Kohärenzsinn („sense of coherence", SOC) (vgl. Antonovsky, 1991; 1997). Wichtig ist, dass die Ausprägung dieses *„zentrale[n] salutogene[n] Selbstorganisations- und Selbststeuerungsprinzip[s] des Menschen"* (Viehhauser, 2000, S. 29-30) unter anderem durch elementare Erfahrungen in der Kindheit geprägt wird, z.B. durch die Erfahrung von Konsistenz der physikalischen und sozialen Welt, Erleben von Handhabbarkeit von Anforderungen oder Teilhabe an Entscheidungsprozessen bei sozial anerkannten Aktivitäten (vgl. Antonovsky, 1997, S. 91-100). Das sind Erfahrungen, wie sie in kunsttherapeutischen Angeboten gemacht werden können.

Das Modell der Salutogenese ist Ausgangspunkt für weitere Modellkonstruktionen (z.B. Anforderungs-Ressourcen-Modell von Becker, 1992, S. 101), die sich mit ähnlichen oder weiterführenden Fragestellungen befassen. Alle diese Modelle verbindet der Grundgedanke, dass der Mensch durch verschiedene Ressourcen dazu befähigt ist, Anforderungen und potentiellen Stressoren zu begegnen. In einer Meta-Studie zum Vergleich solcher Modelle konnte der Zusammenhang von Ressourcen und Gesundheit bestätigt werden (vgl. Viehhauser, 2000).

[33] Er befragte jüdische Frauen, die einen Aufenthalt im Konzentrationslager überlebt hatten und unterschiedliche psychische Gesundheitszustände bzw. Sichtweisen auf die Ereignisse entwickelt hatten (vgl. Antonovsky, 1997, S. 15).

In diesem Verständnis ist Gesundheit mehr als die Abwesenheit von Krankheit. „(...) Menschen [sind] nicht entweder gesund oder krank, sondern mehr oder weniger gesund oder krank." (Viehhauser, 2000, S. 25) Auch die WHO[34] definierte bereits im Jahr 1986 Gesundheit als einen „Zustand des vollständigen körperlichen, geistigen und sozialen Wohlbefindens und nicht nur das Fehlen von Krankheit und Gebrechen." (Lohaus, 1996, S. 27) Gesundheit und Krankheit wird nicht mehr nur auf die physischen Dimensionen reduziert, sondern es werden psychische und soziale Aspekte sowie das subjektive Erleben und Wohlbefinden eines Menschen mit einbezogen. Das bedeutet, dass sich ein von Krankheit betroffener Mensch gesund fühlen kann, auch wenn er nach objektiven Parametern als krank gilt. Beide Zustände können unabhängig voneinander bestehen (vgl. Klemenz, 2003, S. 17), sodass das Erleben einzelner Facetten von Gesundheit die Krankheitsempfindungen dominieren kann. Dieses Erleben ist dabei kein statischer Zustand, sondern prozesshaft und kann Schwankungen unterliegen, die einer Regulation bedürfen. Gesundheit wird dann beispielsweise erlebt

„(...) als Widerstandskraft gegenüber äußeren Einflüssen (Stressoren), als „Lebenskraft", die es einem Menschen ermöglicht, das auszuführen, was ihm im Leben wichtig ist, als Ausgeglichenheit, innere Ruhe, Überlegtheit, positive Stimmung und Lebensfreude sowie als Fähigkeit bestimmte Aufgaben erledigen zu können." (Viehhauser, 2000, S. 20)

Zur Konkretisierung dieses Gesundheitsbegriffes gibt es nach Viehhauser (2000, S. 17) weitere, jedoch sehr heterogene Auffassungen, deren Diskussion im Zusammenhang mit der vorliegenden Studie nicht aufgegriffen werden. Für die Entwicklung eines ambulanten Behandlungskonzeptes für chronisch herzkranke Kinder kann aus den bisherigen Ausführungen gefolgert werden, dass der Methodik ein Krankheits- und Gesundheitsverständnis im Sinne der Salutogenese von Antonovsky (1991, 1997) und den gesundheitspsychologischen Überlegungen Viehhausers (2000) zugrunde gelegt wird, indem unterschiedliche Erlebens-, Erfahrung- und Verhaltensdimensionen mit einbezogen werden. Das bedeutet für die geplanten kunsttherapeutischen Maßnahmen:

- Gesundheit wird durch salutogene Ressourcen determiniert, mit denen Anforderungen und potentiellen Stressoren bewältigt werden können. Die Entwicklung eines grundlegenden Gefühls von Vertrauen in die Handhabbarkeit, Sinnhaftigkeit und Verstehbarkeit der Dinge ist wesentlich.

- Gesundheit kann subjektiv empfunden werden, auch wenn medizinische Parameter andere Aussagen machen.

- Gesundheitsempfindungen beziehen sich nicht nur auf physische, sondern ebenso auf soziale und psychische Faktoren.

[34] Weltgesundheitsorganisation

- Gesundheit hat Prozesscharakter, das bedeutet, dass zu ihrem Erhalt Regulationsprozesse und Bewältigungsmöglichkeiten zur Verfügung stehen sollten.
- Gesundheit kann gefördert und aufrechterhalten werden, indem nicht nur Krankheitssymptome und -ursachen reduziert, sondern auch Lebensfreude, Motivation und Interessen angebahnt werden. (vgl. Kapitel 0; 3.4.5)
- Gesundheit in diesem Sinne kann als Lebensqualität definiert werden, die multidimensional verstanden das körperliche, emotionale, mentale, soziale, spirituelle und verhaltensbezogene Komponenten des Wohlbefindens und der Funktionsfähigkeit aus der Sicht der Betroffenen umfasst (vgl. Schumacher et. al, 2003, S. 10). Sie gilt als Maßstab in der Evaluation von Behandlungseffekten bei zahlreichen Therapien, Präventions- und Rehabilitationsmaßnahmen (vgl. Bullinger & Ravens-Sieberer, 1995; 1996) und ist damit ein *„sichtbarer Ausdruck des Paradigmenwechsels in der Medizin"* (Volmer, 1995, S. 67).

Nach diesem Verständnis sind nicht nur krankheitsreduzierende, sondern auch gesundheitsfördernde Aspekte Indikationen für die Kunsttherapie. Dies bestätigt auch Duncker (2005):

„(...) Prävention bestünde dann nicht darin, krankheitsauslösende Faktoren zu vermeiden, sondern wesentlich auch darin, jedem einzelnen Menschen möglichst viele Ressourcen zu geben, damit er in der Auseinandersetzung mit den krankheitsfördernden Faktoren eine ausreichende Kraft hat, um zum einen diesen auszuweichen, und zum anderen, mit ihnen so umzugehen, dass sie nicht krank machen." (Duncker, 2005, S. 7)

3.4.2. Der Zusammenhang von Ressourcen, Krankheit und Gesundheit in der therapeutischen Praxis

In der Gesundheitspsychologie werden Ressourcen verstanden als Momente, die eingesetzt werden, um etwas zu ermöglichen oder zu erreichen (vgl. Schipiek & Cremers, 2003, S. 152).

Klemenz (2003, S. 19) sieht in ihnen Potentiale, die der Befriedigung von Grundbedürfnissen[35] und der Erreichung von Identitätszielen dienen sowie als Kraftquellen in der Therapie bedeutsam sind. Können Grundbedürfnisse nicht erfüllt werden, besteht die Gefahr psychische Störungen zu entwickeln (vgl. Grawe, 2004; Smith & Grawe, 2003). Petermann und Schmidt (2006, S. 119) verstehen Ressourcen auch als Potentiale, die nicht nur Bedürfnisse befriedigen können, sondern auch die allgemeine Entwicklung unterstützen. Sie können aktuell verfügbar sein, aber auch nicht mehr oder noch nicht verfügbar. Das bedeutet, dass es in einer Therapie nicht nur darum geht verfügbare Ressourcen sinnvoll einzusetzen, sondern

[35] Der Bezug zu den Grundbedürfnissen geht zurück auf Grawe (2004) und Epstein (1991). Als vier wesentliche Grundbedürfnisse werden das Bedürfnis nach Orientierung und Kontrolle, nach Lustgewinn und Unlustvermeidung, nach Bindungen sowie nach Selbstwerterhöhung und -schutz definiert, die in engem Zusammenhang mit Gesundheit stehen (vgl. Epstein, 1991, S. 117-120).

nicht mehr vorhandene oder noch nicht entwickelte zu gewinnen. Verfügt ein Kind in einer Belastungssituation über zu wenige Ressourcen, kann dies zu Verhaltensdefiziten oder einer nicht altersgemäßen Verhaltensweise führen. Ressourcen entwickeln sich eher, wenn Kinder erfahren, dass sie Belastungen oder reguläre alterstypische Entwicklungsaufgaben durch eigene Kompetenzen bewältigen können (vgl. ebd., S. 50). Frühe positive Erfahrungen prägen das Vertrauen in die eigenen Kompetenzen.

Viehhauser (2000, S. 43) stellte fest, dass Ressourcen vor allem indirekt gesundheitsförderlich sind, wenn sie auf das Gesundheits- und Risikoverhalten, das emotionale Verhalten, das Bewältigungsverhalten und auf die Wahrnehmung und Bewertung von Stress einwirken. Direkte Auswirkungen auf die Gesundheitserhaltung können Ressourcen dann haben, wenn sie, wie festgestellt wurde, das Immunsystem stärken (vgl. ebd.).

In der Therapie psychischer Störungen, aber auch in der Prävention bei Risikogruppen wie die von chronischen Erkrankungen betroffener Menschen, wird der Einbezug von Ressourcen in Behandlungsmaßnahmen befürwortet (vgl. Schneider & Pickartz, 2004; Reddemann, 2002). Unterschieden wird zwischen einer Ressourcenorientierung und einer Ressourcenaktivierung (vgl. Schemmel & Schaller, 2003, S. 577). Beiden Ansätzen ist die grundlegende Annahme gemein, dass der Patient über individuelle Ressourcen verfügt, die er in den therapeutischen Kontext mitbringt. Bei ressourcenorientierten Ansätzen nimmt der Therapeut ohne vorhergehendes Ressourcenscreening dem Patienten gegenüber eher eine unterstützende, begleitende, zurückgezogene und/oder neugierige Position ein, um gemeinsam mit dem Patienten Ressourcen (wieder-) entdecken zu können, die zur Aktivierung von Selbstheilungskräften und der Förderung des Selbstvertrauens als Schubkraft für Veränderungen eingesetzt werden können. Der Blick wird vom Problem weg, hin zu Lösungen gerichtet. Ressourcenaktivierenden Ansätzen hingegen wird eine vorhergehende Ressourcendiagnostik zur Erhebung von geeigneten Zielen und Fähigkeiten zugeordnet, die als Grundlage zur Befriedigung der vier Grundbedürfnisse dienen können (vgl. Smith & Grawe, 2003). Sind Ressourcen und Probleme erfasst, wird eine Therapieplanung erstellt. Ein Schwerpunkt in einer solchen, mit ressourcendiagnostischen Verfahren beginnenden Therapie ist es, das vorhandene Potential zu fördern sowie korrektive Erfahrungen zu problematischen Verhaltens- und Empfindungsweisen zu ermöglichen (vgl. ebd.). Nach diesem Verständnis heißt Ressourcenaktivierung *„(...) konkrete Erfahrungen zu machen und an den Ressourcen zu arbeiten, sie zu produzieren und zu reproduzieren (...)"* (Schipiek & Cremers, 2003, S. 183).

Reddemann (2002, S. 14), die ebenfalls ressourcenorientiert therapeutisch mit traumatisierten Menschen arbeitet, betont, dass Probleme ohnehin nicht *„24 Stunden am Tag präsent sind, sondern nur kurzfristig"*, eine Konzentration auf die Probleme jedoch den gegenteiligen Eindruck erweckt. Sie sieht vor allem in der Fokussierung von Gefühlen des Frohsinns, des Glücklichseins, der eigenen Kompetenz und Eigenmacht eine Voraussetzung für die Auseinandersetzung mit Konflikten und traumatischen Erfahrungen (vgl. ebd.). Smith & Grawe

(2003, S. 113) stellen fest, dass sogar die Aufmerksamkeitslenkung auf vorhandene Ressourcen schon direkte therapeutische Wirkung haben kann.

Es gibt zahlreiche Versuche Ressourcen zu kategorisieren und zu klassifizieren (vgl. Viehhauser, 2000 u.a.). Sie werden u.a. nach zugehörigen Bereichen (z.b. Person-/ Individualressourcen, Umfeld-/ Umweltressourcen oder interne und externe Ressourcen), nach Funktionen (z.b. Ressourcen der Bewältigung oder der Stressregulation), nach Ursprung (erworben oder genetisch bedingt) oder auch nach Verfügbarkeit aufgelistet. Die Unterscheidung zwischen angeborenen und erworbenen sowie zwischen persönlichen und sozialen Ressourcen ist allgemein anerkannt (vgl. Schneider & Pickartz, 2004).

Die Ausdifferenzierung dieser Bereiche ist jedoch vielfältig. Auch sogenannte funktionale Ressourcen (s.o.) haben weitreichende Bedeutung. Sie werden deshalb auch nach Kategorien aufgelistet (z.b. Schneider & Pickartz, 2004; Klemenz, 2003; Vogt-Hillmann, 2002) und in vielen Veröffentlichungen schwerpunktmäßig erörtert (z.B. Viehhauser, 2000).

3.4.3. Salutogene Ressourcen bei Kindern

Schneider & Pickartz (2004) weisen in den Ergebnissen einer Jugendhilfe-Effekt-Studie darauf hin, dass in der Betreuung von Kindern bis 14 Jahren mit einem eingeschränkten psychosozialen Funktionsniveau die Aktivierung ihrer Ressourcen den Erfolg von Therapie- und Hilfemaßnahmen erhöht.

Klemenz (2003) schlägt in Anlehnung an die ICD 10 eine systematische, mehraxiale Strukturierung der Ressourcendiagnostik bei Kindern und Jugendlichen vor, differenziert als Personenressourcen (physische Ressourcen und psychische Ressourcen) und Umweltressourcen (soziale, ökonomisch und ökologische Ressourcen). In mehreren Subkategorien zeigt er eine Vielfalt weiterer gesundheitsrelevanter Ressourcen auf z.b. kreative oder künstlerische Fähigkeiten und soziale Kompetenz als Begabungsressourcen sowie Motivation, Arbeitsverhalten, Emotionalität/Interessen und Selbstwert als nichtkognitive Persönlichkeitspotentiale aus dem Bereich psychischer Ressourcen (vgl. Klemenz, 2003, S. 143-144). Als Diagnostik ist das System in der Praxis nur sehr schwer zu handhaben, da es nicht nur breit angelegt ist, sondern kaum quantifizierbare Faktoren enthält. Es eignet sich jedoch hervorragend als theoretische Grundlage, um einen fundierten Überblick über potentielle Ressourcen von Kindern zu erhalten.

Vogt-Hillmann (2002) hat auf der Basis eigener therapeutischer Erfahrungen mit Kindern und Jugendlichen ein nicht weniger komplexes System entwickelt. Anwendungsbezogen kommt er zu einem breiten Katalog potentieller Ressourcen für diese Entwicklungsphasen. Neben personalen, sozialen und materiellen Ressourcen, bei denen er in seinen Differenzierungen mit Klemenz (2003) weitestgehend übereinstimmt, ergänzt er professionelle und spirituelle Ressourcen. Mit professionellen Ressourcen beschreibt er nicht nur die Leistungen und fachliche Qualifikationen der Klienten, sondern auch die der Eltern. Unter dem Begriff „spirituelle

Ressourcen" fasst er Gefühle der Zugehörigkeit durch Religion und Kultur. Auch Vogt-Hillmann (2002) betont, Kreativität sei eine besonders wichtige personale Ressource. Schneider und Pickartz (2004) haben eine Ressourcendiagnostik für die Jugendhilfe entwickelt, die vorrangig auf Ressourcen der Heranwachsenden und des sozialen Umfeldes ausgerichtet ist. Als wesentliche Ressourcen der Kinder und Jugendlichen benennen sie Erstgeborensein, soziale Integration, soziale Attraktivität, Überzeugungen und Bewältigungsstrategien, sozial-kommunikative Kompetenzen, besondere Fähigkeiten und Leistungen, Interessen und Aktivitäten, Impulskontrolle, Selbstkonzept und Selbstsicherheit sowie körperliche Gesundheit. Für Schneider und Pickartz sind auch musikalische, bildnerisch-gestalterische Fähigkeiten sowie flexible und kreative Problemlösungen besondere Ressourcen eines Heranwachsenden. Als Ressourcen des sozialen Umfeldes erachten sie z.b. die Qualität der Bezugs-und Betreuungsperson (Mutter/ Eltern) im Umgang mit ihrem Kind. (Vgl. ebd.) Die Ressourcendiagnostik von Schneider und Pickartz wurde anwendungsbezogen entwickelt und erprobt. Sie bietet aufgrund ihrer Übersichtlichkeit eine vielversprechende Grundlage für die Behandlungspraxis in unterschiedlichen Therapiebereichen, auch der Kunsttherapie.

Das Klassifikationssystem für Ressourcen von Viehhauser (2000) ist verbunden mit einem gesundheitspsychologischen Trainingsprogramm zur Förderung salutogener Ressourcen, durch die Belastungsfaktoren verändert oder vermieden werden können. Grundlegende Ergebnisse zur Wirksamkeit der Gesundheitsforschung konnten in verschiedenen Bereichen in seiner Studie nachgewiesen werden, z.B. bei kognitiven Stilen und Persönlichkeitsressourcen (Kohärenzsinn, Antonovsky, 1991; 1997, Selbstwirksamkeitserwartung, Bandura, 1977, 1986 u.a.), sozialen Ressourcen (sozialer Rückhalt, soziale Unterstützung, Leppin, 1994 u.a.), funktionalen Ressourcen zur Selbstregulation und Bewältigung (Erholungsfähigkeit, Allmer, 1996 u.a.) euthymen Ressourcen (Flow, Csikszentmihaly, 1995; 2010a; Genuss, Lutz, 1990; Wohlbefinden, Becker, 1991, 1992; Lachen und Humor, Fry, 1994 u.a.). Damit bietet Viehhauser (2000) besondere Anknüpfungspunkte für die Therapie (Kapitel 3.4.5).

Neben den Auflistungen von Ressourcen stellt sich für die Praxis die Frage nach der Wahrnehmung, der Verfügbarkeit und der tatsächlichen Nutzung. Klemenz (2003, S. 146) schlägt daher eine weitere Differenzierung von Ressourcen nach Vorhandensein, Wahrnehmung und Nutzung vor. Solche Differenzierungen zu berücksichtigen erscheint jedoch schwierig, sodass Petermann und Schmidt (2006) dafür plädieren, nur tatsächlich genutzte und kürzlich noch eingesetzte sowie aktuell oder künftig verfügbare Ressourcen zu differenzieren.

Die Unterschiedlichkeit der Klassifizierungen und ihrer theoretischen Grundlagen erschwert es, ein einheitliches, allgemein akzeptiertes Diagnosesystem zu erstellen. Fasst man die übereinstimmenden Aspekte der unterschiedlichen Bestimmungen von Ressourcentypen zusammen, dann ergibt sich eine Übersicht, in der personale und soziale Ressourcen und die zugeordneten Kategorien dominieren. Diese sind auch für Kinder und Jugendliche relevant:

- Personale Ressourcen:
 - Wesens- und Temperamentsmerkmale
 - Intelligenz und Kreativität
 - Interessen und Hobbies
 - Soziale und interaktive Kompetenzen
 - Selbstkognition und –attributionen
 - Euthyme Ressourcen
- Soziale Ressourcen:
 - familiäre Bedingungen
 - das soziale Netzwerk
 - die Qualität der sozialen Beziehungen
 - materielle Ressourcen
 (vgl. Schneider & Pickartz, 2004, S. 31-32)

Bisher gibt es jedoch keine eindeutigen Nachweise, welche Faktoren eine abweichende Entwicklung verhindern oder in welcher Weise sich verschiedene Ressourcen hierarchisch hinsichtlich ihrer Schutz- und Kompensationsfunktion anordnen ließen (vgl. Petermann & Schmidt, 2006, S. 124).

Die Übersicht kann für therapeutische Maßnahmen bei Kindern mögliche Ressourcen sichtbar machen, um sie in der Intervention fokussieren zu können (vgl. Kapitel3.4.5. und 3.5). Von besonderem Interesse sind dabei persönliche und soziale Schutz- und Bewältigungsressourcen, weil sie in einem Bezug zu den Potentialen und Wirkfaktoren der Kunsttherapie stehen. Als Ressourcen von Kindern und Jugendlichen im Bereich persönlicher Fähigkeiten und Interessen bildet die Kreativität, verbunden mit künstlerischen Fähigkeiten, einen Schwerpunkt, der insbesondere in Gestaltungsprozessen aktiviert werden kann.

3.4.4. Ressourcendiagnostik

Die Ressourcendiagnostik in der Kindertherapie hat zweierlei Funktionen. Einerseits dient sie dazu, sich ein Bild des Patienten zu machen, um bestehende Ressourcen zu stärken oder fehlende Ressourcen zu entwickeln. Gleichzeitig erfährt das Kind jedoch durch das Interesse an seinen Ressourcen eine positive Verstärkung die mit einer Selbstwerterhöhung verbunden sein kann. Die Beziehung zwischen Therapeut und Kind kann dadurch symmetrisch gestaltet werden. Klemenz (2003) differenziert weitere therapeutische Verwendungen von Ressourcendiagnosen. Dabei können

> „(...) Methoden unterschieden werden, die bei der Ressourcenentwicklung des Klienten ansetzen, in den Prozess der Störungsbeseitigung integriert sind oder direkt der Förderung des physischen, psychischen und sozialen Wohlbefindens des Klienten dienlich sein sollen." (ebd., S. 327)

Die Ressourcendiagnostik kann als Statusdiagnostik oder als Verlaufsdiagnostik eingesetzt werden. Als Verlaufsdiagnostik dient sie der Erfolgskontrolle bei der Erfassung von Kompetenzentwicklungen (vgl. Petermann & Schmidt, 2009, S. 51). Dabei steht ein ressourcenfokussierender Blick nicht nur am Anfang einer Therapie, sondern bleibt während des gesamten therapeutischen Prozesses immanent.

Die Operationalisierung der Diagnostik von salutogenen Ressourcen bei Kindern ist jedoch mit erheblichen Schwierigkeiten verbunden (vgl. Schneider & Pickartz, 2004), da es sich hier um kaum quantifizierbare Sachverhalte handelt.

Klemenz (2003) sieht Möglichkeiten mit Hilfe der Ressourcendiagnostik, die pathogen orientierte Diagnostik bei Kindern und Jugendlichen (vornehmlich nach ICD 10[36]) zu ergänzen, entweder mit einer eigenen, den anderen Verfahren aber zugeordneten Klassifikation, oder durch davon unabhängige Kriterienkataloge. Durch diagnostische Gespräche, auch im Rahmen von Hausbesuchen, sind Ressourcenerhebungen denkbar. Dies könnten auch (teilstrukturierte) Interviews sein, wie Schipiek & Cremers (2003) empfehlen. Damit könnte ein Ressourcenscreening stattfinden um die Ressourcen in ihrer Verfügbarkeit beurteilen zu können (vgl. Klemenz, 2003).

Vogt-Hillmann (2002) ermittelt Ressourcen durch gezielte vorstrukturierte Fragen im therapeutischen Setting und grenzt sie voneinander ab. Aus dem Bereich der persönlichen Ressourcen hat er dafür acht Subkategorien im Blick: Selbstbild, Denken/ kognitive Kompetenz, sprachliche Fähigkeiten, motorische Kompetenzen, Kreativität, soziale Kompetenz, Coping - Kompetenz und Interessen. Die Ergebnisse der Befragung werden von Vogt-Hillmann nach der Verfügbarkeit der Ressourcen auswertet, die er zwischen 1 (minimal) und 10 (optimal) benutzbar skaliert und deren Mittelwerte er abschließend berechnet. Die Gesamtergebnisse werden Patient und Therapeut veranschaulicht. (Vgl. ebd.).

Schneider und Pickartz (2004) entwickelten in der bereits erwähnten Jugendhilfe-Effekt-Studie eine Ressourcenkategorisierung mit Hilfe eines Fragebogens, in dem personale und soziale Ressourcen erfasst werden. Dieser Fragebogen gilt in der Ressourcendiagnostik bislang als *umfassendster Versuch zur Dimensionierung des Ressourcenkonstrukts'* (Petermann & Schmidt, 2009, S. 52). Die Autoren sehen darin einen Ausgangspunkt für weitere Forschungen, die dazu dienen, die Objektivität, Reliabilität und Validität dieses Verfahrens weiterzuentwickeln (vgl. Schneider & Pickartz, 2004).

[36] Das Klassifikationssystem ICD 10 wurde von der WHO (Weltgesundheitsorganisation) entwickelt und ist in Deutschland das gängige Diagnose- und Verschlüsselungssystem. Der Bereich psychischer Störungen bei Kindern und Jugendlichen umfasst sechs Achsen. Nach den ersten Achsen, in denen das klinisch-psychiatrische Syndrom erfasst wird, folgen umschriebene Entwicklungsrückstände, das Intelligenzniveau und Krankheiten aus anderen Kapiteln des ICD. In der Achse V werden assoziierte, abnorme psychosoziale Umstände differenziert. In der letzten Achse VI wird das psychosoziale Funktionsniveau global beurteilt. (Vgl. Remschmidt, 2006)

Weitere diagnostische Verfahren, mit deren Hilfe durch die Erkundung wesentlicher, gesundheitsrelevanter Bereiche auch Rückschlüsse auf Ressourcen getroffen werden können, sind Fragebögen zur Lebensqualität von Kindern, wie der ILK[37] (vgl. Mattejat & Remschmidt, 2006); der DISABKIDS[38] (vgl. Bullinger, Schmidt, & Petersen, 2006) und der KINDL-R (vgl. Ravens-Sieberer & Bullinger, 2000), der in dieser Studie Verwendung findet (s.u.).

Bilddiagnostische Verfahren zur systematischen Erfassung von Ressourcen sind bislang nicht entwickelt. In einigen zeichnerischen Verfahren sind jedoch neben Kriterien für Belastungen und Defiziten auch Kriterien für Stärken, wie Kreativität (z.B. Koppitz, 1972) oder positives soziales Umfeld (z.B: Familie in Tieren, Brem-Gräser, 2006) vorhanden. Bisherige Analysen von bildnerischen Gestaltungen haben auf die Möglichkeiten hingewiesen, nicht nur Belastungen, sondern auch Ressourcen vor allem bei Kindern zu erkennen (vgl. Kapitel 3.3). Sie bilden eine wichtige Erkenntnisquelle für die Ressourcendiagnostik, da sie als nonverbales Medium die bisherigen ressourcendiagnostischen Verfahren erweitern und ergänzen. Auch die anschauliche Mitteilungsform von Bildern kann dazu beitragen bisherige, vorwiegend verbal ausgerichtete Verfahren zu unterstützen, die ein hohes Maß an kognitiven und reflexiven Fähigkeiten erforderlich machen und dadurch vor allem für Erwachsene taugen. In Bezug auf die Erhebung von Ressourcen bei Kindern werden sie eher zur Fremdbeurteilung durch Therapeuten, Lehrer oder Eltern eingesetzt als in Selbstbeurteilungsverfahren.

3.4.5. Salutogene Ressourcen durch kunsttherapeutische Interventionen

Einige ausgewählte salutogene Ressourcen werden in der ambulanten Behandlung chronisch herzkranker Kinder und Jugendlicher fokussiert. Ihre spezifische Bedeutung für die Gesundheit der Heranwachsenden und ihr Bezug zur Kunsttherapie werden daher in den folgenden Abschnitten konkretisiert.

3.4.5.1. Persönlichkeitsressourcen: Kohärenzsinn und Selbstwertgefühl

Der Kohärenzsinn, als Mittelpunkt des salutogenen Modells nach Antonovsky, umfasst als längerfristige, grundlegende Lebenseinstellung und innere Überzeugung die Gefühle der Handhabbarkeit, der Verstehbarkeit und Sinnhaftigkeit der Dinge. (vgl. Antonovsky, 1991; 1997) Als ein wesentlicher gesundheitlicher Protektivfaktor werden die mit der Handhabbarkeit verwandten Begriffe des Gefühls *„Herr der Lage zu sein"*, (Viehhauser, 2000, S. 142) des Selbstvertrauens bzw. der Erfahrung der Dinge und des Erlebens der eigenen Selbstwirksamkeit und des Kompetenzgefühls festgehalten (vgl. Viehhauser, 2000; Klemenz, 2003; Schipiek

[37] „Inventar zur Erfassung der Lebensqualität bei Kindern und Jugendlichen", entwickelt für gesunde Kinder und Jugendliche und solche mit psychischen Erkrankungen
[38] Messinstrument zur Erfassung der Lebensqualität von Kindern mit chronischen Erkrankungen

& Cremers, 2003; Schneider & Pickartz, 2004; Hampel & Petermann, 2003; Antonovsky, 1997).

Dieses grundlegende Vertrauen in die eigenen Ressourcen, sowohl bei aktuellen Herausforderungen als auch als langfristiges Gefühl ist ein wichtiger Bestandteil der eigenen Gesundheit. Probleme können selbstsicherer bearbeitet, Werte und Ziele leichter und selbstbewusster entwickelt und verwirklicht werden (vgl. Schneider, 2009, S. 188) In der Stressverarbeitung bei Kindern nimmt ein gutes Kompetenzgefühl laut Hampel & Petermann (2003) daher einen zentralen, präventiven Stellenwert ein (vgl. Hampel & Petermann, 2003).

Nach Becker (1992) sind im Zusammenhang mit einem positiven Selbstwertgefühl auch die Stärkung von Selbstsicherheit, Durchsetzungsfähigkeit, Autonomie und Selbstverantwortlichkeit, Zuversicht und Optimismus entscheidend. Diese Qualitäten sind wichtig für die seelische Gesundheit (vgl. ebd.). Das Selbstwertgefühl korreliert mit Gefühlen von Sinnhaftigkeit des Lebens. Wird dieses oder einzelne Bereiche als sinnvoll erachtet, stärkt das die Motivation sich mit persönlichen Engagements einzusetzen. Insbesondere bei chronisch Kranken im Jugendalter wurde festgestellt, dass die Entwicklung von Sinnhaftigkeit des Lebens von immenser Bedeutung für das Gesundheitserleben ist (vgl. Geise et al., 2007).

Praktiker, aber auch Theoretiker befürworten die Stärkung des Selbstwerte bzw. des Gefühls „Herr der Lage zu sein" als Bestandteil einer therapeutischen Zielformulierung vor allem bei chronisch kranken Patienten. Es *„(..) spricht einiges dafür, dass die Aktivierung von Potenzialen der Hilfeempfänger und vor allem die damit verbundene Erfahrung von Selbstwirksamkeit einen wichtigen Beitrag zur effektiven Hilfe leisten können."* (Schneider & Pickartz, 2004, S. 46) Auch in der Kunsttherapie ist für chronisch kranke Patienten das Erleben einer inneren Kraft im Gegensatz zu einem durch die Krankheit geschwächten Körper eine elementare und bereichernde Erfahrung (vgl. Schemmel et al., 2008, S. 100). Denn *„gerade für Menschen, die in ihrer Lebensqualität durch eine Behinderung oder Erkrankung physischer wie auch psychischer Art eingeschränkt sind, ist es besonders bedeutsam, das Vertrauen in die eigenen Ressourcen zu finden"* (ebd., S. 95). Nach Reichelt (2008, S. 112) ist neben der Entlastung von Ängsten die Stärkung der psychischen Stabilität zur Vorbeugung von Gefühlen der Hilflosigkeit ein wesentliches kunsttherapeutisches Ziel.

Die Bedeutung der Kunsttherapie für die Stärkung der Persönlichkeitsressourcen beginnt bereits damit, dass künstlerische Tätigkeiten grundsätzlich handlungsaktivierend sind. Kinder und Jugendliche können Kompetenzen erwerben und erfahren. Diese richten sich z.B. auf Form-, Farb- und Raumgestaltungen. Als *„Verursacher des Gestaltungsprozesses"* (Richter-Reichenbach, 1992, S. 89-90) werden die erreichten Ergebnisse in Relation zum eigenen Tun und den gestalterischen Fähigkeiten erlebt. Diese Erfahrung erfüllt Heranwachsende mit Stolz und kann ihnen die Anerkennung anderer Kinder, auch der Therapeutin oder der Eltern einbringen.

Künstlerische Aufgaben sind Herausforderungen, die ein Kind bewältigen muss, die unterschiedlicher Art sein können. Ein vorgegebenes Thema kann anspruchsvoll sein, genauso wie offen strukturierte Therapiesitzungen, in denen die Aufgaben und Problemstellungen selber entwickelt werden müssen. Auch der Umgang mit „neuen" künstlerischen Materialien oder die Interaktion in der Gruppe stellt Anforderungen dar. Wenn das Kind erlebt, dass es mit diesen Aufgaben umgehen kann und kompetent genug ist, sie selbstständig zu bewältigen, erfährt es eine Selbstwertsteigerung. Es erlebt „(...) nicht nur Stolz und Freude, daß es ein Medium beherrscht, es gewinnt auch die Erkenntnis, daß es selbst etwas tun kann, und zwar gut" (Rubin, 1993, S. 290).

Solche Kompetenz- oder Selbstwirksamkeitserfahrungen, die beim künstlerischen Tun gemacht werden können, sind nach Miller (2010) auch auf andere Bereiche übertragbar (vgl. ebd., S. 76). Der Gestaltungsprozess wird dann als „Teil oder Erweiterung der eigenen Person" empfunden (Rubin, 1993, S. 91). Obwohl „das Gefühl der Eignerschaft und der Identifikation variiert (...) ist [es] vorhanden, so daß der Eindruck des Kindes von der Qualität seines Produktes in gewissem Umfang seinen Eindruck von sich selbst- und zumal von seiner Kompetenz- spiegelt" (ebd.).

Auch entspannende Verfahren können selbstwertfördernd wirken. Reichelt (2008) favorisiert dafür experimentelle Techniken, die schnell zu ästhetisch befriedigenden Ergebnissen und damit auch zu Erfolgserlebnissen führen und Frustrationen vermeiden können. Sinnstiftend wirken künstlerische Aktivitäten vor allem dann, wenn die soziale Umwelt das Tun und die Ergebnisse positiv bewertet (vgl. Geise et al. 2007).

3.4.5.2. Soziale und interaktive Ressourcen durch kunsttherapeutische Gruppenarbeit

Die Bedeutung von sozialen Ressourcen für die Gesundheit im Sinne von Rückhalt, Unterstützung, Nähe und Zugehörigkeit ist unbestritten. In Studien z.B. von Viehhauser (2000) u.a. wurde nachgewiesen, dass diese Faktoren den Gesundheitszustand positiv beeinflussen. „(...) Insbesondere das Erleben von emotionaler Nähe, Intimität, Zusammenhalt und Konfliktfreiheit in den Beziehungen zu nahestehenden Bezugspersonen bzw. ein generalisiertes Gefühl der Akzeptanz durch Andere" ist förderlich für Gesundheit und Wohlbefinden (Viehhauser, 2000, S. 95).

Voraussetzung dafür, dass soziale Bindungen therapeutisch wirken, ist jedoch die Annahme solcher Beziehungen und die Fähigkeit, vertrauensvolle Bindungen herzustellen. Persönliche Fähigkeiten, die dies begünstigen, sind Selbstenthüllungsbereitschaft, Selbsterleben, fremdbezogene Wertschätzung, interpersonales Vertrauen, die Wahrnehmung und der adäquate Ausdruck von Gefühlen und die Fähigkeit zu einer humorvollen Interaktion (vgl. ebd., S. 144-145) sowie eine gute Balance zwischen Anpassung und Durchsetzung.

Sozialer Rückhalt enthält jedoch nicht nur positive Potentiale, sondern kann auch als Stressor erlebt werden (vgl. Viehhauser, 2000; Steinhausen, 2006; Schneider & Pickartz, 2004). Aus-

schlaggebend für die positive Relevanz von sozialen Beziehungen ist die subjektive Wahrnehmung und Bewertung der Qualität.

Bei einer chronischen Erkrankung ist der familiäre Rückhalt besonders wichtig. So betonen herzkranke junge Erwachsene, dass ihnen eine gute Bewältigung und Annahme der Erkrankung nicht ohne den Rückhalt der Familie gelungen wäre. Gleichzeitig beklagen sie rückblickend auch eine starke Überbehütung, die das Austesten ihrer Grenzen, zum Beispiel auch im Kontakt mit Gleichaltrigen verhindert hat. (vgl. Kux, 2008)

Eine kunsttherapeutische Gruppe eignet sich hervorragend um soziale und interaktive Ressourcen zu aktivieren und zu erfahren. Die gegenseitige soziale Unterstützung kann auf unterschiedlichen Ebenen stattfinden: auf der Handlungs- und Reflexionsebene und auf der emotionalen Basis. Es können grundlegende soziale Erfahrungen gemacht werden, die z.B. bedingt durch Krankenhausaufenthalte, verspätete Einschulung, Sonderbeschulung oder Überbehütung der Eltern möglicherweise vernachlässigt wurden. Dabei wird auch der Austausch von Erfahrungen unter Betroffenen in einer Gruppe intensiviert. Der Kontakt untereinander trägt dazu bei eigene Erlebnisse und Gefühle besser zu verstehen und die Akzeptanz der chronischen Erkrankung zu erhöhen. In einem geschützten therapeutischen Rahmen kann man sich dabei besser öffnen, neue Verhaltensweisen erproben und belastende Themen leichter thematisieren. Auch im Umgang mit Materialien und Gestaltungsanforderungen kann die Gruppe hilfreich sein, man probiert etwas Neues gemeinsam aus, lernt voneinander und unterstützt sich.

Gruppenprozesse in der Kunsttherapie vermitteln jedoch nicht nur Anerkennung und Zugehörigkeit, sondern zeigen auch Grenzen auf. Positive und negative Erfahrungen in sozialen Interaktionen sind wesentlich für die Identitätsbildung und zur Förderung des Kohärenzsinns (vgl. Schneider, 2009). Insbesondere Gruppenprozesse bei gemeinsamen Gestaltungsaufgaben oder dialogische Malprozesse können Konfliktpotential erzeugen. Wird die Teilhabe an der gemeinsamen Gestaltung auch über *„konflikterzeugende Unterschiede"* hinweg als motivierend erfahren, können soziale Intentionen erreicht werden (Wichelhaus, 1999, S. 355). Dialoge in den Gestaltungsprozessen bewegen sich *„(...) zwischen Authentizitätsverlust bei Anpassung an den (die) anderen und ihre Normen oder aber Authentizitätsgewinn durch ästhetische Erkenntnisse im gemeinsamen Erfahrungsprozess"* (ebd., S. 351). Damit wird deutlich, wie starke soziale Ressourcen auch auf der Ebene nonverbaler gemeinsamer Bildgestaltungen aktiviert werden. Für Wichelhaus (1999, S. 354) finden dabei alle Formen sozialen Austauschs wie Annäherung, Begegnung und Verschmelzung, aber auch Abweisung, Abgrenzung, Distanzierung oder Angriff statt.

3.4.5.3. Ressourcen der Selbstregulation und Bewältigung: Erholungsfähigkeit und Kreativität

Ressourcen der Selbstregulation und Bewältigung enthalten *"handlungsbezogene Kompetenzen, Fähigkeiten und Fertigkeiten im Sinne gelernter (Coping-) Strategien"* (Viehhauser, 2000, S. 96), die davor schützen können, dass Belastungen zu groß werden. Sie stehen damit in engem Zusammenhang mit Bewältigungsvorgängen, in denen die Problem- und Emotionsregulation (aber auch Schmerzregulation), das Krankheitsmanagement sowie die kognitive Bewertung des Problems als Kernelemente der direkten Bewältigung angesehen werden (vgl. Kapitel 2.7).

In der Kunsttherapie sind zwei Ressourcen, die im Prozess des Gestaltens aktiviert werden können, von Interesse. Die Erholungsfähigkeit als Möglichkeit der Emotionsregulation und die Kreativität als Möglichkeit der Problemregulation.

Kreativität als salutogene Ressource zur Problemregulation

Der Begriff der Kreativität ist äußerst komplex und wird auf viele Bereiche bezogen betrachtet. Urban & Jellen (1995) bedauern, dass der Begriff besonders schwer zu fassen ist: *"Zu dem Begriffswirrwarr im wissenschaftlichen Bereich kommen die vielen Bedeutungsnuancen, die der auch in der Alltagssprache gern gebrauchten (und missbrauchte) Begriff Kreativität hat"* (ebd., S. 8).

Kreativität wird in der Kunsttherapie im Zusammenhang mit kognitiven Fähigkeiten, dem kindlichen Spiel, Einbildungskraft und Fantasie sowie der Sublimierung[39] betrachtet (vgl. Wichelhaus, 2009) und in Bezug gesetzt zu motivationalen und emotionalen Faktoren. Man unterscheidet zwischen einer Kreativität, die von allgemeiner gesellschaftlicher Relevanz ist und sozial anerkannte Innovationen und Fortschritte ermöglicht und einer individuellen Kreativität, die der Persönlichkeitsentwicklung Einzelner dient. In der Verbindung beider Aspekte zur Kreativität sehen Urban & Jellen (1995, S. 6) eine Einheit zur Entwicklung von personaler und sozialer Identität. Wagner (2003, S. 59) bezieht sich auf die Kreativitätsfaktoren nach Guilford und sieht dabei Elaboration, Originalität, Fluktuation, Flexibilität, Sensitivität, Komplexitätspräferenz und Ambiguitätstoleranz als wesentliche Eigenschaften von Kreativität.

Für Kruse (1997) ist Kreativität eine *"universelle Eigenschaft menschlichen Handelns und Denkens"* und von weitreichender Bedeutung für den Menschen:

> *"Kreativität ist für die Menschen seit jeher ein wichtiges Mittel der Anpassung an ihre Umwelt und ein Mittel zur Lösung individueller Lebensaufgaben. Kreativität ist*

[39] Der Begriff der Sublimierung ist eine Begrifflichkeit aus der Psychodynamik nach Freud. Findet Sublimierung statt, so wurden Bedürfnisse und Triebe des „Es" nicht in direkter Form befriedigt, sondern auf eine Weise, die den gesellschaftlichen Normen und Werten angemessen ist. So kann Sublimierung beispielsweise auch in Gestaltungsprozessen erfahren werden (vgl. dazu u.a. Kramer, 2003).

aber schon genauso lange Ausgangspunkt für nicht lebensnotwendige Handlungen in Spiel und Kultur." (ebd., S. 15)

Nach Klemenz (2003, S. 144) sind kreative Fähigkeiten eine *„persönliche Begabungsressource"*, die den Selbstwert erhöht. Kreativität stellt zudem eine Strategie der Bewältigung und Selbstregulation dar, indem das Problem, die Problemsicht und durch das Problem hervorgerufene Stressempfindungen durch einen kreativen Umgang damit verändert werden können (vgl. Lutz, 1990, S. 87).

Es fällt kreativen Menschen leichter, sich auf neue Situationen einzulassen, sie umzudenken, umzudeuten, Lösungen zu finden sowie der Realität flexibel, spontan und offen zu begegnen, um zu verhindern, sich von Eindrücken, Stressoren und Anforderungen überfordert zu fühlen. Dabei verfügen sie über die *„ (...) Fähigkeit sich fast jeder Situation anzupassen und sich mit dem zu behelfen, was gerade zur Verfügung steht, um ihre Ziele zu erreichen."* (Csikszentmihalyi, 2010b, S. 80)

Für Landau (1984) sind kreative Menschen Personen, die der Umwelt offen begegnen, sensibel für Probleme sind und flexibel in ihren Lösungen. Dabei verfügen sie über Sensibilität, Abenteuergeist und Mut, um Neues auszuprobieren, ohne dass dabei ein Realitätsverlust sichtbar wäre. Die Wirklichkeit kann in Verbindung mit Einbildungskraft und Fantasie bearbeitet werden (vgl. Wichelhaus, 2009). Es können sogar „neue Wirklichkeiten" entwickelt werden, die geeignet sind, Lebensentwürfe unter schwierigen Bedingungen zu kreieren (vgl. ebd., S. 39).

Briendl (2008, S. 37) sieht im kreativen Umgang mit Problemen des Lebens eine wesentliche Voraussetzung für seelische Gesundheit. Auch Winnicott (1997) sieht einen Zusammenhang zwischen Kreativität und Gesundheit und stellt fest, *"(...) dass kreativ leben ein Zeichen von Gesundheit ist und dass Übergefügtheit eine krankhafte Basis für das Leben darstellt."* (ebd., S. 78)

Die Entwicklung von Kreativität im Kindesalter basiert auf der Kombination interner (elementar mitgegeben) und externer Bedingungen (Resultate von Lern- und Förderprozessen) (vgl. Wichelhaus, 2009). Gelungene Kreativitätsentwicklung ist aber nicht immer möglich. Blockaden oder Hindernisse sind nach Csikszentmihalyi (2010b, S. 489-490) Erschöpfung, Ablenkung, Trägheit, Mangel an Disziplin oder Unwissenheit, wie die eigene Kreativität gelebt werden kann.

In der Kunsttherapie kann ein Beitrag zu einer positiven Kreativitätsentwicklung geleistet werden. Kreativität ist hier in unterschiedlichen Ausprägungen gefragt. Reddemann (2002) lässt in der Behandlung von traumatisierten Patienten in der Imagination innere Begleiter oder Schutzengel kreieren, die einen Ausweg in Notsituationen zeigen und damit selbstheilend wirken. Für Egger (1991) ist kreatives Malen *„(...) ein Weg zur Heilung, ein Weg des Menschen zu sich selbst"* (ebd., S. 160). Auch für Rubin (1993) ist die Kreativität in der Kunst-

therapie ein wesentliches Element *„(...) kreativ und in anderen Bahnen zu denken, es mit alternativen Problemlösungen zu versuchen, risikofreudiger zu sein, Fehlschläge eher hinzunehmen, flexibel an die Dinge heranzugehen"* (ebd., S. 271). Sie konnte in einer Studie nachweisen, dass der Anstieg von Kreativität sogar mit einer Verbesserung der psychischen Gesundheit korreliert (vgl. ebd., S. 355). Mathar (2010) stellte in einer Elternbefragung zur Kunsttherapie mit kardial erkrankten Kindern fest, dass Kreativität im Bereich der Effekte besonders hoch eingestuft wird.

Erholungsfähigkeit als Selbstregulations- und Bewältigungsressource

Die Erholungsfähigkeit des Menschen gehört vorwiegend zu den Ressourcen der Selbstregulation. Sie stellt Bewältigungsmöglichkeiten bei Stress zur Verfügung, um kompensatorische oder präventive Wirkungen zu erzeugen und dadurch die Gesundheit zu fördern (vgl. Allmer, 1996). Das kontrollierte Abreagieren von Aggressionen und Ärger ist im Sinne der Emotionsregulation gesundheitsrelevant, da sich aufgestaute Gefühle negativ auf die Gesundheit auswirken (vgl. Viehhauser, 2000, S. 98). Erholung im Sinne Allmers (1996) bezieht sich jedoch nicht nur auf belastende Über-, sondern auch auf Unterforderungen von kognitiven und emotional strukturierten Handlungsmöglichkeiten. In beiden Fällen dient Erholung durch Spannungsabbau oder -verhinderung dem Wiederherstellen individueller Handlungsvoraussetzungen (vgl. ebd., S. 51) und dem Freisetzen von Energien, die der Bewältigung von Krankheitsprozessen zugutekommen können.

Allmer (1996, S. 42-48) unterscheidet vier Erholungsformen, die bei Über- oder Unterforderung greifen können:

- Erholung als *„Energie tanken"*, z.B. nach Ermüdung, kognitiver Überforderung und zur Wiederherstellung psychischer Funktionskräfte.
- Erholung als *„zur Ruhe kommen"*, z.B. nach zu hohen Anforderungen, psychischen Stress in Form von Angst, Anspannung, Nervosität.
- Erholung als *„etwas Anregendes tun"*, z.B. bei Unterforderung und Langeweile, Monotonie, Interesselosigkeit und Trägheit.
- Erholung als *„etwas Sinnvolles tun"*, z.B. bei Beanspruchungen durch einförmige Tätigkeiten oder durch geringe Anreize verbunden mit Unlust, Unzufriedenheit, Widerwillen und Abneigung.

In der Kunsttherapie wird oft die unmittelbare Entlastung von Anspannungen wie Stress, Wut, Ängsten oder anderen emotionalen Empfindungen als ein wesentlicher Effekt genannt. Insbesondere der Malprozess kann dabei als ein Befreiungsakt wirken, weil er Möglichkeiten des kathartischen Ausagierens von belastenden Emotionen bereithält.

> *„Durch diesen kathartischen Prozess kommt es unmittelbar zu einer Verminderung der seelischen Spannung, gleichzeitig beginnt die Distanzierung von den oft belastenden Bewusstseinsinhalten (Entspannung)."* (Steinbauer & Taucher, 1997, S. 22)

Wolski (2009) hat zur Entlastung und Entspannung von Krisen und Konfliktpotentialen in kunsttherapeutischen Prozessen die Regression betont und deren Bedeutung exemplarisch anhand der Behandlung onkologisch erkrankter Kinder aufgezeigt. In der Regression greift das Kind auf frühere Entwicklungsstufen zurück, z.B. auf wenig strukturierte und spielerische Ausdrucksformen des Schmierens oder Kritzelns. Dies kann eine Form der Abwehr von Belastungen oder eine Anpassungsstrategie sein, die der Erholung und Bewältigung wenigstens vorübergehend dient. Die so aktivierten Ressourcen und Kräfte werden in ihren entlastenden Potentialen erlebt und bei ähnlichen Anforderungen erneut abgerufen (vgl. ebd.).

Allgemeine Strategien der Erholung zu kennen und nutzbar zu machen kann auch in kunsttherapeutischen Prozessen sinnvoll sein, um rechtzeitig von Beanspruchung auf Erholung und umgekehrt umzustellen. Wird dieser Wechsel zwischen unterschiedlichen Beanspruchungsniveaus nicht eingehalten, können überdauernde Belastungen ohne Distanzierungsmöglichkeiten das Stresserleben problematisch verstärken (vgl. Allmer, 1996, S. 62-65).

3.4.5.4. Euthyme Ressourcen: Genuss, Wohlbefinden, Lachen/Humor und „Flow"

Im Zusammenhang mit dem Prozessmodell der Bewältigung (vgl. Kapitel 2.7.1) und zur Erholungsfähigkeit (s.o.) wurde bereits thematisiert, dass es für die Gesundheit wichtig ist, Emotionen regulieren zu können. Doch Emotionen sind nicht nur zu regulieren, sondern auch als positive aktuelle Befindlichkeit und Zustand des Wohlbefindens der Gesundheit zuträglich. Lutz (1990) bezeichnet positive Gefühle und „alles was der Seele gut tut" als „euthyme Ressourcen" (ebd. S. 88). Sie können als unmittelbarer Belastungsausgleich, aber auch als Puffer fungieren. „Bei Kranken hilft das aktuelle Wohlbefinden dabei, Beschwerden und Schmerzen besser zu ertragen." (Abele, 1991, S. 311). Negative Emotionen können abgebaut werden (vgl. Völker, 2008, S. 69).

Wesentliche Facetten aktuellen Wohlbefindens wurden von Becker (1991, S. 13-14) aufgelistet:

- positiv getönte Gefühle, z.B. Freude, Kompetenzerfahrung, Glück;
- positive Stimmungen, z.B. Wohlbehagen, Entspannung, Gelassenheit, Begeisterung, positive Erregung, „Flow", Glücklich-sein;
- positive körperliche Empfindungen, z.B. angenehme Müdigkeit, Vitalität, Lustempfindungen, Frische, Sich-fit-fühlen;
- aktuelle Beschwerdefreiheit.

Aus positiven Emotionen kann sich eine überdauernde Lebenszufriedenheit oder ein habituelles Wohlbefinden als relativ stabile Eigenschaft eines Menschen entwickeln (vgl. Becker, 1991), d.h. je öfter man sich wohlfühlt und positive Alltagserlebnisse (vgl. Brandstätter, 1991) hat, desto ausgeglichener und lebensfroher wird man.

Solche positiven Momente, euthyme Ressourcen und Wohlbefinden, können in kunsttherapeutischen Prozessen intensiv gefördert werden, z.B. durch Fröhlichkeit und Humor, Genusserleben oder „Flow".

Lachen und Humor, auch Ironie oder Sarkasmus, können dabei nicht nur die Stimmung heben, sondern genauso zu Problemumdeutungen oder Distanzierungen führen. Das Lachen hat sogar eine unmittelbare positive Wirkung auf den Organismus, d.h. auf das Immunsystem, das Herz und den Kreislauf. Die Wirkungen sind mit denen körperlicher Bewegung vergleichbar (vgl. Fry zit. in Viehhauser 2000, S. 136). „Humorvollen Interventionen" in der Kunsttherapie sollten allerdings behutsam und angepasst an die Situation eingesetzt werden, um die „Verletzungsgrenze des Gegenübers" nicht zu überschreiten (Völker, 2008, S. 72.

Auch der Genuss, wenn möglich mit vielen Sinnen ist für Lutz (1990) eine wichtige Ressource, die in belastenden Situationen aber manchmal nur schwer aktiviert werden kann. Er plädiert daher dafür das Genießen therapeutisch gezielt zu fördern (vgl. ebd., S. 90-95). Gestaltungsprozesse können die ästhetische Wahrnehmung und Erfahrung, vor allem über den Seh- und Tastsinn, und so das Genusserleben aktivieren.

Ästhetische Prozesse sind häufig auch mit dem von Csikszentmihalyi (1995; 2010a) thematisierten „Flowerleben" verbunden: der Fähigkeit, mit voller Konzentration und Aufmerksamkeit in eine Situation „einzutauchen" und sich dabei wohlzufühlen. Was außerhalb der Situation geschieht, wird nur noch bedingt wahrgenommen, Raum und Zeit kaum registriert, man ist auch emotional völlig im Augenblick des Erlebens versunken (vgl. Peez, 2007, S. 26). Damit einhergehend sind Anforderungen und Fähigkeiten ausgeglichen, sodass die Handlungsschritte fließend ineinander übergehen sowie Aktivität und Aufmerksamkeit verschmelzen können. Diese Erfahrungsprozesse lösen unmittelbar Glückserleben und Entspannung aus (vgl. Csikszentmihalyi (1995; 2010a). Titze (2008) betont in Bezug auf solche Erfahrungen in der Kunsttherapie, dass dieses Gefühl aber nicht nur auf die Dauer des Prozess der Gestaltung begrenzt ist, sondern sich „(...) ebenso im sinnlichen Medium als Erinnerung, als Kraft, als Ermutigung" widerspiegelt (ebd., S. 16).

Euthyme Ressourcen werden in der Kunsttherapie eingesetzt und angebahnt. Durch sinnliche Erfahrungsprozesse, erfolgreiche Handlungen, soziale Zuwendung, glückliche Umstände und Phantasietätigkeit (vgl. Becker, 1991, S. 31-36) können Empfindungen, Emotionen und die Qualität des Erlebens gefördert werden.

3.5. Kunsttherapeutische Wirkfaktoren in der Kinderkardiologie

Die Ressourcenförderung gehört zu den wesentlichen Wirkfaktoren, die bei chronisch herzkranken Kindern eingesetzt werden können. Kunsttherapie, die so ausgerichtet ist, intendiert vor allem positive Wechselwirkungen zwischen ressourcenfördernden, belastungsreduzierenden und -verarbeitenden Möglichkeiten der Kunsttherapie. Kunsttherapie kann im Prozess der Bewältigung der chronischen Erkrankung (vgl. Kapitel

2.7.1) vor allem moderierende Funktionen erfüllen, nicht nur durch die Förderung von Ressourcen- und Schutzfaktoren, sondern auch durch die Reduktion von Risikofaktoren oder den Abbau von Entwicklungsrückständen in den Bereichen der Wahrnehmung, Interaktion und Feinmotorik. Sie kann aber auch die Problem- und Emotionsregulation unterstützen und so emotionale oder soziale Probleme reduzieren oder verhindern. Werden Fertig- und Fähigkeiten gefördert, so können sogar Funktionseinbußen bzw. Behinderungen durch die Herzerkrankung verringert werden. Von den zahlreichen aus der Salutogenese (Antonovsky 1991; 1997; Viehhauser, 2000) und der Kunsttherapie (z.B. Rubin, 1993; Wichelhaus, 1999; Egger, 1991) resultierenden Wirkfaktoren, die schwerpunktmäßig erörtert wurden, werden nachfolgend einige für die Behandlung chronisch herzkranker Kindern in den Fokus gerückt:

- *Anregung der Auseinandersetzung mit der eigenen Lebenssituation* um unbewusste wie bewusste Erfahrungen, Empfindungen und eigene Realitäten nachempfinden, objektivieren sowie kommunizieren zu können und damit ihre Verarbeitung und Akzeptanz anzubahnen. Das Kind kann so *„vom passiv Erleidenden zum aktiv Handelnden werden"* (Schwarz, 2011, S. 283).
- *Unterstützung von Entlastung, Entspannung* zur Förderung von Erholung und Stressreduktion: zum Beispiel bei akutem oder überdauerndem Belastungserleben durch Krankheits- oder Behandlungserfahrungen, sozialen Problemen und Herausforderungen, die mit aktuellen Entwicklungsaufgaben zusammenhängen (vgl. Kapitel 2.5).
- *Verbesserung des Selbstwertgefühls* zur Förderung der Selbstsicherheit und des Kompetenzgefühls, um einen gesunden Kohärenzsinn zu entwickeln.
- *Unterstützung sozialer, interaktiver Kompetenzen* durch die Möglichkeit der interpersonalen Kommunikation und Interaktion im gruppentherapeutischen Setting.
- *Aktivierung künstlerisch-kreativer Fähigkeiten,* um einerseits das Selbstwert- und Kompetenzgefühl des Kindes zu stärken (s.o.) und anderseits den flexiblen, offenen und spontanen Umgang mit Problemen und Aufgaben als Form der Bewältigung zu erproben.
- *Ermöglichen von Erfahrungen euthymer Ressourcen* durch sinnliches Erleben und zweckfreies Gestalten, um Wohlbefinden, „Flow", Genuss, aber auch Lachen und Humor zu aktivieren.

3.6. Fazit

Die Kunsttherapie in der Kinderkardiologie basiert auf verschiedenen historischen und aktuellen Grundlagen der Disziplin, die insbesondere in der Kindertherapie anerkannt sind. Auch wenn es bislang keine einheitlichen, theoretischen Grundlagen für diesen Anwendungsbereich gibt, so ist die Bedeutung der Kunsttherapie in kindertherapeutischen Praxisfeldern unumstritten (vgl. Wichelhaus, 2011). Für die Kunsttherapie in der Kinderkardiologie sind der Ansatz der Pädagogischen Kunsttherapie sowie Erkenntnisse aus der psychodynamisch-

psychotherapeutisch orientierten, gestalttherapeutischen, heilpädagogischen und der familien- bzw. systemorientierten Kunsttherapie relevant. Der Forschungsstand zur Kunsttherapie in der Kinderkardiologie gibt Auskunft darüber, dass weitere Grundlagen- und Anwendungsforschung erforderlich sind, um in dem relativ neuem Anwendungsgebiet diese Therapieform wissenschaftlich zu legitimieren und praktisch zu etablieren.

Wesentliche Grundlage zur Kunsttherapie in der Kinderkardiologie ist die Kinderzeichnungsforschung, die mit dem Ansatz von Richter (2000a) nicht nur die Entwicklungsdiagnostik in wesentlichen Aspekten aktualisiert hat, sondern umfangreich auch auf Möglichkeiten der Analyse und Interpretation von Sonderentwicklungen verweist, wie sie auch bei vielen kardial erkrankten Kindern vorliegen. Dies können verschiedene Merkmale und Erfahrungen der Persönlichkeit sein, z.b. krankheitsbezogene Belastungen, aber auch Ressourcen und Kreativität des Kindes, deren Identifikation unter Einbezug weiterer anamnestischer Informationen und prozessbezogener Beobachtungen zum Kind wesentlich sind für die kunsttherapeutische Diagnostik und Therapieentscheidungen. Zusätzlich zu Richter wurden, in Hinblick auf die Grundlagen der Kinderzeichnungen, auch Modelle anderer Autoren ergänzend vorgestellt (z.B. Widlöcher, 1984; Meili-Schneebeli, 2000; Krenz, 1996; Widlöcher, 1984, Wichelhaus, 1997, 2000b, 2010b, 2003a, Sehringer, 1999).

Neben kindertherapeutischen Ansätzen in der Kunsttherapie und ausgewählten Modellen zur Kinderzeichnungsforschung basiert die theoretische Grundlage der Studie auch auf aktuellen gesundheitspsychologischen Konzepten, in denen ein modernes Verständnis von Gesundheit und Krankheit aufgezeigt wird, das neben physischen auch psychische und soziale Dimensionen berücksichtigt. Diese Vorstellungen sind wesentlich geprägt von Antonovskys Modell der Salutogenese (1991; 1997). Es basiert auf einem Gesundheitsverständnis, in dem die Bedeutung von Ressourcen (personale Ressourcen, Umfeld/ oder soziale Ressourcen, Ressourcen der Selbstregulation und Bewältigung, euthyme Ressourcen) maßgeblich ist. Darauf bezogen wurden Ressourcenklassifikationen für Kinder und Jugendliche erörtert, in denen auch Kreativität und künstlerische Fähigkeiten wichtige Ressourcen darstellen (vgl. Klemenz, 2003; Schneider & Pickartz, 2004; Vogt-Hillmann, 2002).

Das Potential der Kunsttherapie wurde bisher in der Theorie und Praxis der Gesundheitspsychologie und ihren Ressourcenerhebungen noch nicht berücksichtigt. Dazu fehlen bislang grundlegende Untersuchungen bzw. theoretische und praktische Nachweise, um den Dialog mit Vertretern der Gesundheitspsychologie zu eröffnen und die Ergebnisse integrieren zu können.

Gesundheitspsychologische Modelle und kunsttherapeutische Ansätze zeigen in vielen theoretischen Grundannahmen große Übereinstimmungen, sodass Ressourcenmodelle und -diagnostiken in der Planung und Evaluation kunsttherapeutischer Maßnahmen bei chronisch herzkranken Kindern sinnvoll einbezogen werden können.

D.h. die Kombination der Modelle in der praktischen Anwendung kann in besonderer Weise

zu einer Krankheits- und Belastungsreduktion führen. Unabhängig vom Schweregrad der Grunderkrankung, dem psychosozialen Belastungsgrad und der kognitiven Reife können je nach individueller Entwicklungs- und Bewältigungsphase eher entlastende präventive, fördernde, rehabilitative oder therapeutische Schwerpunkte gesetzt werden.

II. Empirische Untersuchung: Entwicklung, Durchführung und Evaluation eines kunsttherapeutischen Behandlungsmodells chronisch herzkranker Kinder in der Ambulanz

4. Zielsetzung, Fragestellung und Hypothesen

Das Ziel der vorliegenden Untersuchung ist es, ein kunsttherapeutisches Behandlungsmodell für chronisch herzkranke Kinder in der Ambulanz zu entwickeln, in der Praxis zu erproben, Bedingungen zur Anwendbarkeit zu definieren und zu prüfen, potentielle Wirkfaktoren aufzuzeigen und diese zu evaluieren.

In diesen Untersuchungsbereichen werden folgende Leitfragen fokussiert:

Zur Entwicklung und Umsetzung eines Behandlungsmodells:

Therapiekonzeptionierung

Wie sollte ein ambulantes kunsttherapeutisches Modell konzeptioniert werden, das geeignet ist, die Situation chronisch herzkranker Kinder zu erfassen, und welche kunsttherapeutischen Methoden eignen sich um sowohl die Förderung salutogener Ressourcen sowie die Entlastung pathogener Aspekte zu unterstützen?

Bedingungen der Anwendbarkeit

Wie lässt sich ein solches Angebot in die ambulante kinderkardiologische Behandlung integrieren? Wie wird es von den Patienten angenommen? Welche Erwartungen haben die Eltern, die eine Teilnahme ihrer Kinder an einem solchen Programm unterstützen und wie werden Ablehnungen begründet?

Zur Diagnose und Indikation für Kunsttherapie

Erhebung pathogener Faktoren

Lassen sich Belastungen auf der formal-strukturellen oder inhaltlichen Ebene von bildnerischen Tätigkeiten und Ergebnissen nachweisen, die eine ambulante Kunsttherapie rechtfertigen?

Erhebung salutogener Faktoren

Lassen sich salutogene Ressourcen nachweisen? Inwieweit manifestieren sich diese Ressourcen in Kinderzeichnungen und bildnerisch-kreativen Verhaltensweisen? Können diese operationalisiert werden und wenn ja, wie?

Zu Wirksamkeitsnachweisen:

Können Therapieerfolge nachgewiesen werden, die belegen, dass durch die kunsttherapeutische Intervention salutogene Ressourcen und die psychische Gesundheit chronisch herzkranker Kinder verbessert sowie Belastungen reduziert werden?

Die allgemeine Forschungshypothese für dieses Vorgehen ist die Annahme, dass durch eine kunsttherapeutische Behandlung salutogene Ressourcen gefördert und eine Entlastung von krankheitsbedingten, pathogenen Aspekten unterstützt werden können.

Aus den theoretischen Grundlagen (Kapitel 1 bis 3), den Zielsetzungen und Fragestellungen werden folgende Hypothesen für die Untersuchung abgeleitet:

- Eine chronische Herzerkrankung im Kindesalter ist für das Kind eine besondere Herausforderung mit Risiken für die psychische Gesundheit, sodass eine therapeutische/ präventive Unterstützung notwendig ist.

- Belastungen der Kinder werden auf der formal-strukturellen und inhaltlichen Ebene von Gestaltungen manifest, wodurch sich eine Indikation für Kunsttherapie als Behandlungsmaßnahme empirisch begründen lässt.

- Die Heterogenität chronisch herzkranker Kinder, die sich durch Schweregrad der Erkrankung, das Ausmaß psychischer Belastungen oder Störungen sowie die individuellen Entwicklungs- und Bewältigungsphasen stark unterscheiden (vgl. Kapitel 1 und 2), verlangt nach einer ganzheitlichen Herangehensweise in der je nach Bedarf die Zielsetzungen der Interventionen variieren und z.B. eher entlastend, stabilisierend, entwicklungs- und ressourcenfördernd etc. ausgerichtet werden kann.

- Durch kunsttherapeutische Interventionen werden salutogenetische Ressourcen kurz- und langfristig gefördert. Sie sind im Ausdrucksverhalten der Kinder auf der Bild- und Verhaltensebene nachweisbar.

- Eine ambulante Kunsttherapie eignet sich für chronisch herzkranke Kinder dann, wenn sie primär ressourcenorientiert ausgerichtet ist am natürlichen Ausdrucksverhalten der Kinder ansetzt und als ein Behandlungsangebot von Eltern -auch von denjenigen mit großer Skepsis gegenüber psychosozialen Maßnahmen- angenommen werden kann.

- Die gesundheitsbezogene Lebensqualität des chronisch herzkranken Kindes wird durch eine kunsttherapeutische Behandlung erhöht.

5. Forschungsmethodik und Untersuchungsdesign

Ausgehend von diesen Fragestellungen und Hypothesen wurden Überlegungen zu einem Untersuchungsdesign durchgeführt. Die Verifizierung oder Falsifizierung der Hypothesen sollten mittels einer empirischen Untersuchung erfolgen, die anhand einer Stichprobe durchgeführt wird. Es handelt sich dabei um Interventions- und Evaluationsforschung, deren Funktionen in der Praxis häufig nicht klar voneinander trennbar sind (vgl. Bortz & Döring, 2006, S. 102). Gleichzeitig wird dem *„Paradigma qualitativer Sozialforschung"* gefolgt, das Domma (2011, S. 327) für eine anwendungsorientierte Prozessforschung in der Kunsttherapie als besonders sinnvoll bewertet.

Die Auswahl der Forschungsmethodik wird auch determiniert durch Besonderheiten der Untersuchungsstruktur. Diese ist geprägt durch allgemeine, aber auch spezifische Aspekte des Untersuchungsfeldes der ambulanten Kinderkardiologie.

Allgemeine Probleme ergeben sich aus den Schwierigkeiten, kunsttherapeutische Interventionen nach den in der Medizin geltenden methodischen Standards zu evaluieren. Diese sind z.B. bedingt durch die Komplexität der Prozesse, der Individualität und Eigenaktivität der Patienten und die Bedeutung der therapeutischen Beziehung (vgl. Seligman, 1995; Dick & Kringler, 2007; von Spreti, 1999). Oft liegen bei den Patienten eher multiple Probleme vor und nicht ein klar diagnostiziertes Symptom, welches verringert werden soll (vgl. Seligman, 1995). Hinzu kommen Besonderheiten durch die Kunsttherapie als Behandlungsmethode, die darin bestehen, dass nicht nur die Resultate, sondern auch der Gestaltungs- bzw. Herstellungsprozesse therapierelevant ist und wesentliche diagnostische Erkenntnisse liefert. Bildnerische Materialien als disziplinspezifische Instrumente sind deshalb für die Erforschung kunsttherapeutischer Interventionen und ihrer Wirkungen angebracht und aktuell (vgl. Wichelhaus, 2008; Petersen, 2002; Sinapius & Ganß, 2007). Die dabei eingesetzten künstlerischen Mittel sind ein erkenntniserweiternder Faktor. Sie erhöhen aber gleichzeitig auch die Komplexität der Prozesse und bereiten Probleme in der Operationalisierung von Kriterien für Wirkungsanalysen nach wissenschaftlich anerkannten Methoden. Alle Kunsttherapeuten, die sich mit solchen Problemen befassen, z.B. Gruber (2002; 2011), Petersen (2002), Wichelhaus (2008b; 2010b; 2007) u.a., weisen darauf hin, dass hier ein Desideratum kunsttherapeutischer Forschung besteht.

Spezifische Bedingungen des Untersuchungsfeldes sind der Neuheitsgrad einer ambulanten Kunsttherapie, deren Etablierung in den Anfängen steht. Damit hängt auch zusammen, dass bei Eltern die Bereitschaft zur regelmäßigen Teilhabe ihrer Kinder an diesem Angebot erst noch entwickelt und gefördert werden muss. Aus diesem Grund konnte für die Untersuchung nur eine kleine Gruppe an Teilnehmern gewonnen werden, die sich zudem noch in Alter und Reife sowie im Schweregrad der Erkrankung unterschieden (Kapitel 7.1.2 und 7.1.3). Das hatte zur Folge, dass Vergleiche und Verallgemeinerungen nur bedingt möglich waren. Hinzu kommt der hohe Innovationscharakter der Untersuchung, der durch die geringe Erfah-

rung und Erforschung der Kunsttherapie in der Kinderkardiologie gegeben ist. Ambulante Angebote für Kinder mit Herzerkrankungen wurden bislang nicht berücksichtigt. Die Fragen an das Untersuchungsfeld sind entsprechend breit.

Die Forschungsmethodik ist aufgrund der beschriebenen Ausgangssituation *explorativ* und *qualitativ* ausgerichtet. So kann eine Variationsbreite an Methoden zugelassen und der Blick auf das Untersuchungsfeld offen gehalten werden. Diese Methodik, orientiert an der qualitativen Sozialforschung, ist vor allem für neue Forschungsbereiche geeignet wie sie in dieser Untersuchung gegeben ist, da hier am Anfang in der Regel eine Erhebung relativ unstrukturierter Daten steht, aus denen sich im Untersuchungsverlauf Sinnstrukturen und neue Erkenntnisse entwickeln lassen (vgl. Kelle & Kluge, 2010, S. 17). Unerwartete Nebeneffekte und bisher unbekannte Sachverhalte können mit offenen, explorativen Verfahren besser erkannt werden. Dadurch steht nicht nur der „Output" der Untersuchung im Blick, sondern auch Details, die Veränderungsprozesse dokumentieren können (vgl. Bortz & Döring, 2006, S. 110).

Neben den qualitativen Methoden werden auch *quantitative Verfahren* einbezogen. Dabei handelt es sich um solche Verfahren, die Ergebnisse aus Teilbereichen durch in der Psychologie und Kunsttherapie erprobte Verfahren stützen können. Es werden statistische Daten gewonnen, aus denen Häufigkeiten generalisiert werden.

D.h. es wird in der Forschungsmethodik mit der *Triangulation* gearbeitet, die es erlaubt, durch den Einsatz verschiedener Verfahren der Datenerhebung und Auswertung, unterschiedliche Perspektiven bei der Beantwortung von Forschungsfragen einzunehmen und damit die Erkenntnisse zu erweitern (vgl. Flick, 2004, S. 12). Mit dieser Forschungsstrategie *„Untersuchungsfragen mehrperspektivisch zu beantworten"* wird berücksichtigt, dass sich Veränderungen durch Kunsttherapie sowohl *„in standardisierten Tests, als auch im kreativen Ausdruck von Bildern"* und Verhalten zeigen können (Ehemann, 2012, S. 138). Erkenntnisse eines Verfahrens können durch ein anderes bestätigt oder überprüft werden (Siehe Kapitel 7.2).

Das Untersuchungsdesign enthält Erhebungen im *Prä-Post-Design* und *Prozessanalysen*. Daten der Eingangs- und Abschlusssituation (Fragebogen zur gesundheitsbezogenen Lebensqualität KINDL-R, Menschzeichnungen unter besonderer Berücksichtigung emotionaler Faktoren) werden zu Beginn (1. bis 4. Sitzung) und abschließend nach der Behandlung gesammelt um einerseits therapierelevante Anamnesen zu erheben und anderseits eine vergleichende Analyse der Eingangs- und Abschlusssituation durchzuführen (Siehe Kapitel 7.2).

In den Prozessanalysen zur Feststellung von Veränderungen im Ausdrucksverhalten während der kunsttherapeutischen Behandlungen werden sowohl Bildnereien, als auch Verhaltensbeobachtungen berücksichtigt. Inwieweit sich in Bildern und Prozessen Wirkfaktoren im Zusammenhang mit den therapeutischen Zielen evaluieren und operationalisieren lassen, ist eine besondere Aufgabe der Forschungsmethodik dieser Studie. Dabei kann nur teilweise auf

Wirkanalysen aus anderen kunsttherapeutischen Studien zurückgegriffen werden. Die Besonderheit des Untersuchungsfeldes (s.o.) erfordert, wie schon erwähnt, Analysekonzepte, die explorativ entwickelt werden mussten. Insbesondere die Auswertung von Belastungen und Krankheitserfahrungen sowie die von salutogenen Ressourcen, auch im Zusammenhang mit interaktiven Faktoren, müssen entsprechend der Untersuchungsintentionen erfasst werden. Dabei liegt der Fokus auf wiederkehrende Merkmale sowie Veränderungen im Gesamtverlauf in den Bereichen psychische Themen, Emotionalität, Selbstwert, künstlerisch-kreative Fähigkeiten, soziale Kompetenzen (Kapitel 7.2.3). Beobachtungen zu Verlauf und möglichst genaue Erfassung des therapeutischen Prozesses untermauern das Gesamtergebnis im Sinne einer „prozessualen Korrespondenz" (vgl. Kiene, 2001, S. 52-54).

In einem katamnestischen Leitfadeninterview mit Eltern und Kindern (Kapitel 7.2.6) wird die Sichtweise des Forschers nach dem Prinzip des Experteninterviews in Teilbereichen um die Beobachtungen der im empirischen Feld involvierten Personen erweitert (vgl. Gläser & Laudel, 2009).

Die abschließende Auswertung des Datenmaterials ist auch hermeneutisch[40], d.h. erklärend und verstehend ausgerichtet. In der Auswertung qualitativ erhobener Daten, d.h. der Bild- und Prozessanalysen, und der Transkriptionen der Leitfadeninterviews, werden zur Gewährleistung weitestgehender Nachvollziehbarkeit die Prinzipien einer systematischen Inhaltsanalyse in Anlehnung an die Grounded Theory (vgl. Glaser & Strauss, 2005) und die qualitative Inhaltsanalyse (Mayring 2005) zugrunde gelegt, die computergestützt nach Friese (2012) durchgeführt wird. Auffälligkeiten, Zusammenhänge und wiederkehrende **Phänomene in der gesamten Untersuchungsgruppe** oder in Teilgruppen können so erfasst werden.

Die quantitativ erhobenen Daten durch den Fragebogen zur gesundheitsbezogenen Lebensqualität durch den KINDL-R (vgl. Ravens-Sieberer & Bullinger, 2000) und durch die Erfassung von Entwicklungs- und Persönlichkeitsmerkmalen anhand von Menschzeichnungen werden vorwiegend deskriptiv ausgewertet (Kapitel 7.2.4 und 7.2.5). Eine analytische Statistik kann aufgrund der geringen Stichprobengröße nur bedingt in Bezug auf die Ergebnisse des KINDL-R durchgeführt werden. Zusätzlich zu den Analysen mit Blick auf die gesamte Untersuchungsgruppe werden einzelne Kasuistiken nach dem Prinzip des **Kausalerkennens am Einzelfall** auf der Basis interner Evidenz abbildender Korrespondenzen („cognitive based medicine", Kiene, 2001) detaillierter dargestellt (vgl. Kiene, 2002; 2001; Kienle & Kiene, 2009).

[40] Mit der „Hermeneutik (griech. Auslegekunst)" als Grundlage vieler qualitativer Forschungsmethoden, z.B. der Inhaltsanalyse, *„ist die Lehre der Deutung und Interpretation von Texten bzw. in erweiterter Form auch anderer Objekte"* (Bortz & Döring, 2006, S. 303) gemeint.

6. Entwicklung eines Behandlungsmodells für den ambulanten kinderkardiologischen Bereich

Aufgrund der spezifischen Forschungssituation für die geplante Studie und den bislang fehlenden kunsttherapeutischen Ansätzen und Methoden für das Untersuchungsfeld ist die Entwicklung eines Konzeptes erforderlich, in dem praxisbezogen die spezifischen Belange herzkranker Kinder in ambulanter Betreuung berücksichtigt werden. Für die Entwicklung eines solchen Konzeptes kann einerseits zurückgegriffen werden auf vorhandene Ansätze und Ergebnisse der Kunsttherapie mit Kindern (Kapitel 3.1 und 3.3), anderseits auf spezifische Erkenntnisse mit kunsttherapeutischen Maßnahmen stationär behandelter kardial erkrankter Kinder, die insbesondere mit der Untersuchung von Mathar (2010) vorliegen (Kapitel 3.2 und 3.3.5).

6.1. Ziele und Inhalte

Ziele und Inhalte des für diese Klientel entwickelten Behandlungsmodells intendieren, entsprechend der wichtigsten Wirkfaktoren in diesem Anwendungsbereich (Kapitel 3.5), einen Beitrag im Bewältigungsprozess chronischer Erkrankung zu leisten. Dazu gehören vor allem die Förderung von Ressourcen- und Schutzfaktoren sowie die Reduktion von Risikofaktoren. Verbunden mit diesen Zielen ist eine Verbesserung der allgemeinen Gesundheit.[41] D.h. es sollen einerseits pathogene Faktoren, wie Belastungen, Sorgen, Ängste, psychosoziale Probleme etc. bildnerisch ausgedrückt werden, damit eine erste Entlastung stattfinden kann. Anderseits werden gesundheitserhaltende und -fördernde Momente gestärkt. Diese Intentionen sind auf unterschiedliche, zeitlich determinierte Erfahrungsmomente ausgerichtet. D.h. Vergangenes und Gegenwärtiges wird bearbeitet und es wird im Sinne der Prävention angestrebt, die Kinder auch auf ihre Zukunft auszurichten und dafür positive Ziele zu adaptieren. Der letzte Gesichtspunkt ist deshalb besonders wichtig, weil die chronische Herzerkrankung als potentieller Stressfaktor immanent bleibt.

Zusammenfassend und in einer Übersicht strukturiert lassen sich die Zielsetzungen für ein kunsttherapeutisches Konzept für die Ambulanz herzkranker Kinder wie folgt darstellen:

[41] Der Begriff der allgemeinen Gesundheit bezieht sich auf ein multidimensionales Verständnis von Lebensqualität, die psychische, physische, mentale, soziale und verhaltensbezogene Komponenten einschließt (Kapitel 3.4.1).

1. Belastungsreduktion, Krankheitsverarbeitung, und -akzeptanz • Entlastung und Entspannung bei Stress, Anspannung, Sorgen • Auseinandersetzung mit der eigenen Lebenssituation, z.b. durch ästhetische Bearbeitung von Themen mit lebensgeschichtlicher Bedeutung • Förderung eines selbstbewussten und offenen Umgangs mit der eigenen Herzerkrankung
2. Förderung ausgewählter salutogener Ressourcen • Entwicklung und Steigerung von Selbstwert- und Kompetenzgefühlen und dem Kohärenzsinn • Verstärkung und Entfaltung künstlerisch kreativer Ressourcen • Vermittlung von „Flowerleben", Genuss, Wohlbefinden, Erholung • Anbahnung sozialer, interaktiver Kompetenzen z.b. durch Kommunikation innerhalb der Gruppe
3. Verbesserung der gesundheitsbezogenen Lebensqualität

Abbildung 6 Zielsetzungen eines kunsttherapeutischen Konzeptes für die Ambulanz herzkranker Kinder

6.2. Methoden

Um diese Ziele zu erreichen werden drei wesentliche Schwerpunkte für die Methodik ausgewählt.

• Verfahren, die zur Interaktion anregen

• Verfahren, die zu Ressourcen-, Wahrnehmungs- und Kreativitätsförderung beitragen

• Themen, die zur Auseinandersetzung mit lebensgeschichtlicher Bedeutung anregen

Im Rahmen dieser methodischen Schwerpunkte sollen motivbezogene Themen und aufgabengebundene Verfahren mit freien, selbstgewählten künstlerischen Aufgaben kombiniert werden. Dies geschieht, um balancierende Möglichkeiten für therapeutische Prozesse zu eröffnen, in denen gezielte therapeutische Interventionen mit der Wahrung der Autonomie des Kindes sich auszudrücken und mitzuteilen möglichst ausgeglichen angeboten werden (vgl. Wichelhaus, 2010a, S. 234).

Aufgabengebundene Themen und Verfahren im Sinne der oben genannten Ziele sollen jedoch so offen gestellt werden, dass die Kinder entsprechend ihrer individuellen Krankheitssituation und ihrer Möglichkeiten und Bedürfnisse eigene Wege der Konkretisierung haben. Geeignet sind u.a. imaginative Verfahren und Fantasiegeschichten auch mit Bezug zur Märchentherapie (Schulze, 2003; Wichelhaus, 2003b, Baer, 2007; Schemmel, Selig, & Janschek-Schlesinger, 2008), Dialogisches Gestalten (Schmeer, 2003; Wichelhaus, 1999; Leutkart & Wieland, 2004), spielerische auch interdisziplinäre Verfahren (Winnicott, 2006; Günter, 2008, Kramer, 2003, Schottenloher, 1992), plastisches Gestalten (Kramer, 2003; Wohler, 2013), experimentelle Verfahren und Zufallstechniken (Baer, 2007; Leutkart & Wieland,

2004) sowie multimodale Verfahren wie z.B. die Kombination von Bewegung und Malen (Marbacher-Widmer, 1991).

Im Rahmen des für die Untersuchung entwickelten kunsttherapeutischen Modells für chronisch herzkranke Kinder wurden folgende Verfahren innerhalb der oben aufgezeigten methodischen Schwerpunkte differenziert und konkretisiert:

Verfahren, wie Gruppenbilder und Gruppenprojekte, die zur Interaktion anregen um die eigene Balance zwischen Anpassung und Durchsetzung innerhalb der Gruppe zu finden

- Gruppenbilder und Gruppenprojekte
- Arbeitsteilige und arbeitsgleiche Verfahren
- Simultan oder im Wechsel gemalte Bilder
- Verbal begleitete oder nonverbal ausgerichtete Verfahren

Verfahren, die zu Ressourcen-, Wahrnehmungs- und Kreativitätsförderung beitragen, die Freude am Gestalten wecken und Fähigkeiten bewusst machen

- Freies Gestalten
- Gestalten nach Fantasiereisen und Fantasiegeschichten
- Experimentelle Materialerprobungen
- Zufallsabhängige Verfahren
- Biografisch orientierte künstlerische Auseinandersetzungen

Themen und Prozesse, die zur Projektion und/oder Auseinandersetzung mit eigenen Erfahrungen und Erlebnissen anregen

- Selbstdarstellungen, Selbstbegegnungen
- Körperwahrnehmungen und Körperinszenierungen
- Wunschbilder, Wunschträume
- Märchenmotive als Projektionsfläche
- Verhüllen, Verstecken, Entdecken, Sichtbarmachen

6.3. Interventionsstrategien

Die Interventionsstrategien im kunsttherapeutischen Setting für chronisch herzkranke Kinder in der Ambulanz sind durch eine Reihe von Maßnahmen geprägt, die nicht nur die Rolle des Therapeuten definieren, sondern auch die Kommunikationsformen, die Themen und Aufgabenstellungen, die Beziehung der teilnehmenden Kindern und den Einbezug des Umfeldes.

Die Rolle des Therapeuten

Im Rahmen der Interventionsstrategien ist die Rolle des Therapeuten eine maßgebliche Komponente. Sie wird vorwiegend darin gesehen, innere und äußere Strukturen zu schaffen, um die Entwicklung der Kinder zu unterstützen sowie therapeutische Prozesse zu induzieren und zu begleiten. Dabei geht es darum sich als Therapeut in den Prozess einzufühlen, ihn zu strukturieren, negative Stimmungen unter den Gruppenmitgliedern aufzufangen bzw. Spannung abzubauen, das Gemeinschaftsgefühl zu stärken und damit eine angenehme und schützende Atmosphäre als Arbeits- und Vertrauensgrundlage zu schaffen (vgl. Steinbauer & Taucher, 1997). Gleichzeitig muss der Therapeut im Umgang mit chronisch kranken Kindern auch eine animierende, motivierende Funktion erfüllen um spielerische Elemente zu fördern als Voraussetzung für Kreativität und lustvolles Gestalten (vgl. Kruse, 1997, S. 36). Dabei sollte die unterstützende, künstlerische Fähigkeiten erweiternde Funktion nicht vernachlässigt werden. Für Domma (1993a) sollte jeder Therapeut flexibel und

> „(...) je nach den Erfordernissen der therapeutischen Situation" reagieren. Z.B. „durch authentische, humorvolle, die gesunden Anteile fördernde, von Konflikten ablenkende, empathische, verständnisvolle, konkrete, stärkende, motivierende, klare Vereinbarung treffende, strukturierende Verhaltensweisen" die „immer eindeutig auf der Ebene der Alltagsrealität angesiedelt" sind. (ebd., S. 23)

Aus diesen Überlegungen lassen sich sieben wesentliche Aspekte zur Rolle des Therapeuten ableiten, die das Behandlungskonzept für die vorliegende Studie konkretisieren:

Offenheit und Flexibilität

Wie bereits im Zusammenhang mit den Methoden erörtert wurde, sollten freie Gestaltungen und aufgabengebundene Themen sinnvoll kombiniert werden. Für diese Klientel geeignete Themen lenken den Fokus des Kindes auf Inhalte, denen im Rahmen des Konzeptes therapeutische Bedeutungen zugerechnet werden. Freie Themen werden als Form des Respekts gegenüber dem Kind, seiner Meinung, seinen Wünschen, seinen Assoziationen und Interessen verstanden (vgl. Rubin, 1993, S. 39) und eingesetzt, um Freiheit und Selbstständigkeit zu vermitteln sowie die Möglichkeit zu bieten, eigene symbolische Formulierungen für persönliche Situationen zu finden. Auch im Rahmen strukturierter Interventionen ist eine flexible Grundhaltung wichtig, um auf individuelle und gruppenspezifische Belange reagieren zu können. Flexibilität bedeutet in diesem Sinne:

> „(...) situationsbezogen zwischen medialen und beziehungsmäßigen Aspekten der Interventionen wechseln zu können, um erste Kontakte und erstes Gestalten konstruktiv zu bewältigen, den Gestaltungsprozess zu unterstützen sowie Krisensituationen möglichst früh begegnen zu können. Flexibilität bezieht sich" u.a. „auf die Art der ikonographischen Eigenarten des Mediums" (Domma, 1993b, S. 245)

Verbale und nonverbale Kommunikation

Sowohl der nonverbalen Kommunikation wie auch der verbalen Kommunikation werden in der Kunsttherapie bei chronisch herzkranken Kindern wesentliche Funktionen zugerechnet. Die Förderung des nonverbalen Ausdrucks und der Kommunikation über Bildinhalte und Symboliken ist von grundlegender therapeutischer Bedeutung (Kapitel 3.3). Das verbale Gespräch ist eine begleitende und ergänzende Komponente im Beziehungsaufbau, in dem gezielt Interesse bekundet, Ängste und Äußerungsbarrieren verringert und eine Vertrauenssituation gefördert werden können. (vgl. Richter-Reichenbach, 2004, S. 21) Es ist außerdem zum Austausch von Lebenserfahrungen wesentlich und kann weitere therapeutische Interventionen prägen.

Während der Gestaltungsprozesse können Gespräche stattfinden, die scheinbar ohne inhaltlichen Bezug zum bildnerischen Geschehen stehen, jedoch viele therapeutisch wichtige Mitteilungen enthalten. Vor allem älteren Kindern und Jugendlichen fällt es oft leichter, während des aktiven Gestaltens von sich zu erzählen, als in einem eigens dafür angesetzten therapeutischen Gespräch, auch wenn der Gestaltungsinhalt davon unabhängig wirkt. Durch den Gestaltungsprozess werden Erfahrungen und Erinnerungen aktiviert, auch solche mit biografisch bedeutsamen Inhalten. Die Kommunikation über die eigenen Bilder kann das Verstehen von Nöten und Bedürfnissen ergänzen. Die Gespräche finden deshalb sowohl prozessbegleitend als auch am Ende von Therapiestunden statt. Dabei ist eine analytische Vorgehensweise zur Aufdeckung unbewusster Motive als Gesprächsinhalt mit Kindern aus entwicklungspsychologischen Gründen häufig nicht sinnvoll (vgl. Wichelhaus, 2000a, S. 25).

Es kann jedoch therapeutisch induziert sein, besonders bei sehr problematischen Lebenssituationen, dass Gestaltungsprozesse rein nonverbal ausgerichtet werden, um die Konzentration auf den Prozess und eine intrapsychische Kommunikation zu unterstützen und Ablenkungen davon oder Blockaden durch verbale Kommentare, auch durch die anderer Kinder, zu vermeiden.

Kenntnisse über Erkrankungsarten und Belastungen chronisch herzkranker Kinder

Für die kunsttherapeutische Intervention ist ein Grundwissen um Anamnese, Symptome, Behandlungserfahrungen und Folgen der Herzerkrankung eines Kindes unabdingbar. (vgl. Kapitel 1) Diese Kenntnisse ermöglichen individualisierte Maßnahmen beim Aufbau des kunsttherapeutischen Kontaktes und der Durchführung von verbalen oder bildlich-nonverbalen Interventionen.

Generell ist ein offener Umgang mit dem Thema der Herzerkrankung sinnvoll. D.h. die Themen von Krankheits-, Krankenhaus- und Behandlungserfahrungen werden nicht tabuisiert, sondern besprochen, wenn ein Bedürfnis besteht. Fragen und Austausch der Kinder hierzu untereinander werden aufgegriffen und gefördert. Auch Lachen und Humor im Umgang mit

belastenden Erfahrungen kann kreatives Potential befördern und Distanzierungen in entlastender Form ermöglichen, ohne dass die Ernsthaftigkeit der Thematik negiert wird.

Interesse am Kind, Erkennen von Ressourcen und Kompetenzen, Akzeptanz von Bedürfnissen und Schwächen

Im Sinne der Ressourcenorientierung und -aktivierung ist es wichtig, die Individualität des Kindes wahrzunehmen und potentielle personale oder soziale Ressourcen zu erkennen. Das Kind wird nach dieser Auffassung als ein Experte seiner Selbst verstanden. Offensichtliche, aber auch bisher unentdeckte Potentiale werden gemeinsam aufgespürt. Damit erfährt das Kind eine besondere Wertschätzung. Die Aufmerksamkeit wird auf die Dinge gelenkt, die es kann. Dadurch erlebt es eine Selbstwertsteigerung. Diese kann kompensatorischen Wert haben im Hinblick auf Erlebnisse, Erfahrungen und das Gefühl krank und eingeschränkt leistungsfähig zu sein. Gleichzeitig werden die Kinder mit diesen Maßnahmen herausgefordert, Neues zu probieren und Dinge selber in die Hand zu nehmen. Sie sollen erfahren, dass ihre Handlungen und Entscheidungen wertvoll und wichtig sind.

Gruppengefühl stärken

Das Wohlbefinden innerhalb der Gruppe soll gestärkt werden. Achtsamkeit als Grundhaltung soll dafür in den Therapiesitzungen vermittelt werden. D.h. jedem Kind wird Raum gegeben sich mitzuteilen und gleichzeitig anderen Kindern zuzuhören und ihre Mitteilungen zu achten. Das schließt nicht aus, mit jedem Kind Einzelkontakte auch während der Gruppenarbeit zu pflegen. Nicht nur gemeinsame Gestaltungen sondern auch der Austausch ähnlicher Erfahrungen kann das Gruppengefühl stärken. Das Verantwortungsgefühl für die anderen Kinder in der Gruppe wird durch viele gemeinsame Aktivitäten und in Gesprächen zwischen den Kindern angebahnt und gefestigt.

Atmosphäre des Vertrauens

Um Entspannung und Entlastung herbeizuführen, aber auch für die Bereitschaft, sich mit sich selber und der spezifischen Situation kreativ-bildnerisch auseinanderzusetzen, ist Wohlbefinden und Vertrauen erforderlich. Dabei ist auch die momentane Stimmungslage des einzelnen Kindes zu beachten.

Den Kindern werden deshalb je nach aktueller Stimmung Möglichkeiten der Entspannung oder die Konzentration auf wichtige Lebensthemen angeboten. Das können z.B. sinnlich-haptische Erfahrungen sein, die tiefe emotionale Empfindungen auslösen oder der spielerisch-experimentelle Umgang mit Materialien, Bewegung, Musik etc. Dies geschieht nicht nur um aktuelles Ungleichgewicht im Befinden der Kinder gezielt auszugleichen, sondern auch im Sinne eines „euthymen Puffers" (Kapitel 3.4.5.4, S. 102), d.h. auch aktuell gute Stimmungslagen werden unterstützt, um eine allgemeine, emotionale Stärkung anzubahnen, die sich positiv auf Wohlbefinden und Belastungsfähigkeit auswirken kann.

Einbezug der Eltern

Haben Eltern eine positive Einstellung zu kunsttherapeutischen Maßnahmen, kann ein direkter oder indirekter Einbezug sinnvoll sein. Sie können wichtige, zusätzliche Informationen und Hinweise aus dem familiären alltäglichen Erfahrungsfeld des Kindes geben, die über das hinausgehen, was die Therapeutin wahrnimmt. Eine supportive Haltung der Eltern kann die Kunsttherapie für das Kind als wichtige Maßnahme aufwerten.

Doch nicht nur die Beziehung zwischen Therapeut und Kind kann durch den Einbezug der Eltern bereichert werden. Auch Eltern können davon profitieren, z.b. indem sie erfahren, welche bisher selten oder nie wahrgenommenen Kompetenzen oder auch positiven Verhaltensweisen ihr Kind in der Kunsttherapie abrufen kann.

Der Kontakt mit den Eltern sollte daher von Beginn an gezielt gefördert werden, indem ein regelmäßiger Austausch prozessbegleitend stattfindet. Werden die Kinder von ihren Eltern abgeholt, kann bei entsprechendem Interesse auch eine Öffnung der Abschlussphase einer Sitzung erfolgen, indem den Eltern die Gestaltungsergebnisse vermittelt werden. Wie diese zusätzliche Phase strukturiert werden kann, ob mit allen Kindern oder nur mit dem jeweiligen Kind, hängt von der therapeutischen Gruppensituation ab.

6.4. Materialien

In der kunsttherapeutischen Behandlung von chronisch herzkranken Kindern in der ambulanten Kinderkardiologie werden verschiedene Materialien zur Verfügung gestellt, die sowohl spielerische, regressive, erlebnisbezogene Prozesse einleiten, als auch strukturierend, organisierend und ergebnisbezogen verwendet werden können.

Mathar (2010), die ein ähnliches Materialkonzept bei kardial erkrankten Kindern eingesetzt hat, befürwortet insbesondere *„Ästhetische Materialien und Verfahren, die therapeutische Prozesse wie Regression, Katharsis, Kommunikation und Interaktion anbahnen"* (ebd., S. 173). Sie empfiehlt dafür z.B. zeichnerische Materialien wie Blei- und Buntstifte oder Wachs- und Ölkreiden; Malmaterialien als feste oder flüssige Farben; Plastilin und Ton zum plastischen Gestalten; unterschiedliche Papiere auch farbig oder aus Illustrierten als Mal- und Zeichengründe und zum Collagieren sowie diverse Bastelmaterialien (vgl. ebd., S.173-190).

Das Repertoire der für die Untersuchung ausgewählten Materialien orientiert sich an den kunsttherapeutischen Erfahrungen von Mathar (2010). Es beinhaltet:

Zeichnerische Materialien, die geeignet sind strukturierend zu wirken und zu starken Handlungs- und Erzählstrukturen in Bildern einladen:

- Buntstifte
- Bleistifte
- Ölkreiden

- Pastellkreiden

Öl- und Pastellkreiden erfüllen doppelte Funktionen. Sie können zeichnerisch, aber auch malerisch verwendet werden.

Materialien, mit denen das Erleben emotionaler Prozesse angeregt werden kann (zwischen positivem Erleben, Entspannung und Kontrollabgabe):

- Öl- und Pastellkreiden
- Gouachefarben
- Fingerfarben

Insbesondere die flüssigen Farben können emotionale Prozesse auslösen. Ihr Einsatz sollte deshalb behutsam erfolgen, da manche Kinder Blockaden gegenüber solchen Malmaterialien haben (Sauberkeitserziehung), andere im Umgang damit von undifferenzierten, nicht mehr steuerbaren Gefühlen überschwemmt werden.

Weitere Materialien, die zum Plastizieren, Collagieren oder Basteln geeignet sind:

- Ton
- Illustriertenpapiere
- Stoffe, farbige Pappen, Kordel, Kleber, Schere, Moosgummi
- Pappkartons

Sie stellen eine wertvolle Ergänzung zu den traditionellen Zeichnen- und Malmaterialien dar und können bei vielen Kindern in besonderer Weise haptische Erfahrungen, konstruktives Gestalten oder kreativ-experimentelle Prozesse fördern.

Außerdem werden Malgründe in verschiedenen Formaten (Din A4, Din A3, Din A2), und Qualitäten angeboten sowie unterschiedlich große Leinwände.

Alle Materialien stehen allen Kindern zur Verfügung und können entsprechend ihrer Interessen und Vorlieben frei gewählt oder abhängig von einer therapeutischen Zielsetzung eingegrenzt und vorgegeben werden.

6.5. Planung der kunsttherapeutischen Behandlungsmaßnahmen (Rahmenbedingungen)

6.5.1. Die Kinderkardiologie im Herzzentrum der Universität

Das kunsttherapeutische Vorhaben wurde an der Kinderkardiologie des Herzzentrums der Universität zu Köln im ambulanten Bereich durchgeführt. Zur Kinderkardiologie gehören hier eine kinderkardiologische Ambulanz und eine Station. Außerdem findet eine enge Zusammenarbeit mit der Intensivstation der Universitätskinderklinik Köln und der Intensivstation

1D statt, in der schwer herzkranke Kinder oder frisch operierte Kinder behandelt werden, bevor sie auf die Station der Kinderkardiologie verlegbar sind.

In der kinderkardiologischen Ambulanz der Klinik werden jährlich etwa 5.000 Kinder und Jugendliche mit Herzerkrankungen behandelt, stationär jährlich etwa 800 Patienten. Eine Spezialisierung der Kinderkardiologie im Herzzentrum der Universität zu Köln ist die Kinderherzchirurgie, vor allem in der Behandlung komplexer Herzfehler, aber auch die Behandlung von Herzrhythmusstörungen mit unterschiedlichen Ursachen nach modernsten Verfahren. Patienten aus dem nahen Umkreis, aber auch aus ganz Deutschland, sogar aus dem Ausland, werden zur Behandlung an die Kölner Klinik überwiesen. Behandelt werden alle Altersgruppen von der Geburt bis zum Erwachsenenalter mit angeborenen Herzfehlern. Hierdurch ergibt sich ein heterogenes Klientel, dass sich in Alter, Art und Schwere der Erkrankung sowie Wohnort erheblich unterscheidet.

(vgl. http://www.uniklinik-herzzentrum.de/kinderkardiologie/die-kinderkardiologie)

In der Kinderkardiologie des Herzzentrums der Universität zu Köln gibt es einige Besonderheiten. Durch das hier angebotene Konzept einer begleitenden, psychosozialen Behandlung unterscheidet sie sich von einigen anderen kinderkardiologischen Kliniken. (vgl. Kapitel 2.9) Dafür ist eine Diplom-Sozialpädagogin fest angestellt und ausschließlich für die ambulant und stationär behandelten Patienten dieser Abteilung der Klinik zuständig. Durch die Unterstützung der Elterninitiative herzkranker Kinder Köln e.V. findet seit vielen Jahren zweimal wöchentlich eine stationär durchgeführte Kunsttherapie statt. Auch Klinikclowns sind dank der Finanzierung durch diese Elterninitiative fester Bestandteil der Behandlung. Erwähnenswert ist außerdem die seit 2006 wöchentlich stattfindende Besprechung im interdisziplinären Team, die eine Voraussetzung für eine ganzheitliche Behandlungsweise ist, in der sowohl medizinische als auch psychosoziale Probleme der Patienten berücksichtigt werden. Durch die hier ausgetauschten Informationen zur aktuellen Befindlichkeit des Kindes und seiner Eltern können individuelle Unterstützungen geleistet werden und bei Bedarf weitere Angebote, wie z.B. Ergotherapie, Schulunterricht, Physiotherapie , Logopädie oder Seelsorge in die Behandlung integriert werden.

Neben der Etablierung eines ganzheitlichen stationären Konzeptes ist es ein Anliegen der Klinikleitung, die ambulante Versorgung zu verbessern und Forschung, nicht nur im medizinischen, sondern auch im psychosozialen Bereich, zu unterstützen. So ist die Kinderkardiologie im Herzzentrum Köln in Kooperation mit der Sporthochschule Köln Vorreiter in der Entwicklung von Sportangeboten, die speziell auf herzkranke Kinder ausgerichtet sind. Regelmäßig werden Reittherapiegruppen und Kinderherzsportgruppen angeboten und ihre Bedeutung in der Behandlung der betroffenen Kinder erforscht (vgl. Sticker, 2004; Bjarnason-Wehrens, et al., 2007; Schickendantz et al., 2007).

Die Etablierung der psychosozialen Maßnahmen im stationären und ambulanten Bereich wird in der Kinderkardiologie Köln demzufolge prinzipiell befürwortet und ist bereits gut vo-

rangeschritten. Im ambulanten Bereich fehlt jedoch ein kunsttherapeutisches Angebot, das die sportlichen Angebote ergänzt.

6.5.2. Etablierung einer ambulanten Kunsttherapie

Eine ambulante Kunsttherapie wurde für die Untersuchung als Gruppenintervention in Kleingruppen etabliert, um neben den kunsttherapeutischen Erfahrungen auch wichtige soziale Erfahrungen durch den Austausch und den Kontakt der Kinder untereinander zu ermöglichen. Dabei wurde die Gruppengröße auf maximal fünf Kinder beschränkt, sodass neben der erwünschten Gruppendynamik ein großmögliches Maß an Aufmerksamkeit auf die Individualität der einzelnen Kinder gewährleistet werden konnte.

Als zeitlicher Rahmen wurden 20 Interventionen, wöchentlich 1,5 bis 2 Stunden, über den Zeitraum von etwa einem halben Jahr festgelegt. Dabei handelt es sich um eine mittelfristige Therapiedauer über mehrere Wochen, um nicht nur kurzfristige, sondern auch längerfristige Effekte erkennen und nachweisen zu können. Eine langfristige Maßnahme über mindestens ein bis mehrere Jahre wäre für eine ambulante Therapie mit chronisch herzkranken Kindern wünschenswert. Im Rahmen der Studie wurde ein kürzerer Zeitraum gewählt, der sich jedoch durchaus dazu eignet, erste Aussagen über Sinn und Bedeutung von ambulanten Kunsttherapiemaßnahmen zu treffen und eine längerfristige Etablierung der Kunsttherapie bei chronisch herzkranken Kindern vorzubereiten.

Die Vorplanung des Untersuchungsvorhabens und die Rekrutierung von chronisch herzkranken Kindern werden unterstützt durch die ehemalige Leitung der Kinderkardiologie Frau Dr. S. Schickendantz und durch Herrn Prof. Dr. K. Brockmeier, der heute die Kinderkardiologie im Herzzentrum der Universitätsklinik zu Köln leitet. Weitere Unterstützung erfuhr die Vorbereitung des Vorhabens durch das Personal der kinderkardiologischen Ambulanz, der Sozialpädagogin Frau E. Kuhn und der Elterninitiative herzkranker Kinder Köln e.V.

Voraussetzung für die Teilnahme an der Kunsttherapie war die Einverständniserklärung der Eltern und Kinder, in der die Gestaltungen und Videoaufzeichnungen aus der Therapie zur wissenschaftlichen Analyse freigegeben wurden (Anhang 3).

6.5.3. Räumliche und materiale Voraussetzungen

Für das Modellprojekt wurde ein Seminarraum der Universitätsklinik Köln, der als Mehrzweckraum fungiert, dreimal wöchentlich belegt.

In dem Raum standen sechs Tische sowie ca. 30 Stühle zu Verfügung. Es war ausreichend Platz vorhanden, um die Tische an die Seite zu verschieben und nach Bedarf die Arbeit an Staffeleien im Stehen anzubieten. Leer stehende, allerdings nicht abschließbare Schränke konnten zur Lagerung von Materialien genutzt werden. Durch eine großzügige Fensterfront war der Raum mit Tageslicht gut beleuchtet.

Der Seminarraum wurde nur für die Dauer der Untersuchung kunsttherapeutisch genutzt und musste für jede Sitzung entsprechend vor- und nachbereitet werden. D.h. vor Beginn wurden Materialien deponiert, Tische und Böden mit Wachstischdecken und Folien abgedeckt, um Materialspuren mühelos entfernen zu können, so dass ein freies, d.h. wenig eingeschränktes Arbeiten der Kinder möglich war. Nach den Sitzungen musste der Raum wieder in seinen ursprünglichen Zustand gebracht und wertvolle Materialien sowie Gestaltungsergebnisse mitgenommen werden. Mit Hilfe eines mobilen Materialwagens wurden sie deshalb in einen anderen abschließbaren Aufbewahrungsort transportiert.

Da der zur Verfügung gestellte Seminarraum kein Waschbecken hatte, wurden zwei Eimer mit Wasser eingesetzt, um Wasser fürs Malen abfüllen, auswechseln, oder die Hände grob reinigen zu können. Die nächstmöglichen Sanitäranlagen waren Patiententoiletten innerhalb der anliegenden Kinderstation, die mit freundlicher Erlaubnis der Stationsleitung für Toilettengänge und gründlichere Hände- und Materialreinigung genutzt werden durften.

Die Materialkosten zur Durchführung der Untersuchung wurden von der Elterninitiative herzkranker Kinder Köln e.V. getragen

6.5.4. Planungs- und Organisationsstruktur

Ähnlich wie bei den methodischen und materialbezogenen Überlegungen wird auch in der Entwicklung einer Planungsstruktur für eine ambulante Kunsttherapie auf das Planungsmodell von Mathar (2010, S. 195-204) für den stationären, kinderkardiologischen Bereich Bezug genommen. In diesem Ansatz wird die Durchführung kunsttherapeutischer Maßnahmen gegliedert in eine Eingangs- und Motivationsphase, eine Aufbau- und Stabilisierungsphase und in eine Differenzierungsphase. Mathar (2010) bezieht sich mit dieser Strukturierung auf die Modelle von Richter (1984) und Theunissen (1980), die diese u.a. für die Pädagogische Kunsttherapie für ‚Kinder mit emotionalen und sozialen Problemen im schulischen Bereich' entwickelt haben. Außerdem berücksichtigt sie den Ansatz einer kurzzeitig ausgerichteten, kunsttherapeutischen, psychiatrischen Krisenintervention nach Dannecker & Fabra (1990a; 1990b). Beide Interventionsansätze werden kombiniert, um flexibel auf medizinische Behandlungsphasen im stationären, kinderkardiologischen Setting auf die Dauer des Krankenhausaufenthaltes und auf die akute Krankheits- und Behandlungssituation des Kindes reagieren zu können. (vgl. Kapitel 3.2)

Da in der ambulanten Behandlung in der Regel keine akute, kardial bedingte Krisensituation vorhanden ist, wurde das Planungsmodell von Mathar (2010) modifiziert und auf Inhalte, die den chronischen Verlauf der Herzerkrankung prägen, abgestimmt. Das so kreierte Modell stellt einen Orientierungsrahmen dar, der flexibel verwendet werden kann, d.h. Rückgriffe auf vorangegangene Wiederholungen oder längeres Verweilen in einem Phasenabschnitt sind jederzeit möglich (vgl. Theunissen, 1980).

Das für einen Behandlungszeitraum von einem halben Jahr und 20 Sitzungen entwickelte Strukturmodell ist in fünf Phasen untergliedert. (Abbildung 7)

Phase	Inhaltlicher Schwerpunkt	Std	Themen, Materialien, Verfahren
Eingangsphase	– Kennenlernen – Beziehungsstiftende Maßnahmen – Herstellen einer Atmosphäre des Vertrauens und Wohlfühlens	1. 2. 3.	Gruppenbild ohne Themenvorgabe, mit Farbbeschränkung, Freies Gestalten und thematisch gebundenes Gestalten („Atelierraumgestaltung", „Das bin ich I", „Schatzkiste")
Aufbauphase	– Ressourcen-, Wahrnehmungs- und kreativitätsfördernde Verfahren – Experiment und Spiel – Entdeckung neuer Materialien und Gestalten im sozialen Miteinander – Wecken von Aktivitäten und Freude	4. 5. 6. 7.	Freies Gestalten und thematisch gebundenes Gestalten („Hinter das Tor schauen") Arbeiten mit Ton Dialogisches Malen (Squiggle Technik) Materialerprobungen
Differenzierungsphase	– Themengeleitete Exploration zur Auseinandersetzung mit eigenen Erfahrungen und Erlebnissen – Motive und Aufgaben aus dem Lebensbereich chronisch herzkranker Kinder zur bildnerischen und verbalen Auseinandersetzungen mit inneren und äußeren Erfahrungen – Förderung von intra- und interpersonaler Kommunikation	8. 9. 10. 11. 12. 13. 14.	Arbeiten mit Ton ohne Themenvorgabe. Thematisch gebundenes Gestalten („Wenn ich ein Tier wäre") Dialogisches Gestalten (Gruppenmemory) Selbstdarstellung mit Körperumriss, „Geschichte vom Baum im Wetter" als Gestaltungsanlass, Bewegungsspiel, Materialspiel „Verstecken und Entdecken"
Integrationsphase	– Integration der Erfahrungen aus allen vorhergehenden Phasen (offene Themen und Aufgaben, soziale künstlerische Aktivitäten) – Bewusstmachen erworbener Ressourcen	15. 16. 17. 18	Freies und thematisch gebundenes Gestalten („Schatzkiste") Dialogisches Gestalten
Abschlussphase Vertiefung, Reflexion, Kommunikation Abschied nehmen	Reflektieren individueller und gemeinsamer Erfahrungen: – Gemeinsames Betrachter aller Arbeiten – Präsentieren der Ergebnisse – Einbezug der Eltern in die Betrachtung und Reflexion – Sammeln und „Archivieren" der Arbeiten in einer Mappe – Abschied nehmen	19. 20	Thematisches Gestalten („Das bin ich II") „Atelierraumgestaltung" Gruppeninterne Ausstellung (Kinder und Eltern) „Resonanzbilder" „Schatzkiste"

Abbildung 7 Planungs- und Organisationsstruktur eines kunsttherapeutischen Behandlungsrahmens für die kinderkardiologische Ambulanz

Der Fokus der Eingangsphase (etwa 3 Sitzungen) liegt auf Interaktion und Beziehungsaufbau. Standardisierte diagnostische Verfahren, die in vielen vergleichbaren Untersuchungen diese

Phase prägen, werden ausgeklammert, um den Aufbau einer Atmosphäre des Vertrauens nicht zu stören. Dieses Vorgehen ist für diese Untersuchung sinnvoll, da es sich bei der Stichprobe um eine sehr heterogene Gruppe (vgl. Kapitel 7.1) handelt, die Kinder sich untereinander überhaupt nicht kannten, die Therapeutin vorher kaum Kontakt mit den Patienten hatte und das Therapiekonzept auf Offenheit und Freiwilligkeit basiert. In der zweiten Phase, der Aufbauphase (etwa 4 Sitzungen), werden Ressourcen aktiviert, um eine erhöhte Motivation für Gestaltungsprozesse zu bewirken. Dadurch kann die Eigeninitiative gefördert, das Selbstwertgefühl stabilisiert und kreative Potentiale entdeckt und weiterentwickelt werden. In der dritten Phase, der Differenzierungsphase (7 Sitzungen), wird eine themengeleitete Exploration durchgeführt, um die Auseinandersetzung mit eigenen Erfahrungen, auch leidvollen, zu befördern. Dazu dienen Themen, die sich auf die besondere Lebenssituation herzkranker Kinder beziehen. In der Integrationsphase (4 Sitzungen) geht es darum, die erworbenen künstlerischen Einsichten mit Lebenserfahrungen sinnvoll zu verbinden. In der letzten Phase, der Phase des Abschiednehmens, wird dieses Ergebnis reflektiert und kommuniziert.

Entsprechend den individuellen Bedürfnissen und der Persönlichkeit der Kinder werden Arbeitstempo und Gruppendynamik gestaltet, einzelne Aspekte vertieft oder mit anderen kombiniert. Die Offenheit der Prozesse ermöglicht auch, dass z.B. Probleme mit der Erkrankung als thematische Schwerpunkte vorgezogen werden können oder Entlastungs- und Erholungsphasen in späteren Sitzungen erneut notwendig sind und berücksichtigt werden.

Auch die einzelne Sitzung ist strukturiert. Sie enthält eine Eingangs- und Motivationsphase, eine Gestaltungsphase und eine Abschlussphase. Jedes Setting beginnt mit einem gemeinsamen Gesprächskreis, in dem die Kinder die Möglichkeit haben in kurzen Erzählungen über die Dinge, die sie aktuell beschäftigen, zu berichten. Danach wird ein Gestaltungsprozess mehr oder weniger offen, spielerisch oder thematisch gebunden initiiert. Abschließend werden nach dem Aufräumen alle Bilder ausgelegt, um sie gemeinsam betrachten zu können. Die Offenheit dieses Prozesses ermöglicht Kommentierungen und Erzählungen zu eigenen und fremden Gestaltungen, gezielte Fragen der Therapeutin oder eine unkommentierte Zurücknahme sowie das Einbinden der Eltern, die die Kinder abholen, falls das gewünscht wird.[42]

[42] An der Durchführung der Therapie war neben der Therapeutin auch eine Praktikantin beteiligt, die das Vorhaben unterstützt und begleitet haben. Prozessbegleitend wurde eine Supervision in Anspruch genommen.

7. Durchführung und Evaluation

7.1. Die Untersuchungsgruppe

7.1.1. Besonderheiten der Stichprobengewinnung

Die Auswahl der Teilnehmer für die kunsttherapeutische Untersuchung ist, obwohl die Kunsttherapie für dieses Klientel eine vorranging psychosoziale Maßnahme darstellt, von der medizinischen Indikation, den damit verbundenen Risiken und vor allem von der Eigenmotivation und Bereitschaft der Familien abhängig. D.h. eine besondere Indikation für Kunsttherapie ist im Rahmen der Untersuchungsstruktur ein kaum zu berücksichtigender Faktor. Es wird jedoch davon ausgegangen, wie im Rahmen der theoretischen Grundlagen aufgezeigt, dass eine solche Indikation im Prinzip bei allen chronisch herzkranken Kindern existiert (vgl. Kapitel 2), so dass die auf Elternbereitschaft beruhende Stichprobengewinnung für die Intention des Untersuchungsvorhabens ausreichend ist.

Die Terminvergabe findet folglich auch in enger Absprache mit den Familien statt, da eine Bereitschaft vorhanden sein muss, über den Zeitraum von sechs Monaten das Kind einmal wöchentlich zur Kunsttherapie zu bringen und abzuholen. Da das Vorhaben mit mehreren Gruppen durchgeführt wurde, wurde in der Gruppenzusammensetzung auf Wohnortnähe der Teilnehmer untereinander geachtet, damit Fahrgemeinschaften eingerichtet werden konnten

7.1.2. Rekrutierung der Untersuchungsgruppe

Die Rekrutierung der Probanden für die Studie ist durch zwei Phasen gekennzeichnet. Sie fand in enger Absprache mit dem Klinikpersonal statt.

Erste Phase

In der ersten Phase wurden Probanden chronisch herzkranker Kinder zwischen 6 und 12 Jahren gesucht, die einen schweren Herzfehler und bereits größere Operationen und längere Krankenhausaufenthalte erlebt haben. Aufgrund der Unterlagen wurden 57 Kinder ausgewählt, die in der Klinik und Poliklinik für Kinderkardiologie im Herzzentrum der Universitätsklinik Köln behandelt werden und im Umkreis von 60 Kilometern wohnen. Diese Kinder wurden per Post angeschrieben. Inhalt des Anschreibens war eine Information zum Projekt ambulant durchgeführter Kunsttherapie mit herzkranken Kindern, sowie die Einladung für das betroffene Kind an dem Angebot teilzunehmen. (Anhang 1) Gleichzeitig wurde zu einer Informationsveranstaltung eingeladen, um einen ersten persönlichen Kontakt herzustellen und über den Ablauf und Inhalt des Projektes aufzuklären. Um Rückmeldung mit einer Frist von fünf Wochen wurde gebeten.

Eine Rückmeldung per Post oder Fax erfolgte in dem angegebenen Zeitraum in neun Fällen, d.h. in 16,07% der angeschriebenen Adressaten. Davon meldeten sich drei Familien für die Informationsveranstaltung an, zwei weitere äußerten ihr Interesse an dem Angebot, sagten jedoch für die Informationsveranstaltung aus zeitlichen Gründen ab. Vier Familien gaben an, trotz des vorher bekundeten Interesses nicht an dem Angebot teilzunehmen. Eine Mutter gab als Grund die große Entfernung an.

Die Informationsveranstaltung fand an einem Werktag abends in einem Hörsaal der Kinderklinik in der Uniklinik, unterstützt durch die ehemalige Klinikleiterin der Kinderkardiologie Frau Dr. Schickendantz statt. Entgegen der drei Anmeldungen nahm nur ein Vater an der Veranstaltung teil, dessen Sohn später auch für das kunsttherapeutische Projekt angemeldet wurde.

Die Informationsveranstaltung wurde durch eine Power Point Präsentation begleitet. Folgende Aspekte wurden erörtert:

- Sinn und Bedeutung begleitender Therapien?
- Welche bisherigen Erfahrungen liegen mit Kunsttherapie in der Kinderkardiologie vor?
- Was zeichnet Kunsttherapie als Behandlungsmaßnahme aus?
- Ambulante Kunsttherapie; ein neues Erfahrungsfeld: Rahmenbedingungen, Inhalte, Bedeutung der Eltern, Abschluss und Auswertung
- Fragen
- Terminabsprachen

Gestaltungen von herzkranken Kindern aus der stationären Kunsttherapie wurden im Rahmen der Informationsveranstaltung begleitend gezeigt.

Zweite Phase

In der zweiten Phase der Rekrutierung wurde aufgrund der geringen Rückmeldungen aus der ersten Phase die Zielpopulation erweitert. Es wurden alle chronisch herzkranken Kinder angesprochen bis zum 15. Lebensjahr. Gleichzeitig wurde das Angebot auch für interessierte Geschwisterkinder geöffnet. Mit dieser Entscheidung wurde die unklare Befundlage über potentielle psychosoziale Folgen berücksichtigt, d.h. der Schweregrad der Herzerkrankung wurde nicht mehr als allein ausschlaggebend für die Notwendigkeit von psychosozialen Maßnahmen wie der Kunsttherapie angesehen. Andere Faktoren spielen dafür ebenso eine Rolle (vgl. Kapitel 2.6.2). Auch Vernachlässigungen oder Beeinträchtigungen von Geschwisterkindern können die Kunsttherapie als psychosoziale Behandlungsform für diese Klientel legitimieren.

Um das Ergebnis der ersten Rekrutierungsphase zu verbessern, wurde nicht nur der Personenkreis erweitert, sondern auch noch telefonischer Kontakt aufgenommen, z.B. um zu er-

kunden, ob die Einladungen angekommen waren oder um durch einen persönlichen Kontakt das Interesse für das Angebot zu erhöhen.

Außerdem wurden nicht nur in der kinderkardiologischen Ambulanz der Uniklinik Köln, sondern auch in einer zusätzlichen Institution - der Kinderklinik Amsterdamer Straße - auf das Angebot aufmerksam gemacht, indem dort ein Poster (Anhang 2) aufgehängt und Anmeldebogen ausgelegt wurden. Darin wurde erstmals die Bezeichnung „Kunstatelier" der erklärenden Erläuterung „ambulante Kunsttherapie" vorangestellt, um auch jene Eltern und Kinder zu erreichen, bei denen der Begriff der „Therapie" Ängste und Skepsis auslöst (vgl. Kapitel 2.8). In der 29. Ausgabe des Mitgliederrundbriefs der Elterninitiative herzkranker Kinder Köln e.V. (August, 2009) wurde zusätzlich auf das Angebot verwiesen. Darüber hinausgehend wurden sechs Patienten mit chronischen Herzerkrankungen nach Empfehlungen des Ärzte-, Pflegepersonal und der Elterninitiative sowie zwei weitere Patienten im stationären kunsttherapeutischen Kontakt direkt angesprochen und zur Teilnahme an dem Angebot eingeladen.

Die Ergebnisse dieser Aktionen, die zu insgesamt 13 Anmeldungen für das kunsttherapeutische Untersuchungsvorhaben führten, sind anhand der Rekrutierungsstrategien und ihrer Erfolge aufgelistet.
(Tabelle 4)

Rekrutierungsstrategie	Kontakte	Interesse	Konkrete Anmeldungen
Einladungen Post und telefonische Rücksprache	50	9	5
Nach Empfehlungen durch Ärzte oder Pflegepersonal in der Ambulanz	7	2	2
Im stationärem, kunsttherapeutischem Kontakt	2	2	2
Meldungen als Reaktion auf Poster oder Mitgliederrundbrief der Elterninitiative Köln e.V.:	4	4	4
Gesamt	63	17	13

Tabelle 4 Rekrutierung der Probanden für die Stichprobenuntersuchung

In die Tabelle wurde aus der Summe der postalischen Kontakten (N = 57) sieben Familien ausgeschlossen, da sich herausgestellt hatte, dass die Familien entweder verzogen, nicht erreichbar oder die Kinder bereits verstorben waren. Bei den restlichen Kontakten zeigt sich u.a., dass vier Familien, die Interesse bekundet haben, ihre endgültige Teilnahme nicht zugesagt haben. Hier gab es zeitliche oder familiäre Schwierigkeiten, die die Teilnahme des Kindes nicht ermöglichten. Erwähnenswert ist, dass die zwei Kinder aus dem stationären kunsttherapeutischen Kontakt in der Rekrutierungsphase sowie die von der Elterninitiative angesprochenen Kinder sich ausnahmslos angemeldet haben.

In allen anderen Kontakten (N = 46) wurden ermittelt, weshalb das Angebot einer ambulanten Kunsttherapie für das Kind bzw. für die Eltern nicht angenommen wurde. (Abbildung 8)

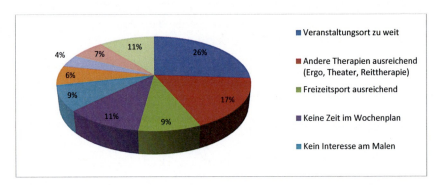

Abbildung 8 Gründe für Absagen (N = 46) mit Angaben nach prozentualer Häufigkeit

Dabei war der häufigste Grund einer Absage die Entfernung zur Klinik (26%). Weitere Gründe waren die ausreichende Versorgung und terminliche Auslastung der Kinder durch andere Therapien (17%), Sportangebote (9%) oder sonstige Beschäftigungen im Wochenplan (11%). Einige Kinder hatten schlichtweg kein Interesse am Malen (9%), wobei das auch Kinder waren, die bereits im Rahmen anderer pädagogische Angebote „genug" gemalt hatten. Des Weiteren wurden als Gründe familiäre Probleme (6%), fehlende Therapiebedürftigkeit (4%) oder sonstige Gründe (4%) angegeben.

7.1.3. Beschreibung der Stichprobe

7.1.3.1. Gruppenzusammensetzung und Altersstruktur

Mit den angemeldeten 13 Kindern, die an der kunsttherapeutischen Untersuchung teilnehmen wollten, wurden drei Gruppen gebildet. Durch die spezifische Form der Rekrutierung wurde eine Stichprobe ad hoc gefunden, als Ausschlusskriterien lediglich das Alter (< 5 Jahre; > 15) formuliert. Es wurden zwei Vierer- und eine Fünfergruppe gebildet. Bei der Zusammensetzung der Gruppe wurden große Altersunterschiede vermieden.

In der Gruppe 1 waren Kinder zwischen 5 und 9 Jahre, in Gruppe 2 von 7 und 8 Jahren und in der Gruppe 3 Heranwachsende zwischen 12 und 15 Jahren. Neben dem Alter mussten auch andere Parameter bei der Gruppenbildung berücksichtigt werden wie z.B. die Zeitvorgaben durch andere Aktivitäten der Familien. In der Einteilung wurde auch auf eine gleichmäßige Geschlechterverteilung geachtet. Geschwisterkinder wurden nach Rücksprache mit Eltern und Kindern in gleiche Gruppen eingeteilt.

Von den 13 angemeldeten Kindern erschienen jedoch nur neun Kinder zu den ersten Treffen. Die Ausfälle blieben zunächst unbegründet, eine Nachfrage war in zwei Fällen erst im Verlauf der Untersuchung möglich, da die Familien nicht mehr erreichbar waren. Eine Familie war umgezogen und hatte die Teilnahmebestätigung daher nicht erhalten. Die drei weiteren Fa-

milien hatten sich ohne weitere Gründe spontan gegen die Teilnahme entschieden und die telefonischen und postalischen Absprachen offenbar nicht als verbindlich empfunden.

Ein weiteres Geschwisterkind wurde neben einem anderen auf Wunsch der Mutter spontan zu den ersten Sitzungen in die Gruppen einbezogen. Der Versuch wurde abgebrochen, da der Junge aus familiären Gründen nicht kontinuierlich teilnehmen konnte.

Aufgrund der Drop Outs entstand zunächst die Frage, ob die Anzahl der Gruppen für die Stichprobe reduziert werden sollte. Dabei stellte sich jedoch heraus, dass eine Zusammenführung der Gruppen aus terminlichen Gründen der Familien nicht möglich war. Es blieben deshalb drei Gruppen erhalten mit verminderter Teilnehmerzahl.

Die endgültige Stichprobe umfasste damit acht Kinder mit angeborenen Herzerkrankungen, sowie zwei Geschwisterkinder*. Davon sind drei Teilnehmer männlich, sieben weiblich.

Gruppe 1: Caroline, 7 Jahre; Tobias, 9 Jahre; Sarah, 9 Jahre, Luise 5 Jahre (4 Kinder) [43]

Gruppe 2: Lukas, 7 Jahre; Sabine, 7 Jahre; (*Manuel, 4 Jahre[44]) (3 Kinder)

Gruppe 3: Tina, 15 Jahre; Vanessa, 13 Jahre; *Susanne, 13 Jahre (3 Kinder)

7.1.3.2. Kardiale Erkrankungen

Folgende Diagnosen sind in der Untersuchungsgruppe vorhanden:

- Fallot'sche Tetralogie (vier Kinder)
- Unterbrochener Aortenbogen Typ A, VSD (ein Kind)
- Transposition der großen Arterien (ein Kind)
- Long QT-Syndrom (zwei Kinder)

Schweregrad und Einschränkungen durch die Erkrankung

Unter Berücksichtigung postoperativer Verläufe und Restbefunde ergeben sich eine Einteilung des Schweregrades, bei der jeweils zwei Kinder den Gruppen B - leichte Restbefunde (Sabine, Caroline); C - bedeutungsvolle Restbefunde (Tobias, Lukas), D - schwere Restbefunde (Tina, Vanessa), E - vitale Gefährdung bei Belastung (Sarah, Luise) zuzuordnen sind.

[43] Zur Anonymisierung der Kinder wurden die Namen der Kinder verändert
[44] Drop Out, da keine kontinuierliche Teilnahme möglich

Gruppe	Schweregrad	Anzahl
O	Operationsbedürftige Herzfehler	0
A	kein Herzfehler (mehr)	0
B	leichte (Rest-) Befunde	2
C	bedeutungsvolle (Rest-) Befunde	2
D	schwere (Rest-) Befunde	2
E	vitale Gefährdung bei körperlicher Belastung	2
	Geschwisterkind ohne Herzerkrankung	1
	Gesamt	**9**

Tabelle 5 Einteilung der Untersuchungsgruppe nach Schweregrad der Herzerkrankung bzw. der postoperativen Befunde

Die Einschränkungen der Kinder lassen sich aus dem Schweregrad ableiten und sind deckungsgleich mit den Angaben der Eltern im Fragebogen. Leistungsmindernde Einschränkungen im mentalen und körperlichen Bereich betreffen demzufolge Kinder, die den Schweregraden C bis E zugeordnet sind.

Krankheitserfahrungen

Vier der Kinder (Sabine, Caroline, Tobias, Lukas) nehmen dauerhaft _Medikamente_ ein, die anderen benötigen keine Medikamente (Tina, Vanessa, Sarah, Luise). Die Kinder, die Medikamente einnehmen, erhalten Blutgerinnungshemmer oder dreimal täglich ein Medikament zur Regulation des Herzschlages. Auch die Medikamente stehen im Zusammenhang mit dem Schweregrad der Erkrankung. Medikamente erhalten Kinder mit dem Schweregraden D und E, keine Medikamente erhalten Kinder mit den Schweregraden B und C.

Die _Häufigkeit der Krankenhausaufenthalte_ wurden gruppiert nach nie (0 Mal), selten (1-2 Mal) oder oft (mehr als 3 Mal). Alle betreuten Kinder waren schon im Krankenhaus, davon vier Kinder selten und vier oft. (Tabelle 6)

Häufigkeit Krankenhaus	Anzahl Kinder
nie	0
selten	4
oft	4

Dauer Krankenhaus	Anzahl Kinder
kurz	3
mittel	2
lang	3

Tabelle 6 Anzahl und Dauer von Krankenhausaufenthalten der Untersuchungsgruppe (N = 8, ohne Geschwisterkinder)

Die _Dauer der Krankenhausaufenthalte_ beliefen sich in einer Spannbreite von wenigen Tagen oder zwei Wochen bis zu 14 Monate. Gruppiert wurde diese nach kurz (kürzer als ein Monat), mittel lang (länger als ein Monat) und sehr lang (ab zwei Monate). Nach dieser Einteilung waren drei Krankenhausaufenthalte von kurzer Dauer (Caroline, Sarah, Luise), zwei mittel lang (Tobias, Tina), drei jedoch sehr lang (Sabine, Lukas, Vanessa). Zwischen Dauer und Häufigkeit der Krankenhausaufenthalte besteht ein Zusammenhang darin, dass Kinder, die

lang im Krankenhaus waren, auch oft dort waren. Jene, die eher selten stationär aufgenommen waren, hatten insgesamt auch eher kürzere Krankenhausaufenthalte. Kinder, deren Krankenhausaufenthalte von mittlerer Dauer waren, sind in der Häufigkeit variabel. (siehe Tabelle 6)

Der *Operationszeitpunkt* und der letzte Krankenhausaufenthalt sind vor allem hinsichtlich der Erinnerungen der Kinder von Interesse. (Tabelle 7)

Operationszeitpunkt	Anzahl Kinder
Säuglingsalter (< 1 Jahr)	4 (je 1-3 Operationen)
Kleinkindalter (1-3 Jahre)	1
frühe Kindheit (3-6 Jahre)	2
Keine Operation	2 (+ 1 Geschwisterkind)

Tabelle 7 Operationszeitpunkt der Kinder in der Untersuchungsgruppe (N = 8 (+1[45]))

Zwei der betreuten Kinder (Sarah, Luise) wurden nicht am Herzen operiert, da die Standardtherapie der Erkrankung durch Medikamente erfolgt. Sie waren im Alter von zwei und sechs Jahren das letzte Mal stationär im Krankenhaus. Bei den restlichen sechs Kindern wurden Operationen durchgeführt. Diese fanden bei fünf Kindern erstmalig im Säuglingsalter statt (Sabine, Caroline, Lukas, Tina, Vanessa). Bei diesen Kindern wurden bis zum Erreichen des dritten Lebensjahres eine bis drei Operationen durchgeführt. Zwei dieser Kinder wurden zu einem späteren Zeitpunkt im Kleinkindalter bzw. in der frühen Kindheit nochmal operiert, ein Kind mit drei Jahren, das andere Kind mit vier und fünf Jahren. Ein Kind wurde im Kleinkindalter von zwei Jahren operiert. Das jüngste Operationsalter lag bei acht Tagen, das älteste bei fünf Jahren.

Damit fanden die längsten Krankenhausaufenthalte mit Operationen im sensiblen Säuglings- und Kleinkindalter statt, sodass eine Erinnerung nur emotional oder aus Erzählungen zu erwarten ist. Nur bei zwei Kindern gab es Operationen in der frühen Kindheit, in der davon ausgegangen werden kann, dass sie sich dieser Erfahrung zumindest teilweise erinnern können. Die operierten Kinder waren nach diesen Zeiten bis zum Beginn der ambulanten Kunsttherapie nicht noch einmal stationär im Krankenhaus.

Zwischen Schweregrad und den unterschiedlichen Krankheitserfahrungen gibt es keine weiteren Zusammenhänge, das heißt, es sind nicht beispielsweise gravierende Schweregrade auch mit intensiveren Krankheitserfahrungen wie längeren Krankenhausaufenthalten oder höherem Operationsalter verbunden. Die erkrankungs- und behandlungsspezifischen Faktoren werden in ihren Zusammenhängen am Einzelfall auch im Bezug zu entwicklungspsychologischen Faktoren im folgenden Abschnitt dargestellt. (Tabelle 8, S. 135).

[45] Geschwisterkind

7.1.3.3. Entwicklungspsychologische Faktoren

Der Entwicklungsstand der Kinder in der Stichprobe wurde bei den 5-12 jährigen u.a. anhand von Menschzeichnungen ermittelt mit Hilfe des Auswertungssystems von Koppitz (1972) (Zeichne einen Menschen, ZEM).[46] Die so gewonnenen Ergebnisse stellen lediglich Annäherungen dar, die geeignet sind, erste Orientierungen zu erhalten. Informationen der Eltern zur Art der Beschulung und zu den schulischen Leistungen wurden ergänzend hinzugenommen. Dies betrifft vor allem die Gruppe der älteren Kindern (Vanessa, 13 Jahre, Susanne, 13 Jahre, Tina, 15 Jahre) bei denen diese Aussagen besonderes Gewicht hatten, da das Auswertungssystem nach Koppitz (1972) Entwicklungsfaktoren nur bis zum 12. Lebensjahr operationalisiert erfassen kann. Da das Lebensalter und der Entwicklungsstand bei chronisch herzkranken Kindern häufig gegenüber unbelasteten Kindern Abweichungen aufweist (vor allem Entwicklungsverzögerungen, Retardierungen/ Regressionen), die auch im bildnerischen Ausdrucksverhalten konstatierbar sind, können auch Menschzeichnungen älterer Kinder für grobe Einschätzungen verwertet werden.

Anhand des Bildmaterials und der elterlichen Aussagen ließ sich feststellen, dass zwei der Kinder der Stichprobe deutliche Retardierungen in ihrem Entwicklungsstand aufwiesen; ein Kind zeigte sich dabei eher grenzwertig. Die anderen sind normal entwickelt, z.T. sogar mit auffallenden Progressionen. (Tabelle 8)

Dieses Ergebnis zeigt keine Zusammenhänge zwischen Entwicklungsstand und krankheitsspezifischen Faktoren. Aus den Berichten einiger Eltern geht jedoch hervor, dass es bei den beiden Kindern mit Retardierungen behandlungsbedingt zu neurologischen Schäden kam. Die Ermittlung des Entwicklungsstandes deckt sich bei allen Kindern mit den Berichten der Eltern und der Beschulungsart der Kinder. So werden die beiden Kinder mit Retardierungen aufgrund neurologischer Schädigungen in Schulen für Kinder mit spezifischem Förderbedarf unterrichtet. Das eine Kind mit leichten Retardierungen wird zwar normal beschult, hat jedoch in einigen Schulfächern Probleme. Diese können aber genauso emotional bedingt sein, was auch der Gesamteindruck des Kindes vermittelt, der zeigt, dass das Mädchen wenig Vertrauen in eigene Fähigkeiten hat. Auf dieses Phänomen wird im Zusammenhang mit der Erhebung "emotionaler Faktoren" näher eingegangen (Kapitel 7.2.5 und 8.2.1).

Die anderen Kinder, die normal entwickelt sind, z.T. sogar Akzelerationen aufweisen, werden alle in Regelschulen unterrichtet. Die beiden älteren Kinder besuchen eine Gesamtschule bzw. ein Gymnasium.

Koppitz hat aus den an Menschzeichnungen konstatierbaren Entwicklungsmerkmalen in Relation zum Alter des Zeichners Folgerungen auf den Intelligenzquotienten eines Kindes abgeleitet. Diese Vorgehensweise ist in der Diagnostik sehr umstritten (vgl. Sehringer, 1999),

[46] Das Verfahren und die Auswertungen werden umfangreich im Zusammenhang mit den Prä-Post-Messungen von Wirkfaktoren (Evaluation) dargelegt. (Kapitel 8.2.1).

kann jedoch erste Orientierungen ermöglichen, die durch weitere Informationen aus Elternaussagen etc. falsifiziert oder verifiziert werden muss. Sie wird deshalb auch nur ansatzweise in der Studie verwendet (Tabelle 8).

Name	Schwere-grad	Krankheitserfahrungen			Operationsalter	Entwicklungsstand[47]
		Medi-kamente	Krankenhausaufenthalt			
			Dauer	Häufigkeit		
Sabine	B	nein	lang	oft	Säuglingsalter	altersgemäß
Caroline	B	nein	kurz	selten	Säuglingsalter	fast altersgemäß
Tobias	C	nein	mittel	selten	Kleinkindalter	altersgemäß
Lukas	C	nein	lang	oft	Säuglingsalter	retardiert
Tina	D	ja	mittel	oft	Säuglings-, Kleinkindalter, frühe Kindheit	altersgemäß
Vanessa	D	ja	lang	oft	Kleinkindalter, frühe Kindheit	retardiert
Sarah	E	ja	kurz	selten	keine OP	altersgemäß
Luise	E	ja	kurz	selten	keine OP	akzeleriert

Tabelle 8 Erkrankungs- und behandlungsspezifische Faktoren in Korrelation mit dem Entwicklungsstand (gemessen anhand von Menschzeichnungen mit dem Auswertungssystem von Entwicklungsmerkmalen nach Koppitz, 1972)

Mit der Tabelle wird verdeutlicht, dass es keine unmittelbaren Zusammenhänge zwischen Intelligenz und Schweregrad der Erkrankung bei der untersuchten Stichprobe gibt. Auch behandlungsbedingte Faktoren, umfangreiche Krankheitserfahrungen, z.T. mit mehrmaligen Krankenhausaufenthalten und dauernder Medikamenteneinnahme zeigten keine signifikanten Auswirkungen auf das Entwicklungs- und Intelligenzniveau.

7.2. Erhebungsverfahren zur Evaluation

7.2.1. Erhebungsinstrumente im Überblick

Die in der Studie verwendete Diagnostik ist interaktiv ausgerichtet, d.h. die Kunsttherapeutin ist mit einer beschreibenden und bewertenden Funktion in das diagnostische System involviert. Unter solchen Bedingungen gelingt eine gute Diagnose nur dann, wenn die Kommunikationsstruktur zwischen Diagnostiker und Probanden tragfähig ist, wenn sie also auf *„gegenseitigem Verstehen und unter besonderer Berücksichtigung der eigenen und fremden Stärken, z.B. kreativer Verhaltensweisen oder künstlerischer Interessen"* (Wichelhaus, 2006, S.10) stattfindet.

[47] Menschzeichnungen, Auswertungen Koppitz, 1972

Wie bereits erörtert, wurden verschiedene quantitative und qualitative Methoden trianguliert, um die Ergebnisse einzelner Verfahren in ihrem Aussagewert zu stützen und gegebenenfalls zu ergänzen. (vgl. Kapitel 5)

Neben Eingangs- und Abschlussdiagnostik für Prä-Post-Vergleichsanalysen nahmen Prozesserhebungen und Produktauswertungen als Verlaufsanalyse einen breiten Raum innerhalb der Evaluation ein. Das Datenmaterial ist unterschiedlich kodiert. Neben visuellen Medien und Verhaltensweisen (häufig nonverbal) wurden auch verbale Aussagen in mündlicher und schriftlicher Form erhoben. Zur Analyse des Datenmaterials wurden sowohl erprobte, standardisierte (ZEM, Koppitz, 1972; KINDL-R, Eltern und Kinderversion, Ravens-Sieberer & Bullinger, 2000) als auch informelle, explorativ erstellte Verfahren (Bild- und Prozessanalyse, Leitfadeninterviews) verwendet. Die große Bandbreite der Evaluationsinstrumente intendiert, verwertbare Erkenntnisse für den hier abgesteckten Untersuchungsbereich zu generieren.

Die nachfolgende Tabelle zeigt eine Übersicht über die in der Studie verwendeten, triangulierten Erhebungsinstrumente und den Zeitpunkt ihres Einsatzes im Untersuchungsverlauf. (Tabelle 9)

Die Verfahren werden anschließend in ihrer Bedeutung für die Untersuchung begründet sowie ihre spezifischen Einsatz- und Auswertungsmethoden konkretisiert. (Kapitel 7.2.2 bis 7.2.6)

Erhebungsverfahren	Erhebungszeitpunkt
Eingangserhebungen	
Erfassung therapeutisch relevanter anamnestischer und biografischer Daten: Erkrankungs- und behandlungsbedingte Faktoren, emotionale/psychosoziale Bedingungen und gesundheitsbezogene Lebensqualität, Entwicklungsstand	
• Anamnestischer Fragebogen: „Fragebogen zum Kennenlernen" - auszufüllen durch die Eltern der teilnehmenden Kinder (Anhang 4)	1. Sitzung
• Fragebogen zur gesundheitsbezogenen Lebensqualität: KINDL-R, Elternversion (Ravens-Sieberer & Bullinger, 2000) (Anhang 6 und 8)	1. Sitzung
• Fragebogen zur gesundheitsbezogenen Lebensqualität: KINDL-R, Kinderversion (Ravens-Sieberer & Bullinger, 2000) (Anhang 5, 7 und 9)	2. Sitzung
• Zeichnerisches Verfahren: Menschzeichentest (ZEM, Koppitz, 1972) (Anhang 11 und 12)	4.-5. Sitzung

Erhebungsverfahren	Erhebungszeitpunkt
Prozesserhebungen	
Analyse des Ausdrucksverhaltens zur Erfassung therapeutisch relevanter Phänomene und Wirkfaktoren: Belastungen und Krankheitserfahrungen, salutogene Ressourcen, interaktive Faktoren in allgemeinen und bildnerischen Verhaltensprozessen und Gestaltungsergebnissen	
• Fotografische Dokumentation der Gestaltungen	1.-20. Sitzung
• Videografische Dokumentation der Prozesse	2./5.- 20. Sitzung
• Dokumentation von Beobachtungen der Kunsttherapeutin und am Prozess teilnehmenden Praktikantinnen	1.-20. Sitzung
Abschlusserhebungen	
Erfassung emotionaler/psychosozialer Faktoren und gesundheitsbezogener Lebensqualität (vergleichenden Analyse zur Eingangserhebung), Reflektion der Stellungnahmen der Eltern und Kinder zum Prozessverlauf, den Ergebnissen und Wirkfaktoren	
• Fragebogen zur gesundheitsbezogenen Lebensqualität: KINDL-R, Elternversion (Ravens-Sieberer & Bullinger, 2000) (Anhang 6 und 8)	Nach Abschluss der Interventionen
• Fragebogen zur gesundheitsbezogenen Lebensqualität: KINDL-R, Kinderversion (Ravens-Sieberer & Bullinger, 2000) (Anhang 5, 7 und 9)	Nach Abschluss der Interventionen
• Zeichnerisches Verfahren: Menschzeichentest (ZEM, Koppitz, 1972) (Anhang 11 und 12)	Nach Abschluss der Interventionen
• Abschlussinterviews mit den teilnehmenden Kindern nach einem dafür erstellten Leitfaden (Anhang 10)	Nach Abschluss der Interventionen
• Abschlussinterviews mit den Eltern der teilnehmenden Kinder nach einem dafür erstellten Leitfaden (Anhang 10)	Nach Abschluss der Intervention

Tabelle 9 Erhebungsinstrumente im Überblick

7.2.2. Anamnestischer Fragebogen (Eingangsdiagnostik)

Der anamnestische Fragebogen („Fragebogen zum Kennenlernen") wurde von den Eltern der betreuten Kinder zu Beginn des kunsttherapeutischen Angebotes ausgefüllt (Anhang 4). Mit dem Fragebogen wurden anamnestische Fakten und subjektive Einschätzungen der Eltern ermittelt. Dadurch ergab sich ein erster Eindruck zur individuellen medizinischen und psychischen Verfassung der Kinder.

Der Fragebogen wurde orientiert an dem Fragebogen zum „Krankheitsbefund zum Zeitpunkt der Erhebung" von Kahlert (1985) und dem „Fragebogen an Eltern herzkranker Kinder und Jugendlicher zur Einschätzung der Belastungssituation und der Bedeutung von Kunsttherapie im Krankenhaus" von Mathar (2010, S. 298-299) entwickelt. Einige Fragen wurden modifiziert und ergänzt durch Fragen, die für eine ambulante kunsttherapeutische Intervention von Bedeutung sind, wie z.B. Einschätzungen der Eltern zum Wissen der Kinder um die Erkrankung und die zurückliegenden Behandlungserfahrungen.

Insgesamt enthält der Bogen 24 Fragen, in denen Antworten als Intensitäten in Form von bipolaren Ratingskalen (z.B. Kind zeigte keine vermehrte Ängstlichkeit, Kind zeigte vermehrte Ängstlichkeit) oder unipolaren (z.B. Vorhandensein leistungsmindernder Symptome: stark - mäßig - kaum/keine) abgefragt (vgl. Bortz & Döring, 2006, S. 177) oder Antworten frei formuliert werden konnten.

Erfragt wurden Kenntnisse zur Herzerkrankung (Diagnose, zurückliegende Behandlungen/ Operationen, aktuelle Symptome/ Beschwerden/ Verordnungen, zusätzliche Erkrankungen) und zum Umgang damit erfragt. (Wissen rund um die Erkrankung, Zurechtkommen mit Erkrankung und Krankenhausaufenthalten). Auch Erwartungen der Eltern an die Kunsttherapie wurden ermittelt, um die eigenen Zielsetzungen an denen der Eltern spiegeln zu können.

Die Ergebnisse des Fragebogens unterstützten die Intention und Maßnahmen der Therapieplanung. Die Daten ermöglichten eine erste Sicht auf die Untersuchungsgruppe zur Erfassung erkrankungs- und behandlungsbedingter, aber auch individueller Persönlichkeitsfaktoren. Die Erwartungen der Eltern waren auch in der Evaluation der Ergebnisse im Rahmen der abschließenden Leitfadeninterviews relevant.

7.2.3. Analyse des Ausdrucksverhalten

7.2.3.1. Bilddokumentation und -analyse

In der kunsttherapeutischen Forschung ist die Dokumentation und Analyse von gestalterischem Material ein wesentliches Reflexionsmittel (vgl. Merz, 2008; Wichelhaus, 2007; Staroszynski, 2007; Gruber, 2002). Die Gestaltungen und die ihnen zugrundeliegenden Prozesse verweisen auf besondere Wirkfaktoren der Kunsttherapie. Um diese zu erheben liegen heute verschiedene Ansätze vor, in denen Instrumente entwickelt und erprobt wurden um das Spezifische der Kunsttherapie für die Praxis, aber auch den interdisziplinären und wissenschaftlichen Diskurs nachvollziehbar zu belegen (vgl. Elbing & Hacking, 2001; Elbing & Stuhler-Bauer, 2003; Gruber, Frieling, & Weis, 2002). Hierbei handelt es sich vor allem um Ansätze der Kunsttherapie mit Erwachsenen.

Für die Analyse von Bildern und Gestaltungsprozessen der Kinder dieser Untersuchung wurde ein informelles, nicht standardisiertes Verfahren entwickelt, um die untersuchungsrelevanten, pathogenen und salutogenen Faktoren zu diagnostizieren (vgl. Kapitel 4).

Dieses Verfahren basiert auf der Kinderzeichnungsanalyse (vgl. Kapitel 3.3), in der zahlreiche entwicklungs- und persönlichkeitsdiagnostische Modelle vorliegen, die sowohl mit quantitativen als auch mit qualitativen Instrumenten arbeiten (vgl. Richter, 2000a; Sehringer, 1999; u.a.). Kombinationen solcher Verfahren, wie z.B. der strukturanalytisch-biografischen Interpretationsansatz von Richter (2000a), bieten gute Möglichkeiten zur Analyse des Ausdrucksverhaltens von Kindern und Jugendlichen. In diesem Modell werden sowohl entwicklungspsychologische Faktoren als auch der situativ-biografische Einfluss auf den Gestaltungspro-

zess und das -produkt berücksichtigt (vgl. ebd.). Im Blick sind dabei vor allem grafologische, farbliche oder räumliche Bildeigenschaften; entwicklungspsychologische Aspekte wie Regressionen, Stagnationen oder Progressionen, besondere Motivvorlieben sowie Wort- oder Bildnarrative etc. Ergänzend zu Richter (2000a) ist der Ansatz von Reichelt (2008) für den Umgang mit Kinderzeichnungen sinnvoll, da er in einer *„mehrperspektivischen Bilddiagnostik als systemregulatives Untersuchungsinstrument"* (ebd. S., 85) auch die Bedeutung des intuitiven Spontaneindrucks durch die Gefühlsresonanzen des Therapeuten hervorhebt und die bereits bei Richter (2000) benannten situativen Aspekte des Herstellungsprozesses in ihrer Bedeutung für Bildinterpretation und Therapieentscheidungen konkretisiert. Voraussetzung für den intuitiven Spontaneindruck ist, dass das kategoriales Vorwissen zunächst möglichst ausgeblendet wird, die eigenen, subjektiven Bewertungen jedoch kritisch anschließend reflektiert werden (vgl. Reichelt, 2008, S. 86).

Da auch Erinnerungen an den Prozess als Beobachter und Beteiligter des Geschehens mit einfließen, sind somit weitere wesentliche Informationen für den Gesamteindruck vorhanden (vgl. Kapitel 7.2.3.2).

Unter Berücksichtigung dieser wesentlichen Auswertungsebenen von Bild- und Prozessmerkmalen, d.h. der situativ-biografischen Aspekte, der inhaltlichen, formalen, prozesshaften, aber auch der intuitiv-spontanen Eindrücke wurde in dieser Untersuchung eine Inhaltsanalyse des Datenmaterials zu therapeutisch relevanten Phänomenen durchgeführt (s.u.). Je nach Untersuchungsfokus waren die Merkmale für die Diagnostik unterschiedlich relevant.

Die Gestaltungsergebnisse der Kinder sind „Stationen des Therapieverlaufs", sie enthalten nach Tietze (2008) *„den sichtbar gewordenen Prozess"* (ebd., S. 12). Durch Häufigkeits-und Verlaufsanalysen von untersuchungsrelevanten Bildmerkmalen sowohl am Einzelfall, aber auch innerhalb der Stichprobe, konnten Rückschlüsse auf Wirksamkeiten der Kunsttherapie bei der Untersuchungsgruppe erbracht werden.

Das Datenmaterial für die Prozessanalyse und die hier entstandenen Bildbeispiele waren, bedingt durch die explorative Forschungsmethodik, vielfältig. D.h., dass zunächst alle Gestaltungsprozesse[48] und ihre Ergebnisse als untersuchungsrelevant angesehen wurden. Um die Komplexität des Materials sinnvoll zu reduzieren und es auch aus verschiedenen Perspektiven fokussieren zu können, wurden vor der Analyse der gesamten Daten unterschiedliche Gruppierungen vorgenommen[49]:

[48] Alle Gestaltungsergebnisse wurden nach der Einverständniserklärung durch die Eltern und Kinder (Anhang 3) fotografisch dokumentiert und waren so in digitalisierter Form der computergestützten Analyse zugänglich. Die Originale wurden den Kindern als ihr Eigentum und bleibende Erinnerung der gemachten Erfahrungen in der Abschlussphase der Therapie (vgl. Kapitel 6.5) ausgehändigt.

[49] Aufgaben wie die Menschzeichnung, die aus vorwiegend diagnostischer Intention gewählt wurden, wurden gesondert ausgewertet. (Kapitel 7.2.5)

- Zuordnungen der Ergebnisse zu den einzelnen Kindern
- Zuordnung der Ergebnisse zu der jeweiligen Kleingruppe
- Gruppierung aller Ergebnisse aus thematisch gebundenen Aufgaben
- Gruppierung aller Ergebnissen aus thematisch offenen, unstrukturierter Settings
- Zuordnung der Ergebnisse zum Gesamtverlauf (Sitzung 1-20) der Kunsttherapiemaßnahmen

Um eine weitere Komplexitätsreduzierung des Materials zu erreichen, wurde die Aufmerksamkeit auf Bild- und Prozessmerkmale fokussiert, die mit den spezifischen Wirkfaktoren und Zielen der Studie korrelieren (vgl. Kapitel 3.5 und 6.1). Dies sind z.B. Bildinhalte, die im Zusammenhang mit der besonderen Lebenssituation und darauf bezogene Erfahrungen (psychische Motive) stehen; Formen, Inhalte und Ausdrucksweisen, die auf Entlastung/Entspannung bzw. euthyme Ressourcen verweisen (Emotionalität) oder eine Selbstwertsteigerung, die Förderung künstlerisch-kreativer Fähigkeiten und sozialer Kompetenzen indizieren. Von Interesse waren solche Merkmale in den Gestaltungen, die im Vergleich mit unbelasteten Kindern (vgl. Richter, 2000a; Koppitz, 1972) außergewöhnlich sind, wiederholt vorkommen oder sich im Prozessverlauf verändern.

7.2.3.2. Prozessdokumentation und -analyse

Zur Prozessanalyse zählen nicht nur die Bilddokumentation, d.h. die Ergebnisse einzelner Prozessschritte, sondern auch die Prozessdokumentation. Sie wurde ab der 2. bzw. ab der 5. Sitzung[50] videogestützt eingesetzt und diente der Aufzeichnung der jeweils gesamten Therapiesitzung.

Das Kind teilt sich im kunsttherapeutischen Kontakt nicht nur über die Gestaltung, sondern genauso über andere, auch nonverbale Verhaltensweisen mit, wie durch Körperhaltung, Gesichtsausdruck, Gesten, Mimik etc. (vgl. Rubin, 1993, S. 84). Nach Reichelt (2008) können dies psychovegetative Resonanzeffekte sein, die der Therapeut im Kontakt mit dem Kind in der Regel automatisch wahrnimmt um weitere therapeutisch-interventionelle Schritte darauf abzustimmen. Solche körperlichen Äußerungen geben Auskunft darüber wie sich das Kind fühlt und in welcher Beziehung es zu anderen Kindern, dem Therapeuten oder seinem Werk steht. Solche Prozesswahrnehmungen können sinnvoll in die Ergebnisse zu Bildanalysen einbezogen werden. Das ist allerdings *„häufig nicht einfach, als teilnehmender Beobachter einerseits integriert zu werden und anderseits den natürlichen, <<normalen>> Ablauf des Geschehens durch eigene Aktivitäten nicht zu verändern"* (Bortz & Döring, 2006, S. 267). Da

[50] Nach Unterschrift und Rückgabe der Einverständniserklärung zur Durchführung der Videoaufzeichnungen und Fotodokumentation der Gestaltungen, die den Eltern und Kindern in der ersten Sitzung ausgehändigt wurde. (Anhang 3)

so auch Rollenkonflikte durch die Doppelfunktion als Forscher und Therapeut entstehen können, können die videographisch dokumentierten Prozesse unter dieser Perspektive auch nachträglich analysiert werden. Der therapeutische Kontakt mit den Kindern und die wissenschaftliche Überprüfung der Prozessereignisse können dann zeitlich getrennt stattfinden. Auch „Erinnerungslücken" können mit Hilfe der Videodokumentation „gefüllt" werden (vgl. ebd.).

Eltern und Kinder wurden über den Sinn dieser Maßnahme aufgeklärt und um eine schriftliche Einverständniserklärung gebeten (Anhang 3). Die Kamera wurde zu Beginn der Sitzungen mit einem Stativ am Rande des Raumes montiert und die Aufzeichnung gestartet, sobald die Kinder ihre Plätze eingenommen hatten. Standort und Fokus der Kamera blieben im Verlauf der einzelnen Sitzungen gleich und wurden auch nicht verändert, wenn Kinder einen anderen Arbeitsplatz suchten und den Fokus der Aufzeichnung verließen.

Die Videoaufzeichnungen wurden genutzt, um Stimmungen und Verhalten während der Gestaltungsprozesse intensiver als durch Beobachtungen zu erfassen und wichtige verbale Äußerungen der Kinder transkribieren zu können. Die Videoaufzeichnungen dienten der Ergänzung der Analyse und der Interpretation des Bildmaterials. Eine systematische Verhaltensanalyse auf der Basis der Videodaten durch ein umfangreiches Kodiersystem, wie es in Bezug auf die Bildanalyse entwickelt wurde, wurde im Rahmen der Untersuchung aufgrund der geringen Relevanz einer solchen Erhebung für das Untersuchungsergebnis nicht durchgeführt. Die technischen Voraussetzungen (statische Kameraführung) und die große Fülle des Materials ließen die so gewonnenen Daten überdies als wenig sinnvoll für eine systematische Auswertung erscheinen.

7.2.4. Gesundheitsbezogenen Lebensqualität (KINDL-R) im Prä-Post-Vergleich

Der KINDL-R ist ein internationaler, standardisierter Fragebogen zur Erfassung der gesundheitsbezogenen Lebensqualität von Kindern zwischen 4 und 17 Jahren (Anhänge 5 bis 8). Die Befragung dient dazu, eine individuelle Definition von Gesundheit zu erhalten, in der mehrdimensional körperliche, psychische und soziale Aspekte erfasst werden. Das Instrument wurde 1994 entwickelt und 1998 in die hier verwendete Version revidiert (vgl. Ravens-Sieberer & Bullinger, 2000). Der KINDL-R wurde seitdem in vielen Studien zur Lebenssituation von gesunden oder kranken Heranwachsenden eingesetzt, u.a. auch in einer großangelegten Untersuchung des Robert-Koch Institutes[51], deren Ergebnisse *„repräsentative Normdaten für die Population der Kinder und Jugendlichen in Deutschland"* lieferten (vgl. Ravens-Sieberer, Ellert, & Erhart, 2007, S. 811).

[51] Es wurden in dieser „Studie zur Gesundheit von Kindern und Jugendlichen in Deutschland (KiGGS)" Testdaten von 14.836 Kindern und Jugendlichen zwischen 0 und 17 Jahren erhoben (vgl. Ravens-Sieberer et al., 2007).

Der KINDL-R wird in dieser Untersuchung zu einer Analyse im Prä-Post-Vergleich benutzt, um Auswirkungen der kunsttherapeutischen Behandlung auf die Lebensqualität der Kinder zu ermitteln. Er wurde den Eltern in der ersten Sitzung und den Kindern in der zweiten Sitzung ausgehändigt. Nach Abschluss der kunsttherapeutischen Behandlung wurde die Befragung wiederholt.

Der Fragebogen (KINDL-R) wurde deshalb favorisiert, weil er im Unterschied zu anderen Erhebungsverfahren, die ebenfalls die Lebensqualität von Kindern erkunden, krankheitsübergreifende Perspektiven enthält, d.h. weder speziell auf eine spezifische Krankheitsgruppe (z.B. ILK, Mattejat & Remschmidt, 2006), noch ausschließlich auf chronische Erkrankungen ausgerichtet ist (z.B. DISABKIDS, Bullinger, Schmidt, & Petersen, 2006). Der Vorteil eines so ausgerichteten Fragebogens liegt darin, dass unabhängig vom aktuellen Gesundheitszustand und Krankheitsbewusstsein sowohl die Lebensqualität von Kindern mit schweren, als auch die mit leichten Herzerkrankungen erfasst werden kann. Außerdem bietet der KINDL-R als einziger deutschsprachiger Fragebogen mit dem Kiddy-Interview (s.u.)[52] eine Variante zur Erfassung von Selbsteinschätzungen bei Kindern, die schon ab vier Jahren eingesetzt werden kann (vgl. Harstick-Koll, et al., 2009). D.h. die jüngsten Kinder der Stichprobe konnten mit dieser Frühdiagnostik befragt werden. Der Fragebogen KINDL-R reagiert zudem auf Veränderungen, die z.B. durch Rehabilitationsmaßnahmen bei chronisch körperlich kranken Kindern erzielt wurden (vgl. Redegeld, 2004; West & Rosendahl, 2005) und ist damit auch geeignet für einen Prä-Post-Vergleich.

Der Fragebogen basiert auf entwicklungspsychologischen Faktoren zur Reflexionsfähigkeit, Sprachverständnis und berücksichtigt die Lebenssituation (z.B. Kindergarten oder Schule) von Kindern. Sowohl für die Selbstaussagen der Kinder, als auch in den Fragebogen zur Einschätzung durch die Eltern liegen Versionen für unterschiedliche Altersgruppen vor. (Tabelle 10)

Altersgruppe	Kinderversionen, Selbstbericht	Elternversionen, Fremdeinschätzung
4-7 Jahre	Kiddy-KINDL-R (Kinderversion, Interview) (Anhang 5)	Kiddy- KINDL-R (Elternversion) (Anhang 6)
8-12 Jahre	Kid-KINDL-R (Kinderversion) (Anhang 8)	KINDL-R (Elternversion) (Anhang 8)
13-16 Jahre	Kiddo- KINDL-R (Jugendversion) (Anhang 9)	

Tabelle 10 Fragebogen zur gesundheitsbezogenen Lebensqualität (KINDL-R)-, Eltern- und Kinderversionen entsprechend der Altersgruppen (Ravens-Sieberer & Bullinger, 2000)

[52] Das Kiddy - Interview ist eine der drei altersbezogenen Varianten der Kinderversionen des KINDL-R-Fragebogens. Im Gegensatz zu den Versionen für ältere Kinder, die von den Kindern selber ausgefüllt werden, wird der Kiddy KINDL-R für 4-7 Jährige als Interview durchgeführt.

Die Skala des Kid (8-11 Jahre) und Kiddo- (12-16 Jahre) KINDL-R besteht sowohl in der Kinder- als auch in der Elternversion aus 24 Items, die in sechs Subskalen mit jeweils vier Fragen zu gesundheitsrelevanten Lebensbereichen unterteilt sind: Körperliches Wohlbefinden, Psychisches Wohlbefinden, Selbstwert, Familie, Freunde und Funktionsfähigkeit im Alltag (z.B. Schule). Die Antwortmöglichkeiten bestehen aus einer fünfstufigen Likert-Skala[53] (nie - selten - manchmal - oft - immer).

Das Kiddy KINDL-R Interview für Kinder von 4 bis 7 Jahren ist, angepasst an die Fähigkeiten kleinerer Kinder, kürzer und enthält nur zwölf Items mit Antwortmöglichkeiten auf einer dreistufigen Skala (nie - manchmal - ganz - oft). (Anhang 5) Die Version für die Eltern dieser Altersstufe ist analog zu den Fragebögen für ältere Kinder. Zusätzlich enthält sie jedoch eine Skala mit 22 Items, durch die entwicklungsspezifische Aspekte der gesundheitsbezogenen Lebensqualität von kleineren Kindern erfasst werden können. (Anhang 6)

Alle Versionen und Altersgruppen des KINDL-R- Fragebogens enthalten außerdem ein Zusatzmodul für Kinder, bei denen chronische Erkrankungen vorliegen oder die sich aktuell im Krankenhaus befinden. Trifft einer der beiden Fälle zu, wird darin in sechs krankheitsübergreifend formulierten Fragen der Umgang mit der Erkrankung ermittelt. Krankheitsspezifische Module des KIND-R liegen für Adipositas, Onkologische Erkrankungen, Spina bifida, Neurodermitis, Diabetes, Asthma und Epilepsie vor, nicht jedoch für kardiale Erkrankungen.

Der KINDL-R wurde in Studien als valide und reliabel bestätigt (vgl. Ravens-Sieberer et al., 2007). Er eignet sich dazu, die gesundheitsbezogene Lebensqualität als Gesamtwert (Total Score), aber auch bezogen auf Teilbereichen (7 Subskalen) zu erfassen und anhand dieser Ergebnisse Kinder mit Risiken für Gesundheitsprobleme zu identifizieren (vgl. ebd., S. 810). Nach Harstick-Koll et al. (2009) gilt dies allerdings nur bedingt für die Ergebnisse in den Subkategorien der Kinderversion für die Gruppe der 4-7 Jährigen. In dieser Altersstufe ist die Aussagekraft des Gesamtwertes der Lebensqualität ebenso gut wie bei älteren Kindern, die der Subkategorien jedoch eingeschränkt (vgl. ebd.).

7.2.5. Die Menschzeichnung (ZEM Koppitz, 1972) im Prä-Post-Vergleich

Als weitere Prä-Post-Diagnostik wurden zu Beginn (Aufbauphase) und abschließend (Abschiedsphase) Menschzeichnungen von den Kindern angefertigt, die auf der Basis von Items des „Zeichne einen Menschen"-Tests (ZEM) zur Beurteilung des Entwicklungsstandes und Einschätzung von Persönlichkeitsfaktoren von Kindern zwischen 5 und 12 Jahre nach Koppitz (1972) analysiert und interpretiert wurden. Die Testinstruktion *„einen ganzen Menschen zu zeichnen, so gut wie sie können"* (vgl. ebd., S. 22), wurde von Koppitz übernommen. Als Materialien wurden ein Bleistift, ein Radierer sowie ein Din A4 Papier zur Verfügung gestellt. Die

[53] Von Likert (1936) entwickeltes System, in dem strikt positive und negative Items und dazwischenliegende Abstufungen die Einstellungen der befragten Personen ermittelt werden können (vgl. Bortz & Döring, S. 225).

Zeichnungen wurden innerhalb des Gruppensettings angefertigt. Der Zeichenprozess dauerte etwa 10 Minuten. Einige Kinder fertigten innerhalb dieser Zeit aus eigener Motivation heraus eine zweite Menschzeichnung an, während der Rest der Gruppe noch mit der ersten Zeichnung beschäftigt war. Zum Abschluss des kunsttherapeutischen Projektes in der 20. Sitzung wurde die Erhebung mit der gleichen Testanweisung erneut durchgeführt.

Das Motiv Mensch findet in der Testdiagnostik sowohl in der therapeutischen wie in der schulischen Praxis eine weit verbreitete Verwendung. Der Mensch ist ein beliebtes Zeichenmotiv bei Kindern und als Diagnosemittel zur Beurteilung entwicklungspsychologischer (z.B. Goodenough, 1926; Ziler, 2007; Koppitz, 1972), visiomotorischer (Esser & Stöhr, 1991) oder persönlichkeitsspezifischer Faktoren (Koppitz, 1972 u.a.) vergleichsweise gut untersucht. Menschzeichnungen sind für Koppitz (1972) *„(...) deshalb so besonders wertvoll, weil sie auf Konflikte verursachende Neigungen und Einstellungen weisen können."* (ebd., S. 96). Sie zeigen in der Regel ein inneres Selbstportrait des Kindes und geben einen Einblick in die Vorstellungen, die es von sich selbst hat (vgl. ebd., S. 104).

Die Auswertungen der erhobenen Menschzeichnungen im Prä-Post-Vergleich (MZ I und MZ II) basiert auf einem Kriterienkatalog zur Merkmalsanalyse von entwicklungspsychologischen Faktoren einerseits und Kriterien für die Feststellung von Persönlichkeitsstrukturen andererseits, die Koppitz in ihrem Ansatz entwickelt hat. Die Auswertung erfolgt nach quantitativen und qualitativen Gesichtspunkten.

Beurteilung des Entwicklungsstandes

Zunächst werden die Merkmale erhoben, die den Entwicklungsstand eines Kindes indizieren. Das geschieht mithilfe eines Kriterienkataloges nach Koppitz, in dem zu erwartende und außergewöhnliche Merkmale nach Altersstufen und Geschlecht differenziert enthalten sind. Danach kann der Entwicklungsstand eines Kindes berechnet und Retardierungen oder Akzelerationen festgestellt werden. (Anhang 11)

Einschätzung von Persönlichkeitsfaktoren des Kindes

In einem zweiten Schritt werden Merkmale der Menschzeichnung untersucht, die mit der Persönlichkeit des Zeichners korrelieren. Dabei stehen solche Aspekte im Blick, die Koppitz (1972) „emotionale Faktoren" nennt. Das sind Merkmalausprägungen, wie z.B. Auslassungen altersgemäßer Bildelemente, qualitative Besonderheiten oder spezielle Merkmale des Stils, die unter Berücksichtigung von Alter und Geschlecht auf besondere emotionale Probleme oder Charaktereigenschaften eines Zeichners verweisen können (vgl. ebd.). Koppitz hat bei der Entwicklung des ZEM in zahlreichen Studien insgesamt 30 solcher Faktoren, d.h. besondere formale Ausprägungen der Menschdarstellungen, als relevant für emotionale Belastungen herausgefunden. (Anhang 12)

Diese Untersuchungen wurden an Menschzeichnungen aus Regel- und Förderschulen gemacht. Koppitz konnte feststellen, dass mit großer Sicherheit emotionale Probleme und unbefriedigende mitmenschliche Beziehungen beim Zeichner vorliegen, wenn mindestens zwei „emotionale Faktoren" in einer im Rahmen der Testdiagnostik erstellten Menschzeichnung (ZEM) enthalten sind (vgl. ebd., S. 65). Aussagen über Ursachen für emotionale Belastungen können jedoch anhand der Zeichnungen nur bedingt gemacht werden. Die emotionalen Merkmalsausprägungen haben Symptomcharakter, sie können z.b. auf die Einstellung zu sich selbst, auf Ängste oder soziale Unsicherheiten etc. verweisen. Sie können aber nur bedingt psychometrisch erfasst werden. Vielmehr müssen sie im Zusammenhang mit dem Gesamteindruck einer Menschzeichnung, mit formal feststellbaren Entwicklungsfaktoren und anderen verfügbaren Daten über den Zeichner, z.b. auch Alter, Reife, momentane Situation, familiärer Hintergrund, beurteilt werden (vgl. Koppitz, 1972; Ko, 2004; Sehringer, 1999, Richter, 2000a). (vgl. Kapitel 3.3).

Solche Informationen wurden auch in dieser Untersuchung in der Auswertung der Menschzeichnungen ergänzend zu der Erfassung „emotionaler Faktoren" erhoben.

Anhand einer Häufigkeitsanalyse innerhalb der Stichprobe wurde untersucht, welche der von Koppitz (1972) genannten 30 „emotionalen Faktoren" vorkamen und auf welche Probleme von herzkranken Kindern sie möglicherweise verweisen. Diese Auszählungen wurden durch Einzelfallanalysen ergänzt. Außerdem wurden die Menschzeichnungen der ersten und der zweiten Erhebung verglichen, um festzustellen, ob Veränderungen nach den kunsttherapeutischen Behandlungsmaßnahmen vorlagen und um zu untersuchen, ob und in welchen Persönlichkeitsbereichen diese dann vorhanden waren.

Neben den von Koppitz erhobenen Entwicklungs- und Persönlichkeitsfaktoren wurden ergänzend weitere Merkmalsausprägungen in den Menschzeichnungen untersucht, die auf Ressourcen der Kinder verweisen können. Orientiert an den Analysen von Mathar (2010) wurden dafür formale und inhaltliche Aspekte herangezogen wie z.B. besonders ausgearbeitete Details, die Vermittlung positiver Stimmungen oder Beziehungsdarstellungen etc. (vgl. Kapitel 0 und 3.3.5).

Da das Auswertungssystem von Koppitz nur Kinder bis zum 12. Lebensjahr erfasst, wurden auch nur die Zeichnungen von sechs Kindern der Untersuchungsgruppe von fünf bis zwölf Jahren berücksichtigt.

7.2.6. Abschließende Leitfadeninterviews

Zum Abschluss des ambulanten kunsttherapeutischen Angebotes wurden die betreuten Kinder und ihre Eltern als Experten für ihre kunsttherapeutischen Erfahrungen befragt. Dabei sollte die persönliche Sicht als „unmittelbar Beteiligte" ermittelt, sowie Empfindungen und Beobachtungen rekonstruiert werden (vgl. Gläser & Laudel, 2009).

Die Interviews fanden nach Abschluss der kunsttherapeutischen Behandlungsmaßnahmen bei den Familien zu Hause, in einer für sie angenehmen, vertrauten Atmosphäre statt. Die Dauer der Befragungen variierte zwischen 5 und 20 Minuten. Bei besonderem Gesprächsbedarf der Befragten auch länger. Von den Interviews wurden Tonaufzeichnungen gemacht, die anschließend transkribiert wurden.

Es handelt sich dabei um ein qualitatives Verfahren nach einem eigens dafür entwickelten Leitfaden (Abschlussinterview, Anhang 10). Es sollten kontextrelevante Ereignisse und Erfahrungen besprochen, aber auch Spielraum für weitere Überlegungen gelassen werden. Für Bortz & Döring können so *„(...) spontan aus der Interviewsituation heraus neue Fragen und Themen"* einbezogen werden *„oder bei der Interviewauswertung auch Themen"* herausgefiltert werden *„die bei [der] Leitfadenkonzeption nicht antizipiert wurden."* (ebd., S. 314).

Eltern und Kinder wurden getrennt interviewt, um die jeweilige Eigenständigkeit des Expertentums zu verdeutlichen, auf unterschiedliche Einschätzungen eingehen zu können sowie eine gegenseitige Beeinflussung zu verhindern. Um dem Alter der Kinder beim Interview gerecht werden zu können, wurden die Fragen entwicklungsgerecht modifiziert. Dabei wurde auch beachtet, dass Interviews mit Kindern bereits ab fünf Jahren durchführbar sind, jedoch dabei konkrete Fragen evtl. auch Beispiele enthalten sein sollten (vgl. Heinzel, 1997, S. 408). Außerdem wurde bedacht, dass die Aussagekraft des Interviews je nach Reife und Entwicklungsstand des Kindes eingeschränkt sein kann.

Die sechs Bereiche des Leitfadens sind:

- Befinden des Kindes während der kunsttherapeutischen Behandlungsmaßnahmen („Kunstatelier")[54]
- Einstellung zu sich selbst und zu den eigenen Gestaltungen
- Bezug zum künstlerischen Gestalten
- Zusammenfassende Einschätzung zu den Effekten des kunsttherapeutischen Angebotes
- Zukunft des Angebotes
- Sonstiges

Befinden des Kindes während der kunsttherapeutischen Behandlungsmaßnahmen („Kunstatelier")

Im ersten Fragekomplex wurde das Befinden des Kindes während der kunsttherapeutischen Maßnahmen thematisiert. Während die Kinder ihre Empfindungen und Gefühle im Zusammenhang mit den Gestaltungsanforderungen, den Beziehungen zur Therapeutin, zu anderen

[54] In den Interviews wurde die Bezeichnung „Kunstatelier" verwendet, da er von Eltern und Kindern gut akzeptiert worden war. Diese Betitelung, die erst im zweiten Satz als ambulante Kunsttherapie erläutert wurde, war in der zweiten Rekrutierungsphase entstanden (vgl. Kapitel 7.1.2).

Kindern, zu Einzelaufgaben und Gruppenprozesse aus ihrer individuellen Sicht aufführten, waren die Eltern aufgefordert, ihre diesbezüglichen Wahrnehmungen aus einer Beobachtungsperspektive darzustellen.

Einstellung zu sich selbst und zu den eigenen Gestaltungen

Der zweite Bereich stand in engem Zusammenhang mit dem ersten Themenkomplex, fokussierte jedoch die Aufmerksamkeit verstärkt auf die Gestaltungsprozesse und -produkte. Inwieweit wurde Gestaltungsfreude, Interesse und Experimentiertätigkeiten angeregt, Zufriedenheit erzeugt? Konnten dabei das Selbstwerterleben und Kompetenzgefühl gesteigert werden? Auch die Beobachtungen der Eltern zum Umgang ihrer Kinder mit den Gestaltungen aus der Kunsttherapie wurden herangezogen, um positive, gleichgültige oder negative Einstellungen belegen zu können.

Bezug zum künstlerischen Gestalten

Mit dem Aufzeigen von Bezügen zum künstlerischen Gestalten wurden subjektive Einstellungen zu dieser Tätigkeit reflektiert. Da die Teilnahme an dem kunsttherapeutischen Projekt bereits ein Indiz dafür ist, dass dem bildnerischen Gestalten ein gewisser Wert beigemessen wird, zielten die diesbezüglichen Fragen auf eine Konkretisierung ab.

Die Eltern wurden z.B. gebeten, Besonderheiten oder Andersartigkeiten im Vergleich zu früheren Gestaltungen in Inhalt und Ausführung der Werke ihrer Kinder zu nennen. Auch Veränderungen im künstlerischen Verhalten, z.B. durch eine stärkere Zuwendung und mehr Eigeninitiative, waren von Interesse.

Zusammenfassende Einschätzung zu den Effekten des kunsttherapeutischen Angebotes

Die Einschätzungen von Wirkfaktoren durch die Eltern basiert auf persönlichen Erfahrungen mit den Belastungen und Erleichterungen ihrer herzkranken Kinder. Fragestellungen aus diesem Komplex und die Antworten wurden mit den Fragen korreliert, die zu Beginn der Kunsttherapie im Hinblick auf die Erwartungen gestellt wurden. D.h. die Ergebnisse der Postbefragung wurden auch auf dem Hintergrund hoher oder geringer Erwartungen reflektiert. Eine zusammenfassende Einschätzung durch die Kinder, insbesondere durch die jüngeren von ihnen, war kaum möglich. Erwartet wurde von ihnen daher nur ein Rückblick auf die gemeinsame Zeit im Kunstatelier, auf ihre spezifischen Erfahrungen, mit positiven emotionalen Erinnerungen, Lernprozessen, Problemen etc.

Zukunft des Angebotes

Ausgehend von der Einschätzung zu Wirkfaktoren sollten Eltern und Kinder überlegen, ob das Projekt Pilotcharakter haben könnte, um kunsttherapeutische Maßnahmen in der ambulanten Kinderkardiologie zu etablieren.

Sonstiges

Unter „Sonstiges" wurde den Eltern und Kindern Raum gegeben, Themen, die im Interview nicht angesprochen wurden, zu erörtern und gegebenenfalls auch offene Fragen zu klären.

Auswertung

Die Auswertung der Interviewtranskriptionen wurde auch computerunterstützt (atlas.ti) im Sinne der qualitativen Inhaltsanalyse nach dem Prinzip des N-C-T nach Friese (2012) durchgeführt (vgl. Kapitel 7.2.3.1). Die Struktur des Leitfadens lieferte ein grobes induktives Kategoriensystem, das durch Sichtung des Datenmaterials in Subkategorien differenziert wurde. Aussagen, die einer Kategorie oder Subkategorie zuzuordnen waren, wurden durch entsprechende Kodierungen im Text gesammelt. Das Kategoriensystem wurde im Prozess der weiteren Sichtung der Interviewtexte verfeinert und konkretisiert, sodass am Ende abstrakte Subkategorien zu den sechs abgefragten Bereichen und beispielhafte Aussagen der Interviewpartner als Ergebnisse zusammengefasst werden konnten.

8. Ergebnisse

8.1. Bild- und Prozessanalyse des Ausdrucksverhaltens

Die Auswertung der Gestaltungen basierte auf qualitativen Methoden der Inhaltsanalyse, in der Phänomene und Merkmale kodiert und zusammengefasst werden (vgl. Kelle & Kluge, 2010). In einem Interpretationsakt werden dabei Text- oder Bildstellen Kategorien zugeordnet, die entweder theoriebasiert (deduktiv) oder aus dem Material heraus (induktiv) gewonnen werden, wenn bisher keine theoretischen Bezüge vorliegen oder neue Phänomene auftauchen. Mit dieser Vorgehensweise wird neueren Tendenzen in der qualitativen Sozialforschung nachgegangen, in denen die von Theoretikern geforderte strikte Trennung deduktiver, z.b. Grounded Theory nach Glaser und Strauss (1987), und induktiver Kategorienbildung, z.B. qualitative Inhaltsanalyse nach Mayring (2005), aufgehoben wird. (vgl. Mayring, 2005) In der Praxis hat sich gezeigt, dass *„Mischformen gängig [sind], bei denen ein a priori aufgestelltes Kategorienraster bei der Durchsicht des Materials ergänzt und verfeinert wird."* (Bortz & Döring, 2006, S. 330). Dadurch können Besonderheiten des Materials berücksichtigt (vgl. Gläser & Laudel, 2009) und theoretisches Vorwissen durch neue aus dem Datenmaterial generierte Erkenntnisse ergänzt oder differenziert werden (vgl. Kluge, 2000).

Diese Methode der Datenauswertung ist hervorragend geeignet, auch für die vorliegende Untersuchung ein empirisch abgesichertes Vorgehen zu entwickeln. Computergestützt wird die Auswertung durch die Software atlas.ti[55].

Nach Friese (2012) ist in der computergestützten Auswertung qualitativer Daten die Abfolge des „Noticing- Collecting-Thinking about (N-C-T)"[56] geeignet.

Im Rahmen dieser Vorgehensweise wurden innerhalb der Analyse fünf Untersuchungsschritte durchgeführt:

[55] Atlas.ti wurde von einer Arbeitsgruppe an der TU Berlin entwickelt und auf die Bedürfnisse der Grounded theory/des „theoretischen Kodierens" nach Glaser und Strauss (1987), der Globalauswertung nach Legewie (Legewie u.a. 1988) und der qualitativen Inhaltsanalyse nach Mayring (2005) ausgerichtet (vgl. Kelle & Kluge, 2010, S. 10). Mit diesem Programm wird die Gliederung und Kodierung des Datenmaterials erleichtert, es können Schaubilder erstellt werden und Quersuchen durchgeführt werden (vgl. Bortz & Döring, 2006, S. 329).

[56] Nach dieser Vorgehensweise werden im Datenmaterial zunächst untersuchungsrelevante, auffällige Merkmale gesucht und durch diverse, beschreibende Kodierungen (induktiv oder deduktiv gewonnen, s.o.) markiert (**N**oticing). Durch diese Kodierungen entsteht ein Suchraster, mit dem in weiteren Analyseschritten ähnliche Phänomene zusammengefasst werden können (**C**ollecting). Ist das Kodier- und Kategoriensystem abschließend entwickelt und sind alle relevanten Merkmale kodiert, können dann Zusammenhänge und Gegensätze, Häufigkeiten von Phänomenen auch zugeordnet und zu den oben genannten Vorgruppierungen (Einzelfall, Kleingruppe, Stunde 1-20 usw.) im Datenmaterial analysiert und interpretiert werden (**T**hinking about). (Vgl. Friese, 2012)

1. Qualitativ - deskriptive Analyse:
 Die Entwicklung und Definition der Kategorien in den einzelnen Bereichen werden beschrieben, exemplarische Beispiele dazu vorgestellt.
2. Zusammenhangsanalyse:
 Einige Kategorien stehen in Bezug zueinander, was sich im Datenmaterial durch Doppelkodierungen widerspiegelte. Solche für die Untersuchungsfragen relevante Zusammenhänge wurden aufgedeckt und näher beschrieben.
3. Quantitativ-deskriptive Analyse, Untersuchungsgruppe:
 Die Relevanz der Kategorien und ihrer Merkmale für die Untersuchungsgruppe wurde anhand der Häufigkeiten ihres Erscheinens im gesamten Datenmaterial untersucht. Das Ergebnis wird grafisch in Tortendiagrammen differenziert veranschaulicht und erörtert.
4. Quantitativ-deskriptive Analyse, Einzelfall
 Die Relevanz der Kategorien und ihrer Merkmale für die einzelnen Kinder wurde anhand der Häufigkeiten ihres Erscheinens innerhalb aller Gestaltungen am Einzelfall eingeschätzt. Die Ergebnisse aller Kinder hierzu werden nebeneinander in einem Säulendiagramm dargestellt und können so auch miteinander verglichen werden.
5. Verlaufsanalyse:
 Eine Häufigkeitsanalyse der Kategorien, zugeordnet zu den 20 Sitzungen der kunsttherapeutischen Intervention und abgebildet in einem Säulendiagramm, zeigt mögliche Veränderungen im Stundenverlauf auf.

Aus den kunsttherapeutischen Intentionen des hier entwickelten Konzeptes für die Arbeit mit chronisch herzkranken Kindern wurden fünf Kategorien abgeleitet, die für das Erreichen der Zielsetzungen maßgeblich sind und sich in den bildnerischen Ausdrucksweisen manifestieren können. Dies geschieht sowohl auf formaler als auch auf inhaltlicher Ebene und spiegelt sich nicht nur in den fertigen Ergebnissen, sondern auch in den Prozessverläufen wider (vgl. Kapitel 7.2.3). Die Kategorien sind unterschiedlich komplex und erhalten deshalb durch unterschiedliche Anzahlen von Subkategorien eine zusätzliche Ausdifferenzierung, die es erleichtert, das umfangreiche Material zu sichten, zu analysieren und zu bewerten. Den Subkategorien, die zur genaueren Kennzeichnungen in einigen Bereichen zusätzliche Unterteilungen erfahren haben, werden Themen, Inhalte und Prozesse zugeordnet, auf die die Auswertung ausgerichtet ist. (Tabelle 11)

Kategorie	Subkategorie	Themen, Inhalte, Prozesse
Bildmotiv als psychisches Motiv	*Personale Ressourcen*	Interessen, Hobbies, positive Erinnerungen, helfende Figuren
	Soziale Bezüge	Freundschaften, familiäre Bindungen, Konflikte mit anderen
	Krankheits- und Belastungserfahrungen	Krankheit Gesundheit, das Herz, Bedrohung und Gefahren, Einsamkeit
Emotionalität	*Agieren*	
	– Ausagieren / Prozesserleben	Spielen, psychomotorische Aktionen
	– Überkompensation	Lächerlich machen, kritzeln, schmieren, übermalen
	Negative Stimmungen	
	– Internalisierend	Motive, Formen, Farben zurückhaltend (depressiv), karg, wenig dynamisch, Strichführung, Farbpalette eingeschränkt
	– externalisierend	Aggressive Malweise, dynamisches Formrepertoire (Zacken, Spitzen, druckstark)
	Positive Stimmungen	
	– Expressiv / energetisch	Kraftvoller Duktus, intensive Farbigkeit, ausgeglichene Raumnutzung, dynamische Gesamtqualität,
	– Freudig / belebt	lockere / leichte Farbigkeit, sichere Pinsel- oder Stiftführung, klare Formgebungen, Linien mit mittlerem Druck, kurvig kreisförmig, geschwungen
Selbstwert	*Unsicherheit*	Mangelnde Raumnutzung, fehlender Standlinienbezug der Motive, unsichere und druckschwache Linienführung, mehrfache Korrekturen des Gestaltenden, Orientierung an Anderen, Abwertung der eigenen Bilder bis hin zur Zerstörung
	Sicherheit	Gute Raumnutzung, klare Bildstrukturen, feste Linienführung, altersgemäße Größendarstellungen und – relationen, auch Motive strahlen Stabilität und Sicherheit aus, Signieren des eigenen Bildes, forscher Umgang mit den Materialien, Sicherheit und Bestimmtheit in der Wahl der Mittel
Künstlerisch-kreative Fähigkeiten	*Kreativität („Flow")*	
	– Originalität	Abstraktion, emotional (affektive) Thematik, expressiver Ausdruck, experimentelle Gestaltungsweisen, ungewöhnliche und unerwartete Materialnutzung, Ideen und Motive
	– Flexibilität / Fluktuation	Ideenreichtum, Neigung zu aleatorischen Verfahren, schnelles Neu- und Umformulieren von Ideen und Gestaltungen
	– Elaboration	Differenzierte (detailreiche) Ausarbeitung von Gestaltungen
	Künstlerische Kompetenzen	Selbstbewusstes und selbstständiges Handeln in der Verwendung auch bisher unbekannter Materialien, Entdeckung und Aneignung neuer Ausdrucksformen, Erweiterung des Motivrepertoires, Abbau von Schematisierungen und Stereotypisierungen

Kategorie	Subkategorie	Themen, Inhalte, Prozesse
Soziale Kompetenzen	*„Ich-Tendenz"*	
	Angreifend / aggressiv	Übermalungen, Zerstörungen von Gestaltungen anderer Kinder im dialogischen Malen, Abwertung der Gestaltungen Anderer, aggressive Motive, Formen oder Handlungen
	Raumeinnehmend	Egoistisch auf eigenen Vorteil bedacht bei der Verteilung von Materialien, der Belegung von Arbeitsplätzen, der Einforderung der Zuwendung durch die Therapeutin, im dialogischen Malen. Aktionen, die Dominanz gegenüber Anderen zeigen (Malfläche besetzen, Widersprüche ignorieren)
	Vermeidend / ausweichend	Eher unsicheres Verhalten, wenig Sozialkontakt, Bezüge werden kaum gesucht, Gestaltungen im dialogischen Malen klein und unauffällig, auch das Thema vermeidend ausgeführt
	Abgrenzend / blockierend	Ein gemeinsames Gestaltungsergebnis ist unerwünscht, gegenseitige Bezugnahme wird vermieden, Versuche der Kontaktaufnahme anderer Kinder abgewehrt
	„Ich – Wir Tendenz"	
	Annäherung / Begegnung	Gemeinsames Malen entwickelt sich zu einem positiven Dialog, in dem die Gestaltungen des jeweils anderen anerkannt, wahrgenommen, ergänzt, berührt, bestätigt oder erweitert werden.
	Bezugnahme bildlich	Bildinhalte Anderer werden als Inspiration für die eigene Gestaltung genutzt
	Bezugnahme verbal	Während des Gestaltungsprozesses werden andere Kinder der Gruppe direkt angesprochen, an der Geschichte, die das Bild erzählt, teilzunehmen; z.B. durch Aufforderungen eigene Lösungsbilder zu Konflikten in der Geschichte zu malen oder indem Personen aus der Gruppe in das Bild eingefügt werden.
	„Wir – Tendenz"	
	Integration / Verschmelzung	Im dialogischen, arbeitsgleichen Gestalten ist der individuelle Anteil des einzelnen aufgehoben, ein gemeinsam entwickeltes Gesamtergebnis entsteht.
	Raumgebung	Im arbeitsteiligen Verfahren wird der Bildraum aufgeteilt. Jeder lässt dem Anderen genügend Gestaltungsspielraum für seine Ideen

Tabelle 11 Kodiersystem zur Bild- und Prozessanalyse des Ausdrucksverhaltens

Insgesamt lagen nach Abschluss des kunsttherapeutischen Projektes 418 Gestaltungen aus drei Kleingruppen der gesamten Stichprobe vor, an denen insgesamt 724 Merkmale mit Hilfe des hier erstellten Kodiersystems festgestellt werden konnten.[57]

[57] Alle in dieser Untersuchung erhobenen Daten, d.h. Fotos der Gestaltungen, Fragebögen, Interviews sind bei Frau Prof. Dr. B. Wichelhaus und bei der Verfasserin einsehbar.

8.1.1. Bildmotiv als psychisches Motiv

In der Kategorie Bildmotiv als psychisches Motiv wurden Lebenserfahrungen kodiert, die in besonderer Weise mit positiven und / oder negativen Assoziationen, Erlebnissen und Gefühlen besetzt sind. Im bildnerischen Ausdruck solcher Motive werden Erlebnisse reaktiviert, Positives nachempfunden und zur Stabilisierung der Psyche verwendet. Negative Erfahrungen gewinnen durch die Objektivierung im Bild eine „neue" Realität. Sie erscheinen in der Regel weniger belastend als vor der Sichtbarmachung im Bild und können auf nonverbaler Ebene, aber auch mit der Therapeutin bearbeitet werden. Diese Kategorie ist in hohem Maße mit Bildinhalten verbunden.

Den personalen Ressourcen wurden Bildinhalte zugeordnet, die sich mit Interessen -z.B. auch Hobbies- und mit positiven Erinnerungen befassen oder symbolisch betrachtet, Helfer- und Glücksbringerfunktionen bzw. Heldenattribute haben. Soziale Bezüge wurden besonders dort gesehen, wo die Darstellungen z.B. Familien-, Freundes- und Gruppenbilder enthalten, die auf Beziehungen, Kontakte, Schutz und Versorgung hinweisen. Bilder, in denen eine Figur in Not geraten ist sowie Bilder, in denen von einer Figur Gefahr ausgeht -z.B. gefährliche Monster o.ä.- wurden der Gruppe „Bedrohung, Gefahr, Not, negative Gefühle" zugeordnet. In der letzten Rubrik wurden alle Bilder zusammengefasst, in denen sich der Bildinhalt auf Krankheit oder Gesundheit der eigenen Person oder eines Stellvertreters bezieht.
(Tabelle 11, S. 152)

<u>Relevanz der Subkategorien „Bildmotiv als psychisches Motiv" für die Untersuchungsgruppe</u>

Im Gesamtmaterial sind die vier thematischen Schwerpunkte der Kategorie „Bildmotiv als psychisches Motiv" relativ gleichmäßig verteilt, allerdings gibt es eine Bevorzugung für soziale Inhalte und eine geringe Ausprägung von Motiven, die sich mit Krankheit und Gesundheit befassen. (Abbildung 9)

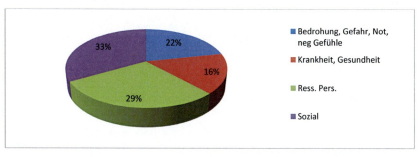

Abbildung 9 Differenzierung der vier Subkategorien von „Bildmotiv als psychisches Motiv" in der Untersuchungsgruppe (absolute Gesamtsumme Kodierungen dieser Kategorie N = 166)

In einer weiteren Analyse wurden die Häufigkeiten der vier Subkategorien im Zusammenhang mit ihrem „Auftauchen" in aufgabenmotivierten und freien Gestaltungen sowie Einzel- und Gruppenarbeiten untersucht. (Tabelle 12)

	Bedrohung, Gefahr, Not	Krankheit, Gesundheit	Persönliche Fähigkeiten und Interessen	Soziale Bezüge
Aufgaben indiziert	12	3	21	22
Thematisch offen	22	16	19	27
Gruppengestaltung	4	3	5	5

Tabelle 12 Wahl von Bildinhalten in Abhängigkeit von der Organisationsstruktur des Settings[58]

Motive, die auf Ressourcen der Persönlichkeit eines Kindes verweisen, wurden zu beinah gleichen Anteilen in thematisch relativ offenen, wie auch in aufgabenindizierten Therapiestunden gewählt. Hobbies, Interessen und positive Erinnerungen kamen häufiger bei Aufgaben mit Themenvorgaben vor, Helfer und Glücksfiguren hingegen öfter in spontanen Gestaltungen. Auch in Gruppengestaltungen wählten manche Kinder der Untersuchungsgruppe Themen mit Bezug zu ihren Ressourcen, um sich in der Interaktion identifizierbar zu machen.

Personale Ressourcen

Hobbies, Interessen, Helfer, positive Erinnerungen

Viele Kinder stellten Hobbies und Interessen in ihren Gestaltungen dar, z.B. sportliche Tätigkeiten, Musikhören, Tanzen, Lesen oder Malen, Aktivitäten mit Tieren etc.
(Abbildung 10 a-d)

Abbildung 10 (a-c): Hobbies: a. Malen, Sabine, 7 J.; b. Lesen, Tina, 15 J.; c. Musik und Ballett, Susanne 13 J.;
d. Musikhören, Vanessa, 13 J.

Auch besondere Interessen und positive Erinnerungen wurden thematisiert wie z.B. Wissen über Dinosaurier, über Ägypten sowie Urlaubserinnerungen und Details aus Lieblingsgeschichten. (Abbildung 11 a-c)

[58] Durch Doppelkodierungen bei mehreren relevanten Phänomenen innerhalb einzelner Gestaltungen ist die Analyse von Zusammenhängen verschiedener Kategorien möglich.

Abbildung 11 (a-c): Besondere Interessen und besonderes Wissen: a. Wikingerschiff aus "Wikkie und die starken Männer", Lukas, 7 J.; b. Pferde und Natur, Tina, 15 J.; c. ägyptische Pyramide mit Anubis, Tobias, 8 J.

Hobbies wurden insbesondere dann dargestellt, wenn das kunsttherapeutische Setting auf persönliche Ressourcen ausgerichtet war. Aber auch bei Themen, die die Auseinandersetzung mit der eigenen Person intendierten, z.B. beim Nachzeichnen und Ausgestalten des eigenen Körperumrisses.

Helfer, Helden, Glücksfiguren

Im Zusammenhang mit Gestaltungen, in denen die Kinder sich selber oder Stellvertreter in einer Notsituation darstellten, wurden häufig Helferfiguren wie z.B. Haustiere, Helden oder „Glücksgestalten" verwendet. Motive, mit denen die Kinder Stärke, Unterstützung und Geborgenheit assoziieren. (Abbildung 12 und Abbildung 13)

Abbildung 12 (a-c): Helfer, Helden, „Glücksfiguren" I: a. Löwe, Sarah, 8 J.; b. Pippi Langstrumpf, Tobias, 9 J.; c. Glücksschwein, Sabine, 7.

Abbildung 13 (a-c): Helfer, Helden, „Glücksfiguren" II: a. Engel, Sarah, 8 J.; b. Einhorn, Tina, 15 J.; c. Nils Holgersson, Tobias, 8 J.

Soziale Bezüge

Beziehungen zu Familie, Freunden oder Tieren

In einigen Gestaltungen wurde das Verhältnis zur sozialen Umwelt der Kinder deutlich. Beziehungen zu anderen Kindern, zu Eltern und Geschwistern, zur Familie oder zu Tieren wurden ausgedrückt. Im Zusammenhang mit solchen Themen trat auch der Aspekt Nahrung und Versorgung auf. (Abbildung 14 a-b)

Abbildung 14 (a-b): Thema Versorgung I: a. Pizza und Wiese, Susanne, 13 J.; b. hungriges Vogelbaby, Sabine, 7 J.

Abbildung 15 (a-b): Thema Versorgung II: a. Dino mit Nahrung, Toilette und Fernsehen; b. Wohnung für Dino mit Kochsendung im Fernsehen, Tobias, 8 J.

Exemplarische Beispiele sind die „Pizzaversorgung" durch ein Geschwisterkind (Abbildung 13 a); ein hungriger Jungvogel, der von der Vogelmutter versorgt wird (Abbildung 14 b); ein Dinosaurier aus Ton vor dem Fernseher mit Nahrung und Toilette und eine Wohnung für diesen Dino, in der eine Kochsendung im Fernsehen zu sehen ist (Abbildung 15 a-b).

In zahlreichen Beziehungsdarstellungen mit Freunden, Familie oder Tieren wurden die Bedeutung und der Wunsch nach sozialen Kontakten überdeutlich. (Abbildung 16 bis 21)

Abbildung 16 (a-c): Thema freundschaftliche Beziehungen I: a. Das bin ich mit meinem Pflegepferd, Tina, 15 J.; b. Mensch mit Hund, Tobias, 8 J.; c. Wasserballspiel mit einer Freundin, Sabine, 7 J.

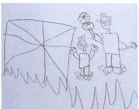

Abbildung 17 (a-c): Thema freundschaftliche Beziehungen II: a. Mit einem Freund beim Fußballspielen, Lukas, 7 J.; b. Mit Papa beim Fußballspielen, Sabine, 7 J.; c. zwei befreundete Dinos, Tobias, 8 J.

So gab es Szenen, in denen mit Freunden gemeinsam gespielt wird. (Abbildung 16 a-c; Abbildung 17 a-c)

Abbildung 18 (a-c): Der Körperumriss als Außerirdischer ausgestaltet: a. Sarah, 8 J.; b. Tobias, 8 J.; c. Luise, 5 J.

Aber auch Handlungen, die auf Probleme im Kontakt mit anderen Kindern verweisen, wurden dargestellt. (Abbildung 18 a-c)

Bei der Ausgestaltung des eigenen Körperumrisses wurden soziale Wünsche in symbolischer Form zum Motiv der Gestaltungen, in dem nicht die reale, sondern die Gestalt eines Außerirdischen die Fantasien beflügelte. Sie bildete den Mittelpunkt von frei erfundenen Geschichten, in der das Fremde und Andersartige zum Thema gemacht wurde. Gestaltungen dieser Art verweisen auf die Situation von einigen chronisch herzkranken Kindern, die sich Sozialkontakte und soziale Anerkennung in einer wenig achtsamen Gesellschaft mühsam erarbeiten müssen und Isolation erleben.

Auch Sabine (7 Jahre) thematisierte vergleichbare Schwierigkeiten, die sich darauf beziehen, bei akuten Erkrankungen keine freundschaftliche Beziehung annehmen zu können. In ihrer Zeichnung stellte sie aber nicht nur die Hilflosigkeit der Situation der erkrankten Person (stellvertretend dafür hier ein Dino) dar, sondern auch die Herausforderungen, mit denen ein gesundes Kind konfrontiert werden kann, wenn es mit dieser Person trotz seiner Erkrankung und Einschränkungen spielen möchte. (Abbildung 19)

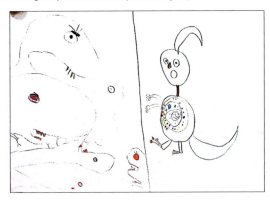

Abbildung 19 „Der Dino ist krank, er hat Bakterien im Bauch. Seine Freunde wollen mit ihm spielen", Sabine, 7 J.

Die Erfahrungen von familiärer Unterstützung werden häufig symbolisch dargestellt, besonders deutlich sichtbar im Zusammenhang mit einer Baumgeschichte als Anlass für Gestaltungen, in dem ein Baum verschiedenen Wetterszenarien ausgesetzt ist (Anhang 15). Gärtnerin und Gärtner stehen dem Baum in der Geschichte in jeder Wetterlage bei. Wird die Geschichte auf die familiäre Situation eines chronisch kranken Kindes übertragen, dann steht der Baum für das Kind, Gärtner und Gärtnerin für die liebevollen, fürsorglichen Eltern. Eine solche Übertragung wird in vielen Bildnereien der Kinder sichtbar.
(Abbildung 20 a-c und Abbildung 21)

Abbildung 20 (a-c): „Der Baum im Wetter": a. Sarah, 8 J.; b.; Tobias, 8 J.; c. Vanessa, 13 J.

Nicht alle Darstellungen der Baumgeschichte sind so positiv besetzt, wie z.B. bei Sarah, bei der das Gärtnerpaar sogar eine Gießkanne bei sich trägt, um den Baum zu versorgen (Abbildung 20 a). Manchmal fehlt das Gärtnerpaar, und damit die Unterstützung des Baumes. In Tobias besonders bedrohlich wirkender Zeichnung (Abbildung 20 b), in der sogar ein Teil des Baumes brennt, werden stattdessen jedoch Personen aus der Kunsttherapiegruppe zur Hilfe einbezogen. Es wird deutlich, dass der Wunsch nach sozialer Unterstützung und Anbindung innerhalb der Gruppe Gleichaltriger groß ist.

Auch in Vanessas Gestaltung der Baumgeschichte fehlen Personen im Bild. (Abbildung 20 c) Ein zurückliegendes Haus deutet zwar darauf hin, dass der Baum nicht völlig isoliert ist. Hier wohnen laut der Aussage von Vanessa aber nicht der Gärtner und die Gärtnerin. Wer hier wohnt, ist offen. Es scheint ein Zusammenhang der Darstellung mit der aktuellen Entwicklungsphase zu bestehen, in der sich Vanessa im Moment intensiv mit Ablöseprozessen von den Eltern auseinandersetzt. Auch in anderen Gestaltungen und in Erzählungen war dies ein vorherrschendes Thema, z.B. in der Verbalisierung von Zukunftsvorstellungen.

Bei Sabine ist das Gärtnerpaar zwar dargestellt, kann aber kaum etwas gegen einen wilden Sturm ausrichten. (Abbildung 21)

Abbildung 21 „Der Baum im Wetter", Sabine, 7 J.

Das Paar steht räumlich entfernt zum Baum und wirkt in Mimik und Gestik sowie aufgrund der mangelnden Stabilität sehr hilflos. Sabine kommentierte das Geschehen: Die Gärtnerin und der Gärtner bemühen sich, die durch den wilden Sturm herabgefallenen Äste und Blätter wieder *„anzukleben"*. Deshalb malte sie ihnen eine Leiter als Hilfe, um diese Tätigkeit ausführen zu können. Das Ergebnis ist jedoch „ernüchternd": Dem Baum geht die Hilfe nicht schnell genug, er weint und ist böse, woraufhin Gärtner und Gärtnerin den Baum zerstören und einen neuen Baum *„machen"*. Dieser Baum ist nun in Ordnung.

Krankheit und Gesundheit

Die in Bildern eindeutig erkennbare Auseinandersetzung mit Krankheit und Gesundheit fand fast ausschließlich in spontanen Gestaltungen statt. Bei Sabine war der Auslöser die vorhergehende Aufgabe der Menschzeichnung (vgl. Kapitel 7.2.5 und 8.2.1), in der die Auseinandersetzung mit dem menschlichen Körper offenbar zur Thematisierung von Krankheit und Tod anregte. (Abbildung 22 a-f)

Bild a: „Kranker T-Rex mit Pumpblase und Säure im Magen. Ideen wie ihm geholfen werden kann?"

Bild b: „Was den T-Rex krank macht. Wenn er noch mehr Süßigkeiten isst, stirbt er."

Bild c: „Was dem kranken T-Rex gut tut und was nicht."

Bild d: Wie wird T-Rex geholfen? M: „Klettert in Magen, haut mit Hammer auf die Säure, macht die Säure klein, die zerplatzt und er ist tot."

Bild e: Wie kann ihm geholfen werden: „Weg zum Klo, da gibt es ein Medikament."

Bild f: „Nun geht's dem T-Rex besser."

Abbildung 22 (a-f): „Kranker T-Rex wird geheilt", Sabine, 7 J.

Unmittelbar nach Fertigstellung der Menschzeichnung folgte bei ihr spontan die Darstellung eines schwerkranken Dinos. Sein Magen ist laut Erzählung von Sabine voller Säure. Es folgten einige weitere Gestaltungen des erkrankten Dinos und es wurden Ideen entwickelt, was seine Erkrankung verschlimmern würde und wie ihm geholfen werden könnte. Im Abschlussbild dieser Serie ist der Dino wieder gesund. Sowohl die Magenerkrankung ist ausgeheilt, als auch das Herz wieder hergestellt. Das Motiv und das Thema Krankheit/ Gesundheit wurde von Sabine auch in weiteren Stunden im Therapieverlauf immer wieder aufgegriffen (vgl. Abbildung 19, S. 158).

Erwähnenswert ist auch, dass in allen drei Kleingruppen nicht nur im bildlichen Ausdruck, sondern auch verbal, z.B. nebenbei während des Gestaltens oder Aufräumens, Krankheitserfahrungen thematisiert wurden und die Kinder untereinander Gemeinsamkeiten, aber auch Unterschiede feststellten.

Bedrohung, Gefahr, Not

Auffallend war, dass in vielen Gestaltungen der Kinder eine bedrohliche Situation dargestellt wurde. Dies geschah im Bezug zur eigenen Person oder zu Stellvertretern, die Gefahren und Ängsten ausgesetzt wurden. Dabei konnten die Kinder im Gestaltungsprozess beide Seiten ausleben und sich abwechselnd in unterschiedliche Rollen einfinden: in die des Ängstlichen und Ohnmächtigen, aber auch in die Rolle der Person, von der die Gefahr ausgeht. (Abbildung 23 bis 25)

Abbildung 23 (a-c): Bedrohung, Not, Gefahr I: a. Schiff auf einer riesigen Welle; b. und c. "Das bin ich"; Mädchen unter einer fleischfressenden Pflanze, Sarah, 8 J.

Sarah malte aus eigenem Antrieb ein Schiff auf einer riesigen Welle. (Abbildung 23 a) Auf Rückfragen zur Situation des Schiffes und dem Fortgang der Szene erklärte sie, dass die Welle immer weiter oben bleiben würde und das Schiff niemals hinunter falle. In einem anderen Bild, in der es mit dem Thema „Das bin ich" um eine Selbstdarstellung ging, wurde erneut Bedrohung symbolisiert. (Abbildung 23 b) Eine fleischfressende Pflanze lauert über einem Mädchen. Hierzu malte Sarah auf die Nachfrage zum Ausgang der bedrohlichen Situation ein zweites Bild, zu dem sie erklärte, dass das Mädchen von der Pflanze gefressen wird. Dann

änderte sie jedoch ihre Entscheidung und erklärte, dass das Mädchen im letzten Moment noch von einem Baby gerettet wird, dass sie nun ergänzend auf das Bild malte. (Abbildung 23 c) Bei allen drei Bildern besteht ein enger Zusammenhang mit der eigenen Lebenssituation. Bei übermäßiger Belastung entsteht für Sarah eine vitale Bedrohung ihrer Gesundheit (Schweregrad E, vgl. Kapitel 1.6), d.h. es gibt dauerhaft eine Gefährdung, die jedoch durch Medikamente zu beherrschen ist. Ein weiterer Zusammenhang mit Sarahs Biografie ist, dass tatsächlich, wie in dem Bild mit der fleischfressenden Pflanze, ein Baby eine rettende Funktion für sie hatte. Das erste Kind von Sarahs Eltern war als Baby plötzlich verstorben. Daraufhin wurden sie und zwei weitere Geschwister vorsorglich unmittelbar nach der Geburt auf ähnliche Risiken untersucht. Sarahs Erkrankung konnte dabei erkannt werden und eine Therapie unmittelbar danach eingeleitet werden.

Auch Sabine wählte aus eigenem Antrieb häufig Motive, von denen eine latente Gefahr ausgeht. (Abbildung 24 a-c)

Abbildung 24 (a-c): Bedrohung, Not, Gefahr II: Von links nach rechts: a. Monster in der Geisterbahn; b. Schloss, in dem ein gruseliger Film läuft; c. Monster, die Angst haben, weil sie zu viel sehen, Sabine, 7 J.

Dies sind z.B. Geisterbahnen oder Dinosaurier-Erlebnisparks (ohne Abbildung), „der nicht mögliche Gang zur Toilette" (Abbildung 24 a), „ein Schloss, in dem schlimme Filme gezeigt werden" (Abbildung 24 b) oder „Monster, die Angst haben, weil sie zu viel sehen" (Abbildung 24 c).

Tobias wiederum stellt sich selber unter Beschuss von Flugzeugen und Raumschiffen. (Abbildung 25 a-c)

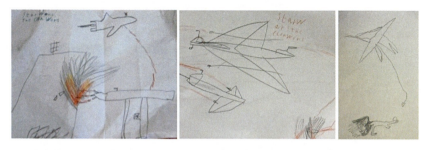

Abbildung 25 (a-c): Bedrohung, Not, Gefahr III: Unter Beschuss von Raumschiffen, Tobias, 8 J.

Die Raumschiffe hinterlassen Verwüstung und Feuer. Die Person rechts unten im zweiten Bild stellt Tobias selber dar, der versucht gegen die Gefahr anzukämpfen.

Auch Tobias' Baum aus der Geschichte vom Baum im Wetter (Abbildung 20, S. 159) wird dieser Form der Bedrohung ausgesetzt und brennt. In einer anderen Zeichnung stellt er einen bedrohlich aggressiven Dinosaurier mit gefletschten Zähnen dar: ein Ausdruck von Gefahr oder Wut, der durch eine vollständige rote Übermalung mit Pastellkreide noch verstärkt wird (Abbildung 31 a, S. 167).

Relevanz der Kategorie
„Bildmotiv als psychisches Motiv" und ihrer Subkategorien für die einzelnen Kinder

In einem Säulendiagramm sind die Häufigkeitsverteilungen der Subkategorien psychisch besetzter Motive der einzelnen Kinder aus der Untersuchungsgruppe in absoluten Zahlen abgebildet. (Abbildung 26) Durch diese grafische Darstellung sind Analysen zu Schwerpunktthemen der Kinder, aber auch Vergleiche innerhalb der Untersuchungsgruppe möglich.

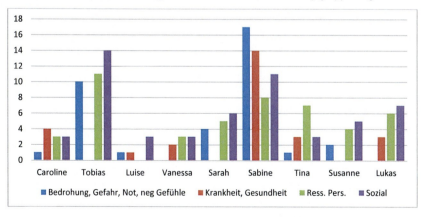

Abbildung 26 Bildmotiv als psychisches Motiv differenziert nach Subkategorien, Verteilung innerhalb der Einzelfälle

In dem Säulendiagramm wird sichtbar, dass sich einige Kinder besonders häufig mit psychisch besetzten Themen vertiefend auseinander gesetzt haben. So waren vor allem für Sabine die Themen Krankheit, Gesundheit, Bedrohung, Gefahr wichtig, bei Tobias zeigten sich ebenso häufig bedrohliche Szenen, aber auch inhaltliche Darstellungen seiner Hobbies und Interessen sowie seiner sozialen Beziehungen oder Wünsche danach. Tina setzte sich vor allem mit ihren eigenen Ressourcen auseinander, beschäftigte sich aber auch mit Themen rund um soziale Bezüge, zu Bedrohungen, Krankheit und Gesundheit und Caroline hatte einen Schwerpunkt bei sozialen Themen. Bei den anderen fünf Kindern gab es keine so deutlich in Erscheinung tretenden Schwerpunktthemen.

Verlaufsanalyse „Bildmotiv als psychisches Motiv"

Auch im Therapieverlauf gab es zwar Settings, in denen einzelnen Themen gehäuft vorkamen, im Gesamten waren sie jedoch über die 20 Stunden relativ gleichmäßig verteilt. Dies zeigt ein Säulendiagramm zur Häufigkeitsverteilung der psychischen Themen innerhalb der einzelnen Stunden und in chronologischer Reihenfolge von links nach rechts. (Abbildung 27)

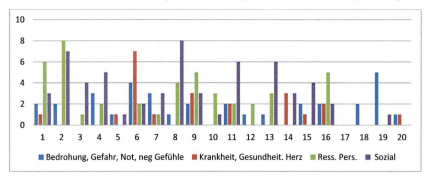

Abbildung 27 Bildmotiv als psychisches Motiv im Therapieverlauf (1. - 20. Sitzung)

Zum Ende hin zeigt sich eine Abnahme von psychisch besetzten Themen, was mit der Projektstruktur zusammenhängt, in der für die letzten Sitzungen Themen zu Abschied und Ablösung vorgesehen waren, in denen soziale Beziehungen und positive Eindrücke aus der Therapie im Fokus standen.

8.1.2. Emotionalität

Bei der Kategorie Emotionalität, die gewisse Überschneidungen mit der Kategorie Bildmotiv als psychisches Motiv aufweist, wurde der Fokus weniger auf das Inhaltliche, sondern mehr auf das formale und grafologische Ausdrucksverhalten gelegt. Als Subkategorien wurde das Agieren (Ausagieren) mit den positiven Komponenten der Vertiefung und den negativen der Überkompensation gewählt, sowie negative, internalisierende oder externalisierende Stimmungen und positive, expressiv/ energetisch oder freudig/ belebte Stimmungen. Für diese

Subkategorien sind Malweise, Duktus, Form- und Farbwahlen, Linienführung in Abhängigkeit von der jeweiligen emotionalen Verfasstheit, z.B. bei Belastungen oder Ressourcen (vgl. Kapitel 3.3.3) wesentlich. (Tabelle 11, S. 152)

Das Videomaterial (Kapitel 7.2.3.2) diente besonders für die Erfassung dieser Ausdrucksweisen als Erinnerungsstütze, da sie sich nicht nur im Bildmaterial, sondern vor allem auch in Mimik, Gestik und Verhalten nachweisen lassen.

Relevanz der Subkategorien „Emotionalität" für die Untersuchungsgruppe

Die Subkategorien der Kategorie „Emotionalität" sind relativ ausgeglichen auf das untersuchte Bildmaterial verteilt. (Abbildung 28)

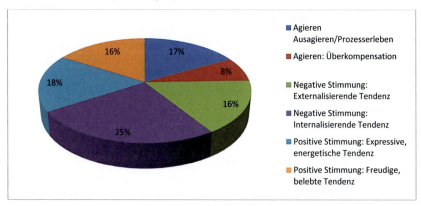

Abbildung 28 Differenzierung der 6 Subkategorien von „Emotionalität" in der Untersuchungsgruppe (absolute Gesamtsumme Kodierungen in dieser Kategorie N = 159)

Am häufigsten wurde die „negative Stimmung" verbunden mit einem internalisierenden Verhalten im Bild kodiert (25%). Es folgten Kodierungen, die eine expressive Energie im Rahmen positiver Stimmungen zeigten (18%), sowie das Agieren im Prozesserleben (17 %). Auch externalisierende Gestaltungsweisen aufgrund negativer Stimmung oder freudig, belebte Darstellungen bei positiver Stimmung (je 16 %) waren ähnlich häufig. Ein Agieren bei Überkompensation trat eher selten auf (8%).

Agieren

Ausagieren / Prozesserleben

Bilder, bei denen das Agieren und Prozesserleben im Vordergrund standen (Abbildung 29 a-d) sind gekennzeichnet von Aktivitäten, die sich in Mal- und Schmierspuren zeigten. Das Ergebnis war den Kindern eher unwichtig.

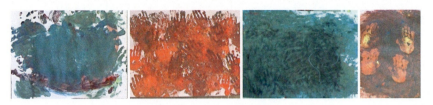

Abbildung 29 (a-d): Prozessorientiertes Gestalten; jeweils ohne Titel:
a. Tobias, 8 J.; b. Sarah, 8 J.; c. Tobias, 8 J.; d. Luise, 5 J.

Dahingegen war bei den Kindern ein intensives Prozesserleben zu beobachten. Damit verbunden war häufig eine Regression im Ausdrucksverhalten, die mit affektiv gesteuertem Schmieren von Farbe entsprechend der aktuellen Stimmung einherging. Dabei wurden sowohl positive Emotionen wie Freude, Lebendigkeit, aber auch innere Ruhe und Entspannung, z.B. auch begleitendes, leises Summen im Prozess beobachtet. Gleichzeitig wurden aber auch regressive oder aggressive Stimmungen wahrgenommen, die eine entlastende Wirkung hatten. Bei einigen Kindern folgte ein rein prozessorientiertes Gestalten mit entlastender, abreagierender Wirkung im Anschluss an eine vorhergehende, kognitive oder emotionale Anforderung. Als Gestaltungsimpuls von Bildern, bei denen Agieren und Prozesserleben im Vordergrund standen, war der Impuls auffällig häufig spontan und ohne Vorgabe (19 zu 2 Bildbeispielen).

Überkompensation

Sind Kinder beim Gestalten unkonzentriert, albern oder lustlos, wirkt sich das auf den Gestaltungsprozess und die Ergebnisse aus. Das Kind neigt zur Überkompensation mit regressiven Tendenzen wie Schmieren und Sudeln, Übermalen und Auslassungen oder zeichnet groteske Gestalten, die schnell und flüchtig ohne Gestaltungsabsicht dargestellt werden. Um diese innere Einstellung zu erkennen, bedarf es der Prozessbeobachtung, da auch sehr erregte, belastete Kinder manchmal ähnliche Ausdrucksweisen zeigen. (Abbildung 30 a-c)

Abbildung 30 (a-c): Überkompensation: a. Wenn ich ein Tier wäre, Sarah, 8 J.; b. ohne Titel, Sabine, 7 J.;
c. ohne Titel, Sabine, 7 J.

In Abgrenzung zu einer Regression, die durch emotionale Belastungen hervorgerufen wird, standen bei Sarahs und Sabines Darstellungen das Unlustvolle, Unkonzentrierte, Oberflächige im Vordergrund. Sie gestalteten lieblos und figürlich im Wechsel mit Kritzeleien aus der Vorschemaphase. Offenbar war ihnen im Moment weder das Malen noch das Ergebnis dieses Prozesses wichtig.

Negative Stimmungen

Externalisierende Tendenz

Mit der Kategorie „externalisierende Tendenz" bei negativer Stimmung wurden Bilder erfasst, deren Ausdruck Elemente von Abwehr, Aggressivität oder Angriff enthalten. (Abbildung 31 a-c).

Abbildung 31 (a-c): Negative Stimmung mit externalisierender Tendenz: a. Rot übermalter Dino mit gefletschten Zähnen, Tobias, 8 J.; b. Kanonenkugel, Lukas, 7 J.; c. „Riese, der einem auf den Kopf kackt", Sabine, 7 J.

Auch während des Herstellungsprozesses solcher Gestaltungen waren entsprechende Stimmungen beobachtbar. Aggression oder Wut zeigte sich häufig in affektiven, dynamischen Kritzeln mit zackigen, eckigen Formen. Die Farbigkeit dieser Bilder war meist kräftig, vor allem in Rot- oder Schwarztönen gehalten. In manchen Bildern ging die externalisierende, negative Stimmung in eine internalisierende Tendenz über, d.h. dass die äußerliche Bedrohung im Gestaltungsprozess auch als innere Bedrohung erlebt wurde. (vgl. Abbildung 25, S. 163) Stimmungsbilder mit externalisierenden Tendenzen waren häufiger in spontanen Gestaltungen (11 Bildbeispiele) als in richtungsweisenden Themenstellungen (6 Bildbeispiele) zu finden.

Internalisierende Tendenz

Als Bilder mit negativer Stimmung und internalisierender Tendenz wurden Gestaltungen zusammengefasst, die Gefühle wie Trauer, Unglücklich sein, Betrübtheit, Verschlossenheit, Depressivität oder Unsicherheit widerspiegeln. (Abbildung 32 a-b)

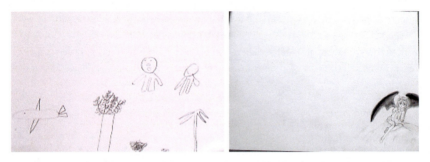

Abbildung 32 (a-b): Negative, internalisierende Stimmung: a. „Wenn ich ein Tier wäre", Caroline, 7 J.; b. Einsamkeit, Tina, 15 J.

Die Raumnutzung und Strichführung in solchen Bildern ist eher zurückhaltend, die Farbgebung blass und Bewegungsdarstellungen sind kaum vorhanden. Die Figuren haben einen starren, regungslos wirkenden Gesichtsausdruck, sind häufig sehr klein dargestellt und ohne Beziehung zu anderen. Internalisierende Tendenzen in „Stimmungsbildern" kamen gleichermaßen in spontanen und aufgabengebundenen Gestaltungen vor.

Positive Stimmungen

Expressive, energetische Tendenz

Bilder mit expressiver Tendenz wirken kraftvoll, voller positiver innere Energie und Ausdruckskraft. (Abbildung 33 a-c)

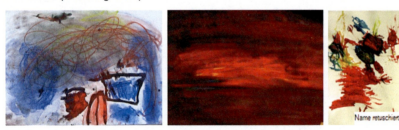

Abbildung 33 (a-c): Expressiv, energetische Tendenz: a. Haus für den Dino, Vorderseite, Tobias, 8 J.; b. Der rote Funke, Tina, 15 J.; c. Haus mit Mutter und Bruder, Lukas, 7 J.

Die positive Kraft wurde durch eine intensive Farbigkeit mit hohem Ausdruckswert, einer dynamischen Raumnutzung, einer kräftigen, sicheren Pinsel- oder Strichführung erreicht. Das Energetische im Bild zeigte sich in der Dynamik, konnte aber auch durch Motive, die eine in sich ruhende Kraft ausstrahlen, vermittelt werden. Die Prozessbeobachtung zeigte Kinder, die so gestalten, in einer zufriedenen, aktiven Stimmung, intensiv vertieft („Flow") in das Geschehen. Der Anteil spontaner expressiv, energetischer Gestaltungen (17 Bildbeispiele) ist mehr als doppelt so hoch wie der Anteil solcher Stimmungsbilder, die durch Aufgaben initiiert wurden (8 Bildbeispiele).

Freudige, belebte Tendenz

Eine Gestaltung vermittelt eine positive Stimmungsqualität, wenn sie farbig, locker leicht, unbeschwert, harmonisch und detailreich ausgeführt ist. (Abbildung 34 a-c)

Abbildung 34 (a-c): Freudig belebte Tendenz: a. Bunte Schneeflocken, Luise, 5 J.; b. ohne Titel, Susanne, 13 J.; c. Pippi Langstrumpf, Tobias, 8 J.

Auch eine klare Formgebung, eher runde als eckige Formen und dynamische Linienführungen verdichten diese Ausdruckstendenz. Sicher und stabil gesetzte Motive, Freude und Lebendigkeit wird auch in der Mimik und Gestik der gezeichneten Lebewesen, in lachenden oder lächelnden Gesichtern, sich zuwendenden Figuren etc. sichtbar. Das Gestalten von Bildern mit diesen Gefühlsqualitäten entspringt einerseits einer positiven Stimmung, wirkt sich andererseits aber auch auf das Wohlbefinden aus. Dies konnte den Prozessbeobachtungen entnommen werden. Bilder mit freudig belebten Stimmungen (14 Bilder) sind häufiger beim spontanen Malen als beim aufgabengebundenen (9 Bilder) nachweisbar.

Relevanz der Kategorie „Emotionalität" und ihrer Subkategorien für die einzelnen Kinder

In der Häufigkeitsverteilung der differenzierten Kategorien bei den einzelnen Kindern, abgebildet in einem Säulendiagramm, zeichnen sich emotionale Qualitäten ab, die mit dem Gesamteindruck des Kindes im Therapieverlauf übereinstimmen. (Abbildung 35)

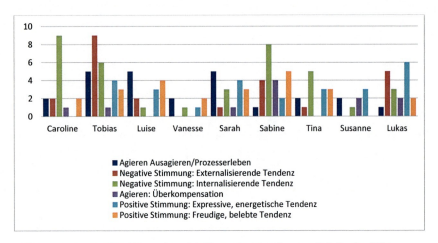

Abbildung 35 Emotionalität differenziert nach Subkategorien, Verteilung innerhalb der Einzelfälle

So gab es Kinder, die überwiegend negative, internalisierende oder externalisierende Stimmungen gestalteten (Caroline, Tobias, Sabine) sowie Kinder, die vorwiegend positive Stimmungen zeigten (Sarah) oder relativ ausgeglichen sind (Lukas, Tina). Zu berücksichtigen ist aber auch, dass die Themeninduzierung teilweise mit der Stimmungsqualität zusammenhing. D.h. bei manchen Kindern löste die Aufgabenstellungen ein eher unsicheres, zurückhaltendes, nicht durch positive Stimmungen getragenes Verhalten aus, auf das dann aber therapeutisch im Verlauf einer Sitzung reagiert werden konnte. Anhand der Parallelität von verschiedenen Stimmungsqualitäten in den Bildern einzelner Kinder zeigten sich Schwankungen und dass kein Kind in nur einer emotionalen Situation verharrte.

Auch innerhalb einzelner Sitzungen wurden Veränderungen der Stimmungen und ihrer darauf bezogenen Ausdrucksweisen anhand von Gestaltungsprozessen und Bildern beobachtet, sodass davon ausgegangen werden kann, dass erhebliche Veränderungen der Gefühlssituation bereits in einzelnen Sitzungen angebahnt werden konnten. Dies zeigt sich z.B. in den Gestaltungen von Tobias (Abbildung 36 a-c).

Abbildung 36 (a-c): Wechsel der Stimmungsqualität innerhalb einer Sitzung, Tobias, 8 J.

Tobias stellte am Ende der kunsttherapeutischen Behandlung zu dem Thema „Das bin ich II" zunächst Star-Wars Szenen mit schwarzen Farben und eher aggressiv- regressiven Qualitäten dar - ein Bildmotiv, das ihn bereits zu Beginn des Projektes bei der gleichen Themenstellung („Das bin ich I") beschäftigt hatte (vgl. Abbildung 25 a, c, S. 163). Nach Beendigung von zwei Bildern griff Tobias jedoch entschlossen zur grünen Farbe und malte einen Säbelzahntiger, der das gesamte Blatt ausfüllte. Dieser hatte zwar immer noch einige aggressive Attribute, strahlte jedoch als Lebewesen in Farbe und Form expressive und energetische Stimmungsqualitäten aus.

Auch Sabine, die mit ihrem Bild „Riese, der einem auf den Kopf kackt" (Abbildung 31 c, S.167) auf einen Konflikt innerhalb der Kleingruppe reagierte und damit ihre Wut über die Gestaltung regulieren konnte, arbeitete danach befreit weiter. In einem anderem Prozess gelang es ihr aus einer lustlosen Stimmung, die mit regressivem Kritzeln ausgedrückt und abreagiert worden war, in einen kreativen Gestaltungsprozess zu wechseln, indem sie die Kritzel als Gestaltungsvorlage verwendete und daraus einen Baum mit Vögeln und einer Landschaft entwickelte. (Abbildung 52 a, S. 183)

Bei Sarah zeigte sich ebenfalls eine Stimmungsveränderung innerhalb einer Sitzung. (Abbildung 37 a-c)

Abbildung 37 (a-c): Wechsel der Stimmungsqualitäten innerhalb einer Stunde, Sarah, 8 J.

Sie malte zunächst regressiv, matschte mit Farben herum und genoss die Berührungserfahrungen. Nach einigen schnellen Bildern (Abbildung 37 a-b) verlangsamte sie das Tempo und ließ sich auf die Farbqualitäten und die Besonderheiten des Farbauftrages als Gestaltungsmöglichkeit ein. Sie setzte die beim „Matschen" gewonnene Energie ausdrucksstark um. Gleichzeitig baute sie ihre aufgedrehte Stimmung ab und erreichte einen Zustand von Ruhe und Zufriedenheit.

Verlaufsanalyse „Emotionalität"

Im Prozessverlauf zeigten sich bei der Kategorie „Emotionalität" keine Besonderheiten. (Abbildung 38)

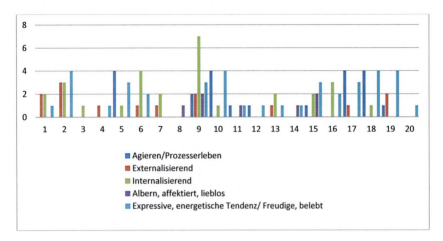

Abbildung 38 „Emotionalität" im Therapieverlauf (1. - 20. Sitzung)

Die Verteilung der unterschiedlichen Stimmungsqualitäten bei der Kategorie „Emotionalität" zeigt im Säulendiagramm keine übermäßigen Schwankungen, sieht man einmal von der großen Bedeutung der negativen, internalisierenden Stimmung in der 9. Sitzung ab. Tendenziell nahmen jedoch internalisierende und externalisierende Qualitäten ab und expressiv, energetische, freudig belebte Stimmungsqualitäten zu.

8.1.3. Selbstwert

Zur Entwicklung der Subkategorien des Selbstwerterlebens in den Gestaltungen und Prozessen diente ein induktives Vorgehen, in dem zunächst alle Gestaltungen kodiert wurden, bei denen das Kind während des Prozesses entweder besonders selbstunsicher oder besonders selbstsicher wirkte. So wurden beispielsweise selbstunsichere Gestaltungen kodiert, wenn im Verhalten ein zögerlicher Beginn des Gestaltungsprozesses, häufige Selbstkritiken, Verwerfen und Neuanfänge von Motiven sowie die verbale Absicherung der eigenen Gestaltungsfähigkeiten beobachtet wurden. Auch „heimliche Blicke", um Bildinhalte oder Vorgehensweisen anderer Kinder nachzuahmen, haben Hinweise auf Unsicherheiten gegeben, obwohl das Lernen durch die Orientierung an anderen Kindern auch als positiv angesehen werden kann. Selbstsicherheit anhand von Gestaltungen wurde mit verschiedenen Faktoren korreliert, z.B.: wenn ein Kind ohne oder nur mit wenig Umschweife begann zu gestalten, sich seiner selbst und seiner Gestaltungsfähigkeiten sicher war, mutig Neues ausprobiert hat und mögliches Scheitern tolerieren konnte. Die aus diesen Perspektiven gesammelten Gruppen von Bildern wurden auf gemeinsame und abweichende Merkmale untersucht. Das Ergebnis stimmte weitestgehend mit Faktoren überein, die auch in der Kinderzeichnungslitera-

tur als Hinweise auf das Selbstwerterleben gesehen werden. So wurden die Nutzung des Bildraumes und die Größe[59] und Standfestigkeit der Motive als entscheidende Kriterien festgestellt. Außerdem wurde die Signatur eines Bildes, die im gesamten Kontext nie angeregt wurde, als Zeichen von Selbstsicherheit und positiver Identifizierung eines Kindes als Gestalter interpretiert (vgl. Kapitel 3.4.5.1).

In einem weiteren Schritt wurden Zusammenhänge der Kodierungen mit anderen Bereichen hergestellt, um zu analysieren, welche Merkmale zusätzlich mit dem Selbstwert zusammenhängen, ihn fördern oder eher Unsicherheiten hervorrufen. (Tabelle 13)

Fünf häufigste Überschneidungen zwischen Selbstsicherheit und anderen Kategorien		
1.	Bildmotiv Selbstdarstellung (vgl. Kapitel 8.1.1)	12
2.	Originalität als Parameter von Kreativität (vgl. Kapitel 8.1.4)	11
3.	Elaboration als Parameter von Kreativität (vgl. Kapitel 8.1.4) Soziale Kompetenz- Kategorie Interaktion „ICH-WIR Zugehen" (vgl.: Kapitel 8.1.5)	je 9
4.	Motiv: Soziale Themen (vgl. Kapitel 8.1.1) Veränderungen Ausdruck (vgl. Kapitel 8.1.4) Energetische Stimmungsqualität (vgl. Kapitel 8.1.2)	je 7
5.	Bildmotiv: Ressourcen der Persönlichkeit. (vgl. Kapitel 8.1.1)	6

Tabelle 13 Fünf häufigste Überschneidungen zwischen Selbstsicherheit und anderen Kategorien

Es zeigen sich die meisten Formen von Selbstsicherheit in Selbstdarstellungen, in originellen Gestaltungen und bei aufeinander zugehenden Interaktionen. Auch in Gestaltungen mit sozialen Inhalten, zunehmendem Ausdruck und energetischen Stimmungsqualitäten wurde Selbstsicherheit verzeichnet. Des Weiteren konnten einige Kinder ihre eigenen Ressourcen (z.B. Hobbies, Lieblingstätigkeiten) selbstsicher und ohne große Überlegungen darstellen.

Zusammenhänge zwischen Selbstunsicherheiten und anderen Kodierungen ließen sich anhand folgender Merkmale aufzeigen. (Tabelle 14)

[59] Z.B. wertet Koppitz (1972) eine besonders kleine Menschzeichnung als Hinweis auf geringes Selbstwertgefühl - eine große wiederum als Hinweis auf Impulsivität und Großspurigkeit. Schlussfolgernd ist eine „normale, unauffällige" Größe von Motiven ein Zeichen gesunden Selbstwertgefühls.

Fünf häufigste Überschneidungen zwischen Unsicherheiten und anderen Kategorien	
1. Bildmotiv Selbstdarstellung (vgl. Kapitel 8.1.1)	8
2. Stimmungsqualität Internalisierend (vgl. Kapitel 8.1.2)	7
3. Besondere Größe (klein) (vgl. Kapitel 8.1.2)	6
4. Besondere Bildraumnutzung (zurückhaltend) (vgl. Kapitel 8.1.2) Bildmotiv Bedrohung, Gefahr, Not, neg. Gefühle (vgl. Kapitel 8.1.1)	je4
5. Regression, Destabilisierung (vgl. Kapitel 8.1.2)	3

Tabelle 14 Fünf häufigste Überschneidungen zwischen Unsicherheiten und anderen Kategorien

Merkmale von Selbstunsicherheiten kamen überwiegend in Bildern vor, in denen das eigene Selbst projiziert oder dargestellt werden sollte. Die Stimmungsqualität von Bildern mit selbstunsicherem Ausdruck war eher internalisierend. In Gestaltungen, in denen Bedrohung, Gefahr, Not thematisiert wurde, gab es ebenfalls Merkmale von Selbstunsicherheit, was thematisch als Reaktion auf den Inhalt nachvollziehbar ist. Des Weiteren wurden gleichzeitig mit Unsicherheiten auch destabilisierende Merkmale in den Bildern kodiert.

Diese Analyse lässt den Rückschluss zu, dass Selbstdarstellungen eine gute Möglichkeit sind, Auskünfte zum Selbstwert eines Kindes zu erlangen. Sie zeigt außerdem, dass es lohnenswert ist, Kreativität, positive Emotionen und das Bewusstwerden eigener Ressourcen zu fördern um einen Beitrag für ein gutes Selbstwertgefühl von Kindern zu leisten.

<u>Relevanz der Subkategorien „Selbstwert" für die Untersuchungsgruppe,</u>

In der Untersuchungsgruppe überwogen Kodierungen von Selbstsicherheit gegenüber Kodierungen von Selbstunsicherheiten (74% zu 26%). (Abbildung 39)

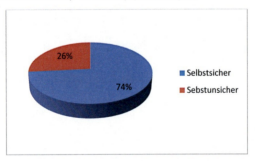

Abbildung 39 Differenzierung der zwei Subkategorien von „Selbstwert" in der Untersuchungsgruppe (absolute Gesamtsumme der Kodierungen in dieser Kategorie N =56)

<u>Relevanz der Kategorie „Selbstwert" und ihrer Subkategorien für die einzelnen Kinder</u>

Die Dominanz von Merkmalen von Selbstsicherheit gegenüber solchen von Selbstunsicherheit wird auch von der Mehrzahl der Einzelfälle bestätigt. (Abbildung 40)

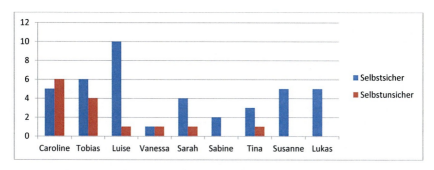

Abbildung 40 Selbstwert differenziert nach Subkategorien, Verteilung innerhalb der Einzelfälle

Bei fast allen Kindern waren vorwiegend Merkmale für Selbstsicherheit vorhanden. Nur bei zwei Kindern (Caroline, Tobias) waren auch Merkmale für Unsicherheiten auffallend häufig kodiert. Beide Kinder werden deshalb vorgestellt, um diese Merkmalskodierungen mit Bezug zu anderen Daten der Selbstwertbestimmung aus anderen Verfahren (Menschzeichnung, Subkategorie Selbstwert im KINDL-R, Fragebogen zur Gesundheitsbezogenen Lebensqualität) zu überprüfen.

Bei Caroline (7 Jahre) zeigte sich eine positive Entwicklung bei der Gewinnung von mehr Selbstsicherheit im Vergleich der ersten mit späteren Gestaltungen. In der Gesamtsumme ihrer Gestaltungen überwiegen jedoch die unsicheren Merkmale zahlenmäßig (vgl. Abbildung 40). Bei der Stimmungsqualität ihrer Bilder wurden überwiegend Merkmale mit negativer Stimmung bei internalisierendem Ausdrucksverhalten vermerkt. Sie erschien aufgeweckt und selbstsicher im Kontakt mit der Therapeutin und den anderen Kindern. Ihre Gestaltungen und dazu geäußerten Kommentare verrieten jedoch ein hohes Maß an Unsicherheiten und Selbstzweifel. So begann sie in der Regel eine Zeichnung, verwarf dann ihre Ansätze und fing von vorne an. (Abbildung 41 a-c)

Abbildung 41 (a-c): von links nach rechts: a. Das bin ich I: Klettergerüst; b. Entwurf Nikolaus; c. zweite Gestaltung Nikolaus, Caroline, 7 J.

In der ersten Stunde zeichnete sie zum Thema „Das bin ich" ein Klettergerüst, auf dem sie laut ihren ergänzenden Kommentaren gerne spielte (Abbildung 41 a). Mit ihrer Zeichnung

war sie schon bald unzufrieden, brach den Gestaltungsvorgang ab und begann ein anderes Bild (ohne Abbildung). Ein Beispiel aus der 10. Stunde zeigt den Entwurf der Figur eines Nikolauses, den sie ebenfalls aufgab, um auf der Rückseite dasselbe Motiv erneut zu beginnen. Dieses Bild wurde abgeschlossen. (Abbildung 41 b-c)

Bleistift und Radierer waren ihr vor allem am Anfang der Kunsttherapiesitzungen wichtig. Sie war für ihr Alter extrem selbstkritisch und reflektierte ihre Darstellungskompetenzen stark. Auch bei dem Thema einen Baum im Wetter zu zeichnen war sie übervorsichtig und gestaltete als Einzige aus der Untersuchungsgruppe den Baum als zartes Pflänzchen, das soeben erst aus der Erde gesprossen war. Nach einem Blick auf die Baumgestaltungen der anderen Kinder malte sie weitere, wesentlich größere Bäume als Ausformungen des kleinen Baumes in anderen Wachstumsphasen. (Abbildung 42 a)

Abbildung 42 Der Baum im Wetter als kleine Pflanze und wenn er groß ist, Caroline, 7 J.

Auch im Menschzeichentest (ZEM, Koppitz, 1972) (Kapitel 7.2.5) wurden viele Faktoren festgestellt, die Unsicherheiten kodieren, wie z.B. abgeschnittene Hände, fehlende Füße, mangelnde Bodenhaftung etc. Im zweiten Menschzeichentest nach Ablauf der kunsttherapeutischen Behandlungsmaßnahmen weist die Menschdarstellungen in zahlreichen Differenzierungen auf einige positive Veränderungen in der Selbstwertentwicklung hin. Es sind jedoch nach wie vor Merkmale vorhanden, die die Hypothese von fehlender Selbstsicherheit stützen (vgl. Kapitel 8.2.1, Tabelle 20, S. 203). Der Menschzeichentest (ZEM) stimmt bei dieser Merkmalserfassung von Carolines psychischer Verfasstheit mit den Ergebnissen aus der Ausdrucksanalyse überein.

Im Laufe des Projektes konnte sie aber auch bei verschiedenen Aufgaben ihre Unsicherheiten und rationale Kontrolle ablegen. Sie ließ sich auf regressives Gestalten z.B. mit flüssigen Farben oder Ton ein und erstellte kraftvoll wirkende Bilder. (Abbildung 43 a-c) Dabei verzichtete sie auf gegenstandsanaloge Motive, experimentierte mit Farben oder verwendete Fantasiegestalten.

Abbildung 43 (a-b): a. Herz; b. Materialerprobung; c. Das bin ich II, Caroline, 7 J.

In der letzten Stunde gestaltete sie zum Thema „Das bin ich" in kräftigen Farben ihren Namen in „Pink", die Umgebung in „Lila". In einer weiteren Gestaltung verwendete sie die gleichen Farben und malte damit ein großes Herz mit Sprechblase, mit dem sie sich von den anderen Kindern der Gruppe verabschiedete.

Vergleicht man die Ergebnisse aus der Bild- und Prozessanalyse mit den Ergebnissen aus dem Fragebogen zur gesundheitsbezogenen Lebensqualität (KINDL-R), zeigen sich Parallelen und Unterschiede. In der Kategorie Selbstwert wird dieser Bereich aus der Elternperspektive in der Postbefragung positiver als vorher bewertet. Aus Kinderperspektive, d.h. aus der Befragung von Caroline, gibt es aufgrund der eingeschränkten Aussagekraft der Subkategorien leider keine Prä-Post-Vergleichsmöglichkeit (vgl. Kapitel 7.2.4). Der Gesamtwert der gesundheitsbezogenen Lebensqualität, der den Selbstwert einschließt, ist bei Caroline bei der zweiten Befragung jedoch höher als bei der ersten.

Bei Tobias, das zweite Kind mit hohem Anteil an Selbstunsicherheitsfaktoren in der Bild- und Prozessanalyse, zeigte sich während des Projektes weniger eine Entwicklung im Sinne der Steigerung des Selbstwertes, sondern eher ambivalente Ergebnisse, die Widersprüche zwischen seinen Wünschen nach mehr Selbstbewusstsein und seinem tatsächlichen Verhalten aufdeckten. Die Triangulation der Daten zum Selbstwert aus den verschiedenen Diagnoseverfahren erweisen sich deshalb bei Tobias als sinnvoll, da hier verschiedene Ergebnisse vorliegen. Tobias schöpfte sein Selbstwertgefühl vor allem aus „Fachwissen" in Spezialgebieten, wie Dinosaurier, Ägypten und „Star Wars", wo er vielen anderen Kindern überlegen ist. Sobald es darum ging, sich in Gruppenaktivitäten einzubringen, griff er auf diese Themen zurück, versuchte damit aber die anderen zu dominieren, sodass er eher Ablehnung statt Anerkennung erfuhr. Sein Wunsch nach Anerkennung wird besonders deutlich in seiner Zeichnung zu dem Thema „Das bin ich". Darin stellte er die eigene Person als „Darth Vader" dar. Diese Figur aus dem Film „Star Wars" ist zwar stark und hat viel Macht, verkörpert aber auch das Böse. In den Darstellungen von Tobias scheint die Figur jedoch nicht stark genug zu sein, um gegen Gegner, z.B. Raumschiffe, ankommen zu können (Abbildung 25 b, S. 163).

Auch in seinen Menschzeichnungen (ZEM Prä-Post) zeigen sich Merkmale für Selbstunsicherheiten (Kapitel 8.2.1, Tabelle 15, S. 197). Bei der ersten Menschzeichnung orientierte er sich mit heimlichen Blicken an den Darstellungen der anderen Kinder. Sie ist gut ausdifferenziert und wirkt angepasst. (Tabelle 15, S. 197) Eine zweite, unmittelbar danach angefertigte (freiwillige) Zeichnung[60] zeigt einen Jungen mit Tränen und weit aufgerissenem Mund. (Abbildung 44)

Abbildung 44 Freiwillige, zweite Zeichnung im Anschluss an den Menschzeichentest (ZEM), Tobias, 8. J.

Die Darstellung zeigt zahlreiche „emotionale Faktoren" im Sinne Koppitz (1972), wie z.B. große Hände, Zähne, Arme nicht an der Schulter angesetzt. Die menschliche Gestalt wirkt schemenhafter, wenig realitätsnah und stimmungsbasiert.

In der zweiten, nicht nach Koppitz auswertbaren Menschzeichnung waren solche Merkmale noch vorhanden (Tabelle 15, S. 197).

Im Gesamtverlauf des Projektes zeigte sich bei Tobias eine positive Entwicklung. Neben regressiven und aggressiven Gestaltungsweisen fertigte er farbenprächtige, ausdrucksstarke, liebevoll ausgestaltete Bilder an, in denen er offenbar zur Ruhe kam (Abbildung 47 b, S. 182; Abbildung 48 b-c, S. 182). Tobias gelang es, seine Belastungen in Bildern auszudrücken, aggressive Impulse auszuleben, zu regulieren und einige Gestaltungsprozesse als „Flow" zu erleben. Darüber hinaus erhielt er für die Ergebnisse solcher „gelungener" Prozesse und deren besondere Ausdruckskraft die Anerkennung der anderen Kinder, Eltern, Therapeuten u.a. und erfuhr damit eine selbstwertförderliche Bestätigung seiner Fähigkeiten.

Die Ergebnisse zur gesundheitsbezogenen Lebensqualität (KINDL-R) haben sich insgesamt und im Bereich „Selbstwert" bei Tobias verbessert. Sowohl aus Sicht seiner Eltern, als auch

[60] Die zweite, freiwillige Menschzeichnung wurde in der Auswertung der Menschzeichnung nicht berücksichtigt (vgl. 8.2.1)

aus seiner eigenen Sicht. Tobias erreichte bei dieser Erhebung jedoch sehr hohe Werte, die in keinem Bezug zu den Ergebnissen des Menschzeichentests und der Ausdrucksanalyse stehen. Es wird deshalb angenommen, dass in den Antworten auf die Befragung auch eine Selbstüberschätzung möglich ist, die dann zu wenig realistischen Ergebnissen führt. [61]

Verlaufsanalyse „Selbstwert"

Im Verlauf der gesamten Therapiesequenzen zeigt die Untersuchungsgruppe Unsicherheiten in verschiedenen Phasen der Interventionen. (Abbildung 45)

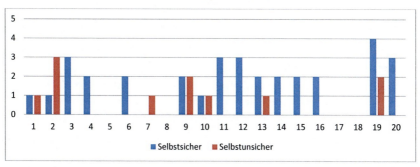

Abbildung 45 Selbstwert im Therapieverlauf (1. - 20. Sitzung)

Vor allem die ersten beiden Sitzungen sind durch Unsicherheiten der Kinder geprägt, aber auch in der Phase, in der thematisch festgelegte Aufgaben angeboten wurden, zeigen sich vermehrt solche Merkmale (7., 9., 10. Sitzung). Diese auffälligen Häufungen im Projektverlauf spiegeln vermutlich situativ bedingte psychische Verfasstheiten als Reaktion auf Themenvorgaben wider. Solche Aufgabenstellungen sind auch in der Kunsttherapie mit Anforderungen verbunden. Durch ihre große Nähe zu Leistungsanforderungen in der Schule können sie eher Unsicherheiten auslösen als freie Themen- und Materialwahlen.

8.1.4. Künstlerisch-Kreative Fähigkeiten

Im Bereich der künstlerisch kreativen Fähigkeiten wurde untersucht, welche Formen der Kreativität sich im Datenmaterial nachweisen lassen. Parallel dazu wurden auch Veränderungen von gestalterischen Fähigkeiten im Prozessverlauf dokumentiert.

In der Kategorienbildung zur Erfassung der Kreativität der Kinder in der Untersuchungsgruppe wurden zunächst die in Kapitel 3.4.5.3 sieben Eigenschaften der Kreativität (Elaboration, Originalität, Fluktuation, Flexibilität, Sensitivität, Komplexitätspräferenz, Elaboration, Ambi-

[61] Bei Tobias schien der Bedarf an therapeutischer Betreuung nach Ende des Projektes weiterhin existent. Eine fortführende Kunsttherapie war im Rahmen der kinderkardiologischen Betreuung nicht möglich, wurde jedoch von den Eltern, auch aufgrund von Komorbiditäten, in anderen Institutionen weiter verfolgt.

guitätstoleranz) nach Wagner (2003) und Kirchner & Peez (2009) auf ihre Anwendbarkeit in Bezug auf das Datenmaterial geprüft. Anhand der Häufigkeiten der Kategorien im Gesamtmaterial zeigte sich, dass sich insbesondere die Aspekte Originalität, Flexibilität, Fluktuation und Elaboration in der Analyse einzelner Gestaltungen als Kategorien in der Anwendung auf das Datenmaterial eignen, mit denen gleichzeitig wichtige Teilbereiche der Kreativität als Bewältigungsressource erfasst werden können.

In der Kodierung wurden dabei die Prinzipien des Auswertungsverfahrens des von Urban & Jellen (1995) entwickelten zeichnerischen „Tests zum Schöpferischen Denken (TSD-Z)"[62] eingesetzt, der interaktiv ist, d.h., dass auch Reaktionen auf den Betrachter einbezogen werden. So wird beispielsweise im Bereich der Originalität *„Jede Zeichnung, die beim Auswerter eine Reaktion von Humor, Spaß, Lächeln oder Schmunzeln auslöst (...)"* als *„originell"* bewertet (Urban & Jellen, 1995, S. 17).

Für die Detailauswertung von kreativen Merkmalen in dem Datenmaterial der Untersuchung wurden für die vier relevanten Kreativitätsfaktoren Originalität, Flexibilität, Fluktuation und Elaboration nach einer explorativen Sichtung neun Items gebildet. Flexibilität und Fluktuation wurden zusammen erhoben, Elaboration als ein Item gewertet und Originalität in sieben Merkmalsgruppen zur Thematik, zu formal-bildnerischen Lösungen und dem Umgang mit den Materialien unterteilt. Diese Differenzierung wurde vorgenommen, um der Feststellung gerecht zu werden, dass die Mehrzahl der Bildnereien durch Originalität in unterschiedlichen Ausprägungen auffiel, Flexibilität und Fluktuation häufig gleichzeitig kodiert wurden, dahingegen andere Kreativitätsfaktoren kaum anhand des vorliegenden Datenmaterial nachweisbar waren. (Abbildung 46)

Die Subkategorien überschneiden sich teilweise, sodass Doppelkodierungen vorkommen. Beispielsweise können humorvollen Gestaltungen originelle Ideen oder Thematiken zugrundliegen oder ein expressiver Ausdruck auch eine emotional affektive Thematik beinhalten. Ebenso überschneiden sich Facetten der Originalität mit Elaboration, Flexibilität und Fluktuation. (Tabelle 11, S. 152)

[62] Der TSD-Z (Urban & Jellen, 1995) ist ein Test ab vier Jahren. Er liefert eine erste Einschätzung zum kreativen Potential einer Person. Ausgangslage ist eine grafische Vorlage, die als Problemstellung und Gestaltungsimpuls vorgegeben wird. Die 14 Auswertungskategorien des Tests sind sowohl quantitativ, als auch qualitativ. Sie beziehen sich jedoch auf die Auswertung der Gestaltung der grafischen Vorlage und sind daher nicht vollständig auf freie oder anders angeregte Gestaltungen übertragbar, wie sie in der Untersuchung vorliegen. (Vgl. ebd.)

Relevanz der Subkategorien „Kreativität" für die Untersuchungsgruppe

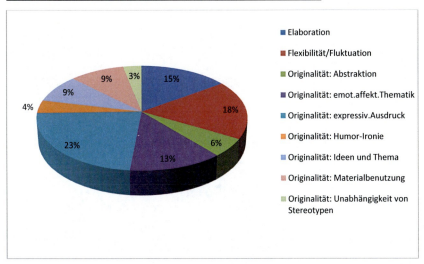

Abbildung 46 Differenzierung der Subkategorien von „Kreativität" in der Untersuchungsgruppe (absolute Gesamtsumme Kodierungen in dieser Kategorie N =126)

Die im Tortendiagramm veranschaulichte quantitative Auswertung der Ergebnisse zeigt, dass 18% aller Zeichnungen durch Flexibilität/ Fluktuation, 15% durch Elaboration und 67% durch Originalität gekennzeichnet sind. Innerhalb der Originalitätsfaktoren hat der expressive Ausdruck mit 23% den höchsten Anteil.

Originalität

Die Ausdrucksqualität einer Gestaltung als Originalitätsfaktor ist gekennzeichnet durch besonders ausgefallene Formen. Sie ist beeindruckend, da sie außergewöhnlich und unkonventionell ist. Differenzierungen von Originalität nach Kirchner & Peez (2009, S. 11) stehen im Zusammenhang mit Abstraktion, emotional affektiver Thematik, Expression, Humor/ Ironie, Idee und Thema, Materialbenutzung, Unabhängigkeit von Stereotypen. Diese Aspekte beinhalten Fähigkeiten wie Distanzierung (Humor, Ironie, Abstraktion), Ausdruck und Regulation von Emotionalität (emotional affektive Thematik, expressiver Ausdruck) selbstsicheres Umgehen mit den Materialien (originelle Materialnutzung) und Eigenständigkeit (Unabhängigkeit von Stereotypen).

Aus der Fülle der Gestaltungen der Untersuchung, in der Originalität als Kreativitätsfaktor nachweisbar ist, werden hier einige exemplarische Beispiele gezeigt:

Abbildung 47 (a-c): Originalität: Expression und Ausdruck: a. Wunderwald, Sarah, 8 J.; b. Wenn ich ein Tier wäre, wär ich ein Dino, Tobias, 8 J.; c. Achterbahn, Lukas, 7 J.

Abbildung 48 (a-c): Originalität: Idee und Thema: a. Fantasiehaus; b. Haus für Dino: Hinteransicht mit Kochshow, Tobias, 8 J.; c. Haus für Dino: Vorderansicht, Tobias, 8 J.

Abbildung 49 (a-d): Originalität: Emotional affektive Thematik: a. Schiff auf einer Welle, Sarah, 8 J.; b. Dino mit Bauschmerzen und Freunde, die mit ihm spielen wollen, Sabine, 7 J.; c. Ich und mein Pflegepferd, Tina, 15 J.; d. Die Frau muss pinkeln, Sabine, 7 J.

Abbildung 50 (a-c): Originalität: Materialbenutzung: a. Schatzkiste, Luise, 5 J.; b. „Sprenkelbild", Vanessa, 13 J.; c. Becherstempel, Lukas, 7 J.

Abbildung 51 (a-c): Originalität: Humor/ Ironie: a. Aus Fingerabdruck wird ein Huhn, Sabine, 7 J.;
b. Körperumrissgestaltung: Außerirdischer, Luise, 5 J.;
c. Körperumrissgestaltung: Außerirdischer, Sarah, 8 J.

Flexibilität

Unter Flexibilität wird Beweglichkeit und Ideenreichtum im Gestaltungsprozess verstanden. Auch in den Reaktionen auf Aufgabenstellungen sowie im Umgang mit Zufälligkeiten kann sich gestalterische Flexibilität zeigen. Sie setzt sich fort in der alternativen Verwendung von Materialien, um z.B. eine herausfordernde Ausgangssituation zu bewältigen. Im Zusammenhang mit Fluktuation kann der Ideenreichtum auch neu- und umdefiniert werden. Viele Einfälle und ungehemmter Denkfluss können zu überzeugenden Lösungen führen. (Abbildung 52 a-b)

Abbildung 52 (a-b): Flexibilität: a. Aus Gekritzel wird ein Baum mit Vogelmama und Vogelkind;
b. Aus einem unabsichtlich entstandenen Fleck wird eine Palme mit Dinosaurier, Sabine, 7. J.

In dem ersten Bild widmete sich Sabine zunächst lustlos, gestisch motivierter Kritzeleien (vorwiegend Kreiskritzel). Das Ergebnis hatte für sie offenbar Aufforderungscharakter und inspirierte ihre Gestaltungsideen. Ihre Aufmerksamkeit wandelte sich nach kurzer Zeit um in einen konzentrierten Gestaltungsprozess. Die Kritzeleien wurden dabei zu einer Baumkrone

umgewandelt und ein Baumstamm, in dem ein Vogel mit seiner Vogelmama wohnt, wurde ergänzt. Dazu malte Sabine eine Landschaft. (Abbildung 52 a). Ein weiteres Bild zeigte einen ähnlichen Gestaltungsvorgang. Ein anderes Kind verursachte auf Sabines Bild versehentlich einen Farbfleck. Nach einer ersten Empörung über die „störende Verschmutzung" verwandelte Sabine den Fleck spontan zu einer Palme. (Abbildung 52 b)

Bei Vanessa entwickelte sich Flexibilität und Fluktuation durch ein „Zeichenspiel". (Abbildung 53 a-d)

Abbildung 53 (a-d): Von schematischen Formen (a, b) zu fantasievollen Gestaltungen (c, d), Vanessa, 13 J.

Vanessa beteiligte sich an einem Squiggle-Spiel[63]. Nach und nach wurden die Formen, die sie aus den vorgegebenen Kritzeln ihres „Spielpartners" entwickelte, differenzierter und flexibler. Schließlich entstanden „vollendete" Gestaltungen, die das Ausgangsmotiv völlig integrierten. (Abbildung 53 c, d) Damit einher gingen Veränderungen ihres gesamten Ausdrucksverhaltens, das zu Beginn des Projektes noch fantasielos, unbeweglich und zum Teil schematisch wirkte. (Abbildung 53 a, b)

Elaboration

Unter Elaboration in Gestaltungsprozessen versteht man eine angemessene Werkzeugnutzung, Detailreichtum in den Ausführungen, Einbindung von Wissen und Kenntnissen und das Erzeugen von Sinnhaftigkeit. Elaboration steht in engem Zusammenhang mit der Entwicklung von künstlerischen Fähigkeiten und ihrer Umsetzung. Sie kann aber auch wie ein Marker für den persönlichen Bezug eines Kindes zur künstlerischen Gestaltung sein, dadurch dass anhand der sichtbar gewordenen, intensiven Ausarbeitung und Beschäftigung mit dem Thema die Konzentration des Kindes auf das Werk nachvollziehbar wird. (Abbildung 54 a-c)

[63] Beim Squiggle- oder Kritzel-Spiel zeichnet eine erste Person einen kognitiv ungesteuerten Kritzel, eine zweite Person gestaltet ihn zu einer Form weiter. Mit diesem Verfahren wird die Phantasietätigkeit angeregt, aber auch Zugang zum Unbewussten ermöglicht (vgl. Winnicott, 2006; Günter, 2008).

Abbildung 54 (a-c): Elaboration. a. Einhorn. Tina, 15 J.; b. Landschaft. Susanne, 13 J.; c. Eule. Susanne, 13 J.

Tina zeigte ihre Fähigkeit zur Elaboration bei der Gestaltung eines Einhornes aus Ton. Ihr gelang es, das Fabelhafte des Tieres und seine Dynamik und Stärke zu vermitteln. Hingebungsvoll arbeitete sie dazu die bewegte Mähne und den Schweif aus und schaffte es, die Figur standfest zu modellieren, obwohl sie im Lauf gerade einen Hufe hebt und nur auf drei Beinen steht. (Abbildung 54 a) Auch Susannes Gestaltungen sind von Elaboration gekennzeichnet. Orientiert an dem Abbild einer Landschaftsmalerei malte sie ein Haus in naturbelassener Umgebung und ließ dabei unwichtige Details weg, um den expressiven Ausdruck des Bildes hervorzuheben. (Abbildung 54 b) Das Erstaunliche an dem Bild ist vor allem sein Herstellungsprozess. Es war das erste Mal, dass Susanne eine Landschaft auf Leinwand malte. Sie arbeitete leidenschaftlich und hoch konzentriert. Die Bewegungen mit Pinsel und Farbe gingen ihr leicht von der Hand. Genauso viel Hingabe und eine gute, elaborierte Ausarbeitung zeigte sie bei der Gestaltung einer Eule aus Ton. (Abbildung 54 c)

Relevanz der Kategorie „Kreativität" und ihrer Subkategorien für die einzelnen Kinder

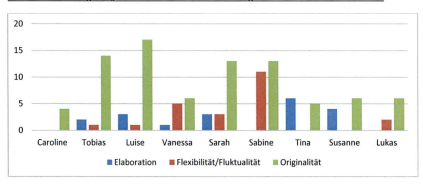

Abbildung 55 Kreativität differenziert nach Subkategorien, Verteilung innerhalb der Einzelfälle

Beim Vergleich der Teilnehmer der Stichprobe (Abbildung 55) fällt auf, dass bei einigen Kindern die Kreativität stark ausgeprägt ist und mehrere der untersuchten Kategorien und Subkategorien betrifft (Sarah, Luise, Tobias, Sabine), bei anderen Kindern jedoch nur in Teilbereichen und schwächer ausgeprägt vorkommt (Tina, Susanne, Caroline, Lukas).

Künstlerische Kompetenzen

Neben der Kreativität wurde unter der Kategorie „künstlerisch-kreative Fähigkeiten" auch der Bereich des Künstlerischen, vor allem im Umgang mit den Medien der Gestaltung analysiert. Dabei galt der Fokus den Veränderungen auf verschiedenen Ebenen u.a. im künstlerischen Verhalten, dem Materialgebraucht, dem Ausdrucksverhalten und der Arbeitsweise sowie den Annäherungen an künstlerische Lösungen im Formal-Inhaltlichen, die sich auch im Projektverlauf widerspiegelten. (Abbildung 56)

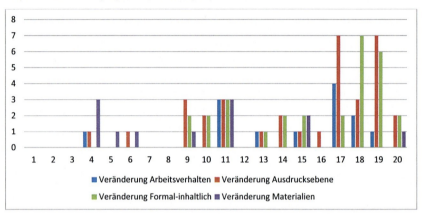

Abbildung 56 Veränderungen künstlerisch-kreativer Fähigkeiten im Therapieverlauf (1. - 20. Sitzung)

Die Grafik dokumentiert, dass die Zunahme von künstlerisch-kreativen Fähigkeiten bereits ab der vierten Stunde, besonders deutlich jedoch etwa ab der Hälfte der kunsttherapeutischen Behandlungsmaßnahmen beobachtet werden konnte. Kodiert wurden Gestaltungen, die im Vergleich zu vorherigen Bildern künstlerische Weiterentwicklungen offenbaren. Die meisten Veränderungen zeigten sich auf der Ausdrucksebene im engen Bezug zur Kreativität. Auf der formal-inhaltlichen Ebene fanden Veränderungen in verschiedenen Richtungen statt. Einerseits wurde durch die intensive Auseinandersetzung mit der eigenen Gestaltungskraft die Wahrnehmung geschult mit der Folge, dass die Darstellungen, wie entwicklungspsychologisch betrachtet zu erwarten, teilweise mehr Bezug zur erfahrbaren Welt erhielten (vgl. 3.3.2). Gleichzeitig hat das intensive Befassen mit Farben, Formen und Materialien künstlerische Orientierungen insbesondere bei den älteren Kindern in Gang gesetzt, sodass zunehmend auch Gestaltungsprozesse stattfanden, die auf Annäherungen an die Realität verzichteten.

Bei Lukas, 7 Jahre, zeigten sich Veränderungen im Umgang mit Farben und Motiven besonders deutlich. (Abbildung 57 a-d)

Abbildung 57 (a-d): Entwicklungsverlauf auf der Farb- und Motivebene, Lukas, 7 J.

Lukas gestaltete zu Beginn der Kunsttherapie vorwiegend Kreis- und Sonnenformen in braunen Mischtönen. Im Verlauf der Kunsttherapie lernte er jedoch, einfache Mensch- und Hausformen darzustellen und Farben differenzierter zu verwenden.

Veränderungen im Arbeitsverhalten zeigten sich u.a. darin, dass einige Kinder lernten, festgefahrene Verhaltensweisen aufzubrechen und sich so neue Arbeitsweisen aneignen konnten. Das betraf z.B. die Verwendung von Materialien, die selbstständig neu variiert und ausprobiert wurden, wodurch sich das Gestaltungsrepertoire der Kinder erheblich vergrößerte.

8.1.5. Soziale Kompetenzen

Die Kategorien nach denen Phänomene der sozialen Kompetenz aufgestellt wurden, basieren auf den Ausführungen von Wichelhaus (1999) zum nonverbalen Dialog bei gemeinsamen Bildern (vgl. Kapitel 3.4.5.2), ergänzt durch explorativ gewonnene Erkenntnisse aus dem Bildmaterial der Untersuchung. Die so entstandenen elf Kategorien (Annäherung/ Begegnung, Bezugnahme bildlich, Annäherung verbal, Integration, Raumgeben, Verschmelzung, Distanzierung, Angriff, Abgrenzung, Ausweichen, Raumnehmen) wurden drei übergeordneten Bereichen, die Grundformen der Interaktion in den Bildern beinhalten, zugeordnet: „Ich - Tendenzen", „Ich-Wir - Tendenzen", „Wir - Tendenzen". Dabei zeigten sich innerhalb der Kategorie „Ich - Tendenz" sehr unterschiedliche Ausformungen, die in zwei Richtungsprägungen als weitere Subkategorien (Angriff, Vermeidung) zusammengefasst wurden. (Tabelle 11, S. 152) Insgesamt liegen der Auswertung in der Kategorie „soziale Kompetenzen" vier Subkategorien zugrunde.

Relevanz der Subkategorien von „ soziale Kompetenzen" für die Untersuchungsgruppe

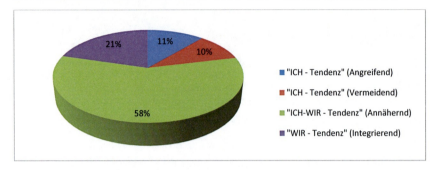

Abbildung 58 Differenzierung der 4 Subkategorien von „soziale Kompetenzen" in der Untersuchungsgruppe (Kodierungen sozialer Kompetenzen Gesamt N = 122)

Diese Phänomene wurden vor allem in Gestaltungen gefunden, bei denen eine Interaktion thematisch induziert wurde und weniger in freien Ausdrucksformen. Am häufigsten gingen die Kinder in gemeinsamen Gestaltungen aufeinander zu oder es fand sogar eine Integration statt. Doch auch vermeidende oder angreifende Merkmale kamen vor (Abbildung 58). Dabei wurde berücksichtigt, dass auch die eher negativen Formen der Interaktion, d.h. vermeidende, angreifende „Ich - Tendenzen", eine wichtige Ressource sein können, da die Kinder mit diesem Verhalten zeigen, dass sie sich, wenn sie es für nötig halten, auch abgrenzen können.

„ICH - Tendenz"

„Ich - Tendenzen" zeigten sich, wie bereits erwähnt, vorwiegend bei gemeinsamen oder partnerschaftlichen Gestaltungen, die aufgabenmotiviert durchgeführt wurden. Dies betrifft vor allem Formen der Abgrenzung und Distanzierung oder des Ausweichens sowie des eher egoistischen „Raumnehmens" auf der Bildfläche. Bei einigen Kindern zeigten sich in gemeinsamen Gestaltungsprozessen Schwierigkeiten im Kontakt mit anderen Kindern, nicht nur durch Ich-bezogene „Raumbesetzungen", sondern auch durch die Unfähigkeit selber Raum einzunehmen. Auch auf andere Kinder einzugehen fiel manchmal schwer, da dies damit verbunden ist, sich selber zurücknehmen zu können.

Vermeidung

Vermeidendes, ausweichendes, distanzierendes Gestaltungsverhalten zeigte sich beispielsweise durch abgrenzende Linien zu den Gestaltungen anderer Kinder, Platzierungen der eigenen Figurationen am Bildrand bzw. in räumlicher Distanz zu denen anderer Kinder.

Abbildung 59 (a-c): Vermeidendes Gestaltungsverhalten durch Zurückhaltung in Raumnutzung und Farbigkeit geprägt

Eine solche Zurückhaltung zeigte sich z.B. auch in druckschwachem Farbauftrag, verbunden mit zarter Farbigkeit, sodass die Motive gegenüber denen eines Malpartners kaum sichtbar waren und im Bildhintergrund zu verschwinden scheinen. (Abbildung 59 a) Mit übermäßig großen Bildelementen, die kaum Platz für einen partnerschaftlichen Dialog zuließen, wurde der Einstieg in thematisch indizierte, gemeinsame Gestaltungsprozesse für andere Kinder erschwert. (Abbildung 59 b, c) Entweder sie besetzten bescheiden die noch zur Verfügung stehenden Randbereiche oder aber sie ließen sich auf eine Konfrontation ein.

Abbildung 60 (a-c): Vermeidendes Gestaltungsverhalten durch Abgrenzung in Gruppengestaltungen

Häufig wurden auch Grenzlinien in gemeinsamen Gestaltungen eingesetzt, aus Angst vor Übermalungen oder „unliebsamen" Ergänzungen der eigenen Gestaltungselemente durch andere Kinder. (Abbildung 60 a-b) Dies konnte sogar raumeinnehmend geschehen, indem immer mehr Felder als eigener Malbereich abgegrenzt wurden, sodass schließlich fast der gesamte Bildraum besetzt war. (Abbildung 60 c)

Angriff

Angreifende „Ich - Tendenzen" können in Gruppenbildern, aber auch als Reaktion auf Konflikte in Gruppenprozessen deutlich werden. (Abbildung 61 a-c)

Abbildung 61 (a-c): Angreifendes Verhalten durch Übermalungen oder aggressive (beleidigende) Inhalte in Gruppengestaltungen

Aggressive Formen in der bildlichen Interaktion zeigten sich in Übermalungen (Abbildung 61 a) oder Zerstörungen von Gestaltungselementen anderer Kinder. Sie waren aber auch enthalten in indirekten Angriffen durch Motive und Motivstrukturen, indem die Gestaltungselemente Anderer zwar erhalten, aber degradiert wurden, z.B. durch eine heiße Sonne unmittelbar über dem Kopf eines Schneemannes. (Abbildung 61 b) Solche „Angriffe" konnten aber auch aggressive Gegenreaktionen auslösen. Es entstanden „Wutbilder", die sich farblich (rote Farbe) oder inhaltlich („Riese, der jemand anderem auf den Kopf kackt und einem Dino das Gesicht zerkratzt") mit der Abwehr von Aggression auseinandersetzten. (Abbildung 61 c)

„ICH-WIR - Tendenz" (Annähernd)

Die Subkategorie „Ich-Wir - Tendenz" wurde von allen Subkategorien zu sozialen Kompetenzen am häufigsten im Datenmaterial kodiert (Abbildung 58, S. 188).

Bezugnahme bildlich oder verbal

Besonders oft nahmen die Kinder aufeinander Bezug. (Abbildung 62 a-d; e-h)

Abbildung 62 (a-h): Aufeinander zugehen durch bildliche Bezugnahme

Dies geschah bei gemeinsamen Gestaltungen, aber auch in Einzelarbeiten, sowohl in thematisch offenen Aufgaben (Abbildung 62 a-d) wie auch bei Themenvorgaben, z.B. bei Selbstdarstellungen (Abbildung 62 e, f) oder Bildern zur „Geschichte vom Baum im Wetter". (Abbildung 62 g, h)

Wurde das soziale Miteinander vom einzelnen Kind akzeptiert, wurden Motive oder Gestaltungweisen anderer aufgegriffen und in die eigenen Gestaltungsformen integriert. Eine solche Bezugnahme war durchgängig zu beobachten.

Mit der Verwendung gleicher oder ähnlicher Motive wurden Gemeinsamkeiten ausgedrückt, z.B. bei der spontanen Ausgestaltung von Körperumrissbildern, bei der in einer Gruppe alle Kinder ihre Umrisse als Außerirdische ausmalten. (Abbildung 18, S. 157) In solchen und ähnlichen Prozessen erfuhr der Ideengeber eine besondere Würdigung durch die Gruppenteilnehmer, die ihn mit Stolz erfüllte.

Reden über Bilder, vor allem über gemeinsame Bildprozesse, fördert ebenfalls Begegnung, Annäherung und Akzeptanz. Auch in „Notsituationen" inhaltlicher Art können bildnerische Probleme gemeinsam erörtert und mit Lösungsmöglichkeiten bedacht werden, z.B. bei Sabine, die die anderen Kinder in ihrer Gruppe aufforderte mit ihr gemeinsam zu überlegen, was dem erkrankten Dino in ihrem Bild helfen könnte; (Abbildung 22 a-f, S. 160) oder bei Tobias, dessen Baum von Feuer u.a. bedroht wird (Abbildung 20 c, S. 159), sodass er nicht nur Sarah und Luise in einem helfenden Raumschiff malte, sondern sie auch während des Prozesses herbei rief, um Zeugen des Bildgeschehens zu werden.

Annäherungen oder Begegnungen

Bildliche Annäherungen und Begegnungen sind ein wichtiger Motor für gemeinsame Gestaltungen, die zur Akzeptanz des anderen führen, ohne dass damit bereits eine Verschmelzung oder Integration angestrebt wird. (Abbildung 63 a-c)

Abbildung 63 (a-c): Annäherung und Begegnung in Gruppenbildern

Solche Formen der Interaktionen zeigen sich in gemeinsamen Bildern in nebeneinander gesetzten Motiven, die teilweise farblich, inhaltlich oder formal aufeinander Bezug nehmen, vor allem aber eine gleichwertige Präsenz aller Beteiligten im Bild zulassen. (Abbildung 63 a-c)

„WIR - Tendenz"

In Gestaltungen mit „Wir - Tendenzen" verwenden Kinder ihre Motive, um mit einem gemeinsamen Bild eine Integration aller Beteiligten und ihrer Ausdrucksweisen zu erreichen (Abbildung 64 b und c). Im Extremfall kommt es dabei zu einer Verschmelzung aller Darstellungselemente, sodass diese den Gestaltern nicht mehr zuzuordnen sind. (Abbildung 64 a) Im Verlauf des Projektes entschieden sich manche Kinder spontan und aus eigenem Antrieb dazu, gemeinsam zu gestalten. Das konnten zwei oder auch alle Kinder der Gruppe sein. Durch solche Prozesse wurden auch Kinder in Bilddialoge und damit auch in Gruppeninteraktionen einbezogen, die eher zurückhaltend waren und weniger Eigeninitiative für solche Austauschvorgänge entwickeln konnten.

Abbildung 64 (a-c): Verschmelzende und integrierende Gruppengestaltungen

Verlaufsanalyse „Soziale Kompetenzen"

„Wir-bezogene" Gestaltungen sind vorwiegend in späteren Sitzungen ab der Mitte des Projektes entstanden. (Abbildung 65)

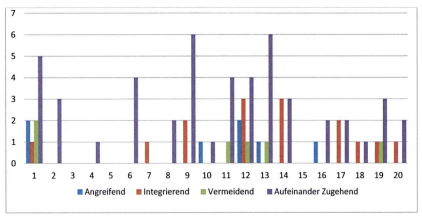

Abbildung 65 Soziale Kompetenzen im Therapieverlauf (1. - 20. Sitzung)

In der Grafik wird deutlich, dass eine Zunahme an Sozialkompetenzen im Austausch mit den Gruppenmitgliedern vor allem zwischen der 9. und 14. Sitzung stattfand und zwar in allen

Bereichen der aufgewiesenen Subkategorien. Es existiert jedoch keine stetige Zunahme im gesamten Verlauf aller Sitzungen. Diese wäre allerdings auch anhand des Untersuchungsmaterials nicht aufzeigbar, da die Gestaltungsprozesse verteilt auf das gesamte Projekt unterschiedliche Qualifikationen gefordert haben. Sozialkontakte standen dabei nicht immer im Fokus.

Relevanz der Kategorie „Bildmotiv als psychisches Motiv" und ihrer Subkategorien für die einzelnen Kinder

Der Vergleich aller Einzelfälle (Abbildung 66) zeigt, dass sich Merkmale für soziale Kompetenzen und Interaktion vorwiegend bei den Kindern in ihren Gestaltungen finden, die einen besonderen Bedarf nach sozialer Bestärkung durch ihre Gruppenmitglieder hatten.

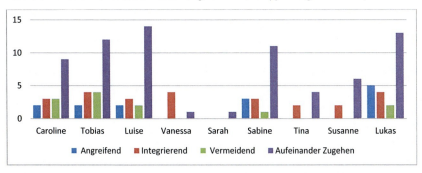

Abbildung 66 Differenzierung soziale Kompetenz, Verteilung innerhalb der Einzelfälle

Die meisten Kodierungen hatte das jüngste Kind der Untersuchungsgruppe (Luise), das sich oft an den Gestaltungen der größeren Kinder orientierte, ähnlich wie bei zwei weiteren Kindern (Tobias, Caroline), die in der Menschzeichnung und aufgrund von Verhaltensbeobachtungen mangelnde Selbstsicherheit zeigten. (vgl. Kapitel 8.1.3). Für Sabine, ein sehr dominantes Kind, waren interaktive Erfahrungen wichtig, um Stärken des gemeinsamen Handelns zu erleben.

Die beiden Kinder mit besonderem schulischem Förderbedarf (Vanessa, Lukas) profitierten in besonderer Weise von den interaktiven Angeboten und dem Kontakt untereinander. Sie erfuhren Anerkennung dadurch, dass ihre Motive von anderen Kindern als Anregungen gewählt und weiter entwickelt wurden und darin, dass ihre Mitarbeit bei gemeinsamen Gestaltungen als gleichwertig angesehen wurde.

8.1.6. Fazit

Die Analyse des Ausdrucksverhaltens in den bildnerischen Ergebnissen und Prozessen zeigte unterschiedliche Aspekte auf.

Sie offenbarte Ressourcen und Belastungen chronisch herzkranker Kinder, z.B. in formal strukturellen und grafologischen Merkmalen der Gestaltungen, aber auch in spezifischen Motivgruppen. Damit unterscheiden sich die Ausdrucksweisen der Kinder in der kinderkardiologischen Ambulanz wenig von denen im stationären Anwendungsgebiet, über die Mathar (2010) geforscht hat (vgl. Kapitel 3.3.5).

Merkmale, die auf Belastungen der Kinder verweisen, sind ein Indikator für den Therapiebedarf chronisch herzkranker Kinder; dazu zählen neben Krankheits- und Krankenhauserfahrungen auch negative Erfahrungen im Sozialkontakt wie auffallend traurige Stimmungen, unerfüllte Wünsche und Bedürfnisse, erlebte Hilflosigkeit etc.

Gestaltungsprozesse sind sehr gut geeignet um solche Schwierigkeiten zu erkennen, die Kinder kaum verbal vermitteln können.

Sogar Rollenkonflikte innerhalb der Familie können sichtbar werden. Dies ist vor allem in Anbetracht der Probleme, die Geschwisterkinder chronisch herzkranker Kinder haben können, ein wichtiger Aspekt.

Merkmale, die auf Ressourcen hinweisen, zeigten sich in der Untersuchung vor allem in Gestaltungen zu Hobbies, Fähigkeiten, Fertigkeiten, Interessen etc., aber auch in kreativen Fähigkeiten, Problemlösungen mit Helfern und Helden sowie positive Beziehung zu Menschen und Tieren. Ressourcen zu thematisieren ermöglicht es den Kindern sich ihrer Stärken bewusst zu werden, besonders wenn positive Eigenschaften und Persönlichkeitsanteile als Sozialkompetenzen anerkannt werden.

Die Verlaufsanalysen des gesamten Projektes zeigen Effekte der kunsttherapeutischen Maßnahmen, die sich u.a. auf den emotionalen Ausdruck und die Stimmung in Gestaltungen beziehen. Die Emotionsregulation konnte so unterstützt sowie unmittelbare Entlastung und Erholung eingeleitet werden. Weitere Veränderungen und Verbesserungen wurden bei sozialen Kompetenzen, der Entwicklung künstlerisch kreativer Fähigkeiten und der Ausdrucksqualität der Gestaltungen erreicht, verbunden mit einem Rückgang negativer Stimmungsqualitäten und Selbstunsicherheiten.

Inwieweit alle Fortschritte den Therapiemaßnahmen geschuldet sind, lässt sich kaum differenzieren, da Entwicklung im Kindesalter ein steter Prozess ist. (vgl. Kapitel 3.3.2). Allerdings waren einige Progressionen (z.B. bei Lukas, Tobias, Vanessa) übermäßig auffallend, sodass zumindest bei diesen Kindern von einem erheblichen Einfluss der Therapiemaßnahme auszugehen ist.

Innerhalb der fünf Untersuchungsbereiche hat sich durch die quantitativ-deskriptive Analyse der Einzelfälle abgezeichnet, dass Therapiemaßnahmen und ihre Schwerpunkte für die einzelnen Kinder nicht gleich relevant waren. Das ist nicht verwunderlich, da die Gruppe chronisch herzkranker Kinder heterogen ist und unterschiedliche, individuelle Bewältigungs- und Entwicklungsphasen sowie Risiko- und Schutzfaktoren berücksichtigt werden müssen. Je nach Ausgangssituation der einzelnen Kinder waren verschiedene kunsttherapeutische Wirkfaktoren unterschiedlich erfolgreich. (Abbildung 67)

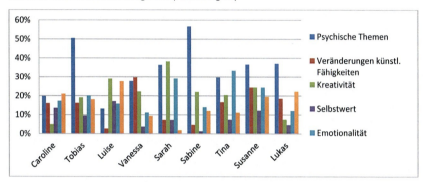

Abbildung 67 Alle Kategorien des Ausdrucksverhaltens anteilig an der Gesamtkodierung eines Kindes[64]

Die Auseinandersetzung mit psychisch besetzten Motiven war einigen Kindern (z.B. Sabine, Tobias) besonders wichtig, andere favorisierten interaktive Inhalte (z.B. Lukas, Caroline) oder die Weiterentwicklung künstlerischer Fähigkeiten (z.B. Lukas, Susanne) etc.

Die Kombination thematisch relativ offener und thematisch relativ geschlossener Einheiten war eine sinnvolle Kombination für alle Kinder. So konnten unterschiedliche Zielsetzungen der Therapie erfüllt werden. Ressourcen wurden eher in themengebundenen Stunden gezeigt, z.B. in Selbstdarstellungen. Bei negativen Stimmungen oder ausagierenden Prozessen wurden eher themenfreie Gestaltungsimpulse genutzt um darauf reagierend eigene Darstellungsweisen und Bildinhalte zu entwickeln. Neben den Themenstellungen und den Gestaltungsprozessen war auch die Atmosphäre des Vertrauens in der Gruppe ein wichtiger therapeutischer Faktor.

Um die Ergebnisse der Ausdrucksanalyse abzusichern, wäre eine Ko-Kodierung der Gestaltungen durch Experten sinnvoll. Da in dem vorliegenden Evaluationsansatz neben dem Bildmaterial für die qualitative Auswertung auch die Gestaltungsprozesse und die Verhaltensbeobachtungen einbezogen wurden, war eine solche Absicherung mit gleichem Datenmaterial nicht möglich. Für weitere Untersuchungen wäre es daher empfehlenswert, die technischen

[64] Durch Doppelkodierungen kommen bei jedem Kind mehr als 100% zusammen. Zu Anzahl aller Gestaltungen und Kodierungen eines Kindes siehe Anhang 16

Voraussetzungen für Videoaufzeichnungen von Prozessen zu verbessern, um auch Unbeteiligten nachträglich Einblicke in die Therapieprozesse zu ermöglichen, oder alternativ, zusätzliche Beobachter in die kunsttherapeutischen Settings einzubeziehen. Unter diesen Bedingungen eine Atmosphäre des Vertrauens - als wichtige Basis therapeutischer Erfolge - zu gewährleisten, wäre jedoch eine zusätzliche Herausforderung für die Untersuchungsdurchführung.

8.2. Vergleichende Analyse (Prä-Post-Erhebungen)

8.2.1. Die Menschzeichnung

Die Analyse von Menschzeichnungen mit dem Kodiersystem des Menschzeichentests (ZEM) von Koppitz (1972) (Kapitel 7.2.5) wurde auf die Zeichnungen von sechs Kindern zwischen fünf und zwölf Jahren angewendet. (Tabelle 15 bis 20). Alle sechs Kinder nahmen an der 1. und 2. Gruppe der Stichprobenuntersuchung teil, sodass für diese Subgruppen der Studie neben dem Fragebogen zur gesundheitsbezogenen Lebensqualität (KINDL R) ein zusätzliches Instrument für einen Prä-Post-Vergleich zur Verfügung stand.

Die Analyse bezieht sich schwerpunktmäßig auf Persönlichkeitsfaktoren, vorwiegend sogenannte „emotionale Faktoren", die nach Koppitz Indikatoren für psychische Belastungen darstellen. Entwicklungspsychologische Aspekte werden jedoch nicht ausgeklammert, sind sie doch insbesondere bei Retardierungen und Regressionen ebenfalls Symptome für spezifische Lebensumstände. (Kapitel 7.1.3.3)

Die Ergebnisse der Analyse sind für jedes einzelne Kind tabellarisch aufgelistet und den jeweiligen Menschzeichnungen zugeordnet. (Tabelle 15 bis 20)

Tobias, 8 Jahre	MZ I	MZ II
Entwicklungspsychologie	Zeichnung ist altersgemäß	
Emotionale Faktoren nach Koppitz (1972)	Tendenziell: – Winzige Gestalt – Asymmetrie der Gliedmaßen (Disproportion rechte und linke Körperhälfte)	
Kommentar	Die Gestalt ist entwicklungsgemäß ausgeführt. Auffallend ist die geringe Nutzung des Blattgrundes, die Winzigkeit der Figur in Relation zur Bildgröße und ihre Positionierung in 1/16 des Bildes links unten. Die Pupillen sind leicht angedeutet. Zwischen rechter und linker Körperhälfte im Oberkörper gibt es Disproportionierungen, die Armansätze, das Volumen und die Handausführung betreffend.	Mit dem Kodiersystem von Koppitz nicht beurteilbar. Die Aufgabe wurde von Tobias nicht als Menschzeichentest angenommen

Tabelle 15 Tobias, 8J., Menschzeichnung I und II

Luise, 5 Jahre	MZ I	MZ II
	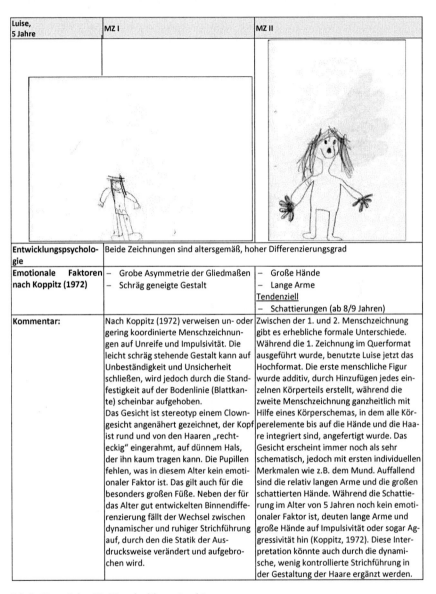	
Entwicklungspsychologie	Beide Zeichnungen sind altersgemäß, hoher Differenzierungsgrad	
Emotionale Faktoren nach Koppitz (1972)	– Grobe Asymmetrie der Gliedmaßen – Schräg geneigte Gestalt	– Große Hände – Lange Arme Tendenziell – Schattierungen (ab 8/9 Jahren)
Kommentar:	Nach Koppitz (1972) verweisen un- oder gering koordinierte Menschzeichnungen auf Unreife und Impulsivität. Die leicht schräg stehende Gestalt kann auf Unbeständigkeit und Unsicherheit schließen, wird jedoch durch die Standfestigkeit auf der Bodenlinie (Blattkante) scheinbar aufgehoben. Das Gesicht ist stereotyp einem Clowngesicht angenähert gezeichnet, der Kopf ist rund und von den Haaren „rechteckig" eingerahmt, auf dünnem Hals, der ihn kaum tragen kann. Die Pupillen fehlen, was in diesem Alter kein emotionaler Faktor ist. Das gilt auch für die besonders großen Füße. Neben der für das Alter gut entwickelten Binnendifferenzierung fällt der Wechsel zwischen dynamischer und ruhiger Strichführung auf, durch den die Statik der Ausdrucksweise verändert und aufgebrochen wird.	Zwischen der 1. und 2. Menschzeichnung gibt es erhebliche formale Unterschiede. Während die 1. Zeichnung im Querformat ausgeführt wurde, benutzte Luise jetzt das Hochformat. Die erste menschliche Figur wurde additiv, durch Hinzufügen jedes einzelnen Körperteils erstellt, während die zweite Menschzeichnung ganzheitlich mit Hilfe eines Körperschemas, in dem alle Körperelemente bis auf die Hände und die Haare integriert sind, angefertigt wurde. Das Gesicht erscheint immer noch als sehr schematisch, jedoch mit ersten individuellen Merkmalen wie z.B. dem Mund. Auffallend sind die relativ langen Arme und die großen schattierten Hände. Während die Schattierung im Alter von 5 Jahren noch kein emotionaler Faktor ist, deuten lange Arme und große Hände auf Impulsivität oder sogar Aggressivität hin (Koppitz, 1972). Diese Interpretation könnte auch durch die dynamische, wenig kontrollierte Strichführung in der Gestaltung der Haare ergänzt werden.

Tabelle 16 Luise, 5 J., Menschzeichnung I und II

Sarah, 8 Jahre	MZ I: 1 von 2	MZ II
Entwicklungspsychologie	Beide Zeichnungen sind altersgemäß, hoher Differenzierungsgrad	
Emotionale Faktoren nach Koppitz (1972)	– kurze Arme Tendenziell: – grobe Asymmetrie der Gliedmaßen (linke Körperhälfte im Vergleich zur rechten)	– kurze Arme – grobe Asymmetrie der Gliedmaßen – Zähne – Transparenzen
Kommentar:	Kurze Arme signalisieren das Kontaktverhalten, Neigungen sich zurückzuziehen oder sich als isoliert zu empfinden. Auch das Streben nach Anpassung gepaart mit mangelndem Durchsetzungsvermögen kann sich in diesem emotionalen Faktor zeigen. Die Asymmetrie der Gliedmaßen ist dadurch sichtbar, dass die rechte Hand und der linke Fuß größer als ihr jeweiliges Gegenüber sind. Sarah nutzt nur etwa ¼ des Blattgrundes für die Menschzeichnung. Die Figur strahlt Ruhe und Freundlichkeit aus (lachender Mund) und enthält Details, wie z.B. Knopf, Reißverschluss und Schnürsenkel.	Wie in der Prä-Zeichnung hat auch die 2. Menschzeichnung das Merkmal der verkürzten Arme. Hinzu kommen, obwohl der Mund immer noch lachend dargestellt ist, Zähne, die auf aggressive Tendenzen hinweisen können (vgl. Koppitz, 1972). Die Haare sind transparent gezeichnet, Kopfumriss und Ohren sind deutlich sichtbar. Im Vergleich mit der ersten Menschzeichnung ist die Gestalt differenzierter und wesentlich besser ins Blattformat integriert. Der Kopf hat eine geschlossene Form und ist vom Hals abgesetzt. Die Kleidung erhält zusätzliche Attribute und die statische Haltung wird durch Bewegungsandeutungen gemindert.

Tabelle 17 Sarah, 8 J., Menschzeichnung I und II emotionale Faktoren

Sabine, 7 Jahre	MZ I	MZ II
Entwicklungspsychologie	Beide Zeichnungen sind altersgemäß, allerdings sind auch Elemente aus der Vorschemaphase enthalten	
Emotionale Faktoren nach Koppitz (1972)	– grobe Asymmetrie der Gliedmaßen – große Hände – kurze Arme	– Große Hände – Attribute wie Wolken und Himmel – Asymmetrie der Gliedmaßen
Kommentar:	Grobe Asymmetrie der Gliedmaßen kann mit einer Fülle von psychischen Dispositionen korrelieren, z.b. mit psychosomatischen Beschwer-den, Schüchternheit oder Schwierigkeiten mit der Welt, bzw. mit anderen, in Kontakt zu kommen. Kurze Arme und große Hände stehen bei deutlicher Ausprägung im Zusammenhang mit Furchtsamkeit, Aggressionen und Wut (vgl. Koppitz, 1972)(Koppitz, 1972). Ein eckiges Körperschema wird in anderen Menschzeichentests als Hinweis auf eine verzerrte Wahrnehmung des realen Körpers bewertet, wenn ein Kind etwas „(...) nicht als „rundes, funktionsfähiges Gebilde" erlebt, vermag es [dies] auch nicht so wiederzugeben." (Esser & Stöhr, 1991, S. 16) Die Figur wirkt steif und fröhlich. Die Proportionen, wie der lange Hals, der breite Körper, der eckiger Bauch, der Ansatz der Arme unterhalb der Schultern sowie die Ausgestaltung des rechten Armes mit nur vier Fingern an der Hand sind ungewöhnlich. Differenzierungen durch zahlreiche Details erhöhen den kreativen Charakter dieser Ausdrucksform.	Die zweite Menschzeichnung unterscheidet sich in mehreren Aspekten deutlich von der ersten. Obwohl die Faktoren Asymmetrie der Gliedmaßen und ungewöhnlich große Hände noch sichtbar sind, sind sie doch deutlich schwächer ausgeprägt als im Prä-Test. D.h. psychosomatische Probleme, Schüchternheit und Kontaktschwächen sind noch vorhanden, aber teilweise verringert. Neu sind die Wolken und Objekte am Himmel, die nach Koppitz (1972) in Zeichnungen ängstlicher Kinder mit psychosomatischen Beschwerden vorkommen. Die Gesamtausführung des Menschzeichentests mit zwei Figuren, einem eckigen Gebilde (Fußballtor), einem Ball in der Hand der einen Figur und der Himmelsgestaltung mit Wolken und Sonne ist differenziert und dynamisch ausgeführt. Die Gestaltung ist mit zahlreichen Details versehen, z.B. in der Kleidung der Figuren, dem flüchtig gemalten Rasen, Herzen, Wölkchen, Sonne und das Netz vom Tor. Die Darstellung zeigt eine gemeinsame Tätigkeit mit dem Vater. Die fröhlichen Gesichter weisen dabei auf familiäre Ressourcen hin. In die Wolke links schreibt Sabine ihren eigenen Namen und der Kunsttherapeutin, beides mit einem Herzchen versehen, sodass sie mit dem Bild eine positive Aussage über ihre positive Beziehung zur Therapeutin macht.

Tabelle 18　Sabine, 7 J., Menschzeichnung I und II

Lukas, 7 Jahre	MZ I	MZ II
		Name retuschiert
Entwicklungspsychologie	Beide Zeichnungen sind nicht altersgemäß sondern retardiert	
Emotionale Faktoren nach Koppitz (1972)	– Schrägneigung der Gestalt – unzulängliche Integration von Teilen – keine Nase Bei Lukas wurde eine neurologische Störung diagnostiziert. Es sind außerdem 12 von 17 zusätzliche Merkmale vorhanden, die nach Koppitz (1972) signifikant häufiger bei Jungen mit Hirnschäden im Alter von 7 Jahren auftreten: keine Pupillen, kein Hals, Stricharme, Arme horizontal, keine Hände, falsche Anzahl der Finger, Strichbeine, 0-1 Kleidungsstück, weniger als vier Kleidungsstücke, unzulängliche Integration, Hände abgeschnitten, schräggeneigte Gestalt, tendenzielle Asymmetrie der Gliedmaßen und falsch angesetzte Arme[65]. Die retardierte Menschzeichnung weist emotionale Faktoren auf, die weniger auf psychosomatische Beeinträchtigungen als auf emotionale Unreife verweisen.	– unzulängliche Integration von Teilen – winzige Gestalt (Größe: 5cm (inkl. Haare)

[65] Merkmale der emotionalen Einstellungen und des Entwicklungsstandes eines hirngeschädigten Kindes können laut Koppitz (1972) genauso deutlich aus Zeichnungen abgeleitet werden, wie die von nichthirngeschädigten Kindern. Ihre Bedeutungen bleiben von den eingeschränkten Fähig- und Fertigkeiten unbeeinflusst (vgl. ebd., S. 201-222).

Lukas, 7 Jahre	MZ I	MZ II
	Die unzulängliche Integration von Teilen der Gestalt zeigt ein vermindertes Integrationsvermögen. Die Schrägneigung der Gestalt kann als eine unzulängliche Koordination oder ein Mangel an emotionalem Gleichgewicht bei Unsicherheit, Labilität gesehen werden. Das Fehlen der Nase zeigt Hilflosigkeit, Schüchternheit aufgrund der Erfahrungen mit eigenen Einschränkungen, mit Leistungsmangel und erlebten Misserfolgen oder mit Ängsten. Die Arme sind waagrecht am Körper angesetzt, ein Arm ist etwas länger als der andere. Dies kann als eine Retardierung in der bildnerischen Entwicklung interpretiert werden, aber auch tendenziell eine Aggressivität im Kontakt mit der Umwelt signalisieren, die jedoch verbunden ist mit dem Wunsch mit anderen in Kontakt zu kommen (vgl. Koppitz, 1972). Die Figur wirkt nicht sehr standfest, einmal durch ihr Schweben im Raum, zum anderen durch fehlende Plastizität in den Extremitäten sowie kaum ausgebildete und nicht parallel gesetzte Füße. Die Figur ist mit einem kräftigen Strich gezeichnet.	Im Vergleich zur 1. Menschdarstellung gibt es vom Gesamteindruck her betrachtet keine großen Unterschiede. Sie ist ähnlich rudimentär. Die Schrägstellung ist jedoch aufgehoben, die Figur-größe etwas geschrumpft. Die Zuordnung der Körperteile zum Rumpf ist etwas ungenauer als vorher, z.B. bei den Haaren oder den Beinen. Pupillen fehlen, der Mund ist einfacher als in der Prä - Menschzeichnung gezeichnet, eine Nase ist hinzugefügt. Die Arme sind kürzer und damit proportional stimmiger dargestellt. Die Verkleinerung der Gestalt korreliert mit geringer Selbsteinschätzung und mit Minderwertigkeitsgefühlen (vgl. Koppitz, 1972). Die Füße scheinen etwas tragfähiger zu sein als im Prä-Test. Strichstärke und Linienführung sind fest und dynamisch, wie vorher.

Tabelle 19 Lukas, 7J., Menschzeichnung I und II

Caroline, 7 Jahre	MZ I	MZ II
Entwicklungspsychologie	Beide Zeichnungen sind teilweise altersgemäß mit einigen Retardierungen in Details	
Emotionale Faktoren nach Koppitz (1972)	– Abgeschnittene Hände – keine Füße – Unzulängliche Integration Tendenziell: – Schrägneigung – Kleine Figur	– winzige Gestalt – drei oder mehr spontan gezeichnete Gestalten – keine Füße – (Ergänzende Gestalt mit grotesker Darstellung)
Kommentar:	Sowohl abgeschnittene Hände als auch das Fehlen der Füße stehen im Zusammenhang mit Gefühlen von Unzulänglichkeit, Unsicherheit und Hilflosigkeit. Weniger ausgeprägt als diese zwei deutlichen emotionalen Faktoren ist die Schrägneigung der Gestalt, die Kleinheit der Figur und die mangelnde Integration, insbesondere in Bezug auf den Ansatz der Arme, die unterhalb des Halses oder sogar an den Beinen ansetzen. Auch die Kopfgröße ist im Verhältnis zum Körper sehr groß. Die Figur schwebt im Raum, es fehlt ein Standlinienbezug. Trotz der rudimentären Gestaltfigurationen sind erstaunliche Differenzierungen sichtbar, z.B. in der Gestalt der Kleidung, Zopfspangen, Augenwimpern und einer herausgestreckte Zunge.	Die zweite Zeichnung unterscheidet sich grundlegend von der Zeichnung des Prä-Tests. Das betrifft nicht nur die vielen Attribute, die Caroline der Menschzeichnung zugeordnet hat, sondern auch die „eigentliche" Menschzeichnung. Hier gibt es entscheidende Veränderungen, die in einer besseren Integration der Körperteile, den Andeutungen für die Gestaltung von Händen und die feste Positionierung der Figur auf einer Bodenlinie (Blattkante) liegen. Trotzdem sind die noch vorhandenen emotionalen Faktoren mögliche Indices für Selbstwertprobleme, wie z.B. Gefühle von Unzulänglichkeiten/ geringer Selbstschätzung. Die Attribute verweisen darüber hinaus auf extreme Unsicherheiten und Verschlossenheit, ausgelöst z.B. durch unzulängliche Schulleistungen bei begrenzten Fähigkeiten oder dem Fehlen eines positiven Selbstwertgefühls. Die „eigentliche" Figur wirkt gefestigter als die erste Menschzeichnung. Sie ist als Umrissfigur dargestellt und locker im Duktus. Der Kopf ist im Vergleich zum Körper besser proportioniert, die Arme an den Schultern angesetzt. In der Menschzeichnung verzichtet Caroline auf Differenzierungen. Diese führt sie detailreich bei den anderen Figuren des Bildes durch: Ein Monster mit vielen Augen, Zähnen, Füßen etc., ein Pferd (Seitenansicht) und ein Hamster (Vorderansicht).

Tabelle 20 Caroline, 7 J., Menschzeichnung I und II

Emotionale Faktoren innerhalb der Stichprobe und ihre Bedeutung nach Koppitz (1972)

Im Rahmen der Untersuchung waren solche Elemente von Interesse, die die psychische Verfasstheit von Kindern in Belastungssituationen aufdecken. Von den 30 Bildmerkmalen, die von Koppitz als Persönlichkeitsfaktoren für eine außergewöhnliche psychische Verfasstheit entdeckt wurden, konnten nach Exploration der insgesamt zwölf Zeichnungen der sechs Kinder, von denen sechs in der Ausgangserhebung und sechs in der Abschlusserhebung entstanden, 16 dieser Merkmale festgestellt werden, die nachfolgend aufgelistet sind.
(Tabelle 21)

	Merkmal	Merkmal wird assoziiert mit:
1.	Grobe Asymmetrie der Gliedmaßen	Unzulängliche Koordination und Impulsivität, die begründet sein kann in unzulänglicher Kontrolle der Feinmuskulatur, dem Gefühl nicht richtig angepasst zu sein oder ungenügendem Gleichgewicht.
2.	Schräg geneigte Gestalt	Allgemeine Unbeständigkeit und Unausgeglichenheit liegt bei Kindern mit Zuständen leichter Erregung bis zu schweren Störungen unterschiedlichster Art vor. Schrägneigung verweist auf ein labiles Nervensystem oder auf eine unstete Persönlichkeit und lässt vermuten, dass das Kind keinen sicheren Halt hat(vgl. Koppitz, S. 86).
3.	Transparenzen	Unreife, Impulsivität, abreagierendes Verhalten, teils Transparenzen sind bei Schulkindern ungewöhnlich, müssen aber nicht pathologisch sein. Sie können Hinweise auf akute Angstgefühle, Konflikte oder Furcht sein.
4.	Unzulängliche Integration von Teilen	Häufiges Merkmal bei kleinen, unreifen Kindern, bei Jungen ab 7 Jahren und Mädchen ab 6 Jahren. Sie sind verbunden mit Unbeständigkeit, unzulänglich integrierter Persönlichkeit, einer unzulänglichen Koordination, Impulsivität oder Unreife. Ursachen können eine Verzögerung in der Entwicklung, eine hirnorganische Störung oder eine durch ernste emotionale Störungen bedingte Regression sein(vgl. Koppitz, S. 82).
5.	Winzige Gestalt (< 5 cm)	Extreme Unsicherheit, Verschlossenheit und Depression. Kinder, die kleine Gestalten zeichnen, sind häufig bedrückt, in sich gekehrt und schüchtern (Koppitz, 1972, S. 86).
6.	Abgeschnittene Hände	Gefühl von Unzulänglichkeit, Schuldgefühlen oder Unfähigkeit zu handeln.
7.	Drei oder mehr spontan gezeichnete Gestalten	Oft mit unzulänglicher Schulleistung verbunden. Das Merkmal zeigt sich in der Untersuchung von Koppitz (1972) fast ausschließlich bei Kindern mit begrenzten Fähigkeiten. Auch das Fehlen eines Identitätsgefühls kann diese Ausdrucksform bedingen (vgl. ebd., S. 93).
8.	Große Hände	Deuten auf aggressives und abreagierendes Verhalten hin, bei dem die Hände eingesetzt werden können (z.B. offene Aggression, stehlen). Tatsächliche Ursachen und Handlungen sind durch weitere Diagnostik zu erfassen.
9.	Kurze Arme	Weisen auf Schwierigkeiten hin, mit der Welt und Anderen in Kontakt zu kommen und auf die Tendenz sich zurückziehen. Sie können ein Zeichen von Impulshemmung, Streben nach gutem Benehmen (teils zu angepasst), Furchtsamkeit, mangelnder Aggressivität und ggf. mangelnder Selbststeuerung sein. Dieser emotionale Faktor zeigt sich sowohl bei Schülern mit schlechten als auch guten Lernleistungen (vgl. Koppitz, S. 89).
10.	Lange Arme	Aggressivität im Kontakt mit der Umwelt, verbunden mit dem Wunsch, mit anderen in Kontakt zu kommen.

	Merkmal	Merkmal wird assoziiert mit:
11.	Ungeheuer oder groteske Gestalt	Gefühl von Unzulänglichkeit, geringe Selbstwertschätzung. Groteske Gestalten zeigen sich in allen Intelligenzgruppen. Kinder zeichnen in der Regel viel mehr positive als negative Gestalten. Clowns, Karikaturen o.ä. können Verachtung und Feindseligkeiten gegen sich selbst ausdrücken.
12.	Wolken u.a. im Himmel	In Zeichnungen ängstlicher Kinder mit psychosomatischen Beschwerden: „Druck von oben"
13.	Zähne	Verhältnismäßig oft in Zeichnungen, auch bei gesunden, gut angepassten Kindern, jedoch nie bei schüchternen Kindern. Die psychopathologische Bedeutung ist eher gering und nur in Verbindung mit anderen auffälligen Merkmalen zu werten. Tritt häufiger bei aggressiven Kindern auf, wobei berücksichtigt werden sollte, ob das Ausmaß der Aggression das „gesunde Maß" übertrifft oder als positive Eigenschaft zu werten ist (Koppitz, 1972, S. 89).
14.	Keine Füße	Gefühl von Unsicherheit und Hilflosigkeit. Bis zum 7.(Mädchen) bzw. 9. (Jungen) Lebensjahr nicht klinisch signifikant. In diesem Alter beginnen die Kinder Selbstvertrauen und Eigenständigkeit zu entwickeln, was mit „auf eigenen Füßen stehen" verbunden ist.
15.	Keine Nase	Hilflosigkeit, Unbeweglichkeit, die Unfähigkeit mit Selbstbewusstsein vorwärts zu streben, Zurückgezogenheit, Schüchternheit, Ängste.
16.	Schattierung des Körpers/ Gliedmaßen	Körperliche Angst. Sie ist bei Schulanfängern normal, da diese gerade beginnen ihre körperlichen Funktionen v.a. im Vergleich mit anderen wahrzunehmen. Häufiger bei Kindern mit psychosomatischen Beschwerden und bei Kindern, die zum Stehlen neigen. (Sollte nur gewertet werden, wenn das Phänomen über das 8./ 9. Lebensjahr hinausgehend vorkommt.)

Tabelle 21 Emotionale Faktoren in den Menschzeichnungen I und II der Stichprobe und assoziierte Belastungsfaktoren (nach Koppitz, 1972)

Innerhalb dieser 16 Merkmale lassen sich fünf Gruppen von Persönlichkeitsfaktoren nach Koppitz (1972) zusammenfassen. Dies sind Schwierigkeiten in der Koordination und Impulskontrolle, z.B. bedingt durch Entwicklungsverzögerungen, hirnorganische oder emotionale Störungen (Merkmale 1, 4), Schwierigkeiten im Sozialkontakt (Merkmale 9, 10), ein negatives Selbstbild und Unsicherheiten (Merkmale 2, 6, 7, 1, 14, 15) sowie körperliche oder andere Ängste (Merkmal 12, 16).

Häufigkeitsanalyse und Veränderungen in der Gesamtgruppe

Koppitz (1972) sieht bei mindestens zwei „emotionalen Faktoren" einen Indikator für diagnostisch relevante Befindlichkeitsstörungen. (vgl. Kapitel 7.2.5) Eine Häufung mit zwei bis fünf emotionalen Faktoren war bei drei der sechs Kinder (Sabine, Lukas, Caroline) in der ersten Menschzeichnung (MZ I) deutlich ausgeprägt, bei den anderen (Tobias, Luise, Sarah) tendenziell nachweisbar[66]. In der zweiten Menschzeichnung (MZ II) zeigten sich bei fünf Kindern noch zwei „emotionale Faktoren". Bei Luise blieb die Anzahl gleich, bei Sarah stieg sie

[66] Es gab Kinder, die während der ersten Testung eine 2. Menschdarstellung angefertigt hatten. Diese wurde aber in der Auswertung nicht berücksichtigt, weil sie für die Kinder außerhalb der stringenten Testinstruktion erstellt wurde, d.h. regressiver, lockerer, ironisierend etc. war.

im Vergleich zur ersten Menschzeichnung sogar an. Lukas, Caroline und Sabine zeigten weniger „emotionale Faktoren". Die Menschzeichnung von Tobias wurde aus der Auswertung ausgeschlossen, da er die Testaufgabe nicht erfüllt hatte.

Erwähnenswert ist, dass bei zweien der Kinder (Lukas, Sabine), die in der ersten Menschzeichnung die größte Anzahl an „emotionalen Faktoren" innerhalb der Stichprobe aufwiesen, lange und häufige Krankenhausaufenthalte mit besonderen Folge- oder Begleiterkrankungen vorausgegangen waren, und die zum Teil mit Entwicklungsverzögerungen zu kämpfen haben und einer besonderen schulischen Förderung bedürfen. Dahingegen hatten die beiden Kinder, bei denen emotionale Faktoren zunahmen (Sarah, Caroline), weitaus weniger Krankenhauserfahrungen und sind kognitiv normal entwickelt. Ein Zusammenhang von „emotionalen Faktoren" mit den Schweregraden der Herzerkrankung besteht für diese Stichprobe nicht (vgl. Kapitel 1.6, Tabelle 3).

Vergleicht man die „emotionalen Faktoren" der ersten und zweiten Menschzeichnungen, zeigt sich, dass einige Merkmale konstant geblieben sind. Dies betrifft die „winzige Gestalt" und „fehlende Füße". Eine Verringerung zeigt sich im Bereich der „groben Asymmetrie der Gliedmaßen", der „Schrägneigung der Gestalten", der „unzulänglichen Integration von Teilen", der „abgeschnittenen Hände", der „kurzen Arme" und dem „Fehlen der Nase". Es kamen aber auch Faktoren neu hinzu, z.B. „Transparenzen", „große Hände", „Zähne", „mehr als zwei zusätzliche Gestalten" und Attribute wie z.B. „Wolken u.a. im Himmel".

Aufgrund dieser Veränderungen im Prä-Post-Vergleich, insbesondere dem Abbau von „emotionalen Faktoren", lassen sich, bezogen auf die Gesamtstichprobe, folgende Ergebnisse für die psychosoziale Situation der Kinder konstatieren:

- *Steigerung von Selbstwertgefühl und Selbstsicherheit:*
 Merkmale wie „Schrägneigung", „keine Nase", „abgeschnittene Hände" wurden abgebaut.

- *Zunahme von Sozialkontakt:*
 das Merkmal von „extrem kurzen Armen" war nicht mehr vorhanden

- *Positive Entwicklungen der Koordination, Integration der Persönlichkeit und Reife*:
 Merkmale wie „grobe Asymmetrie der Gliedmaßen" und „unzulängliche Integration von Körperteilen" wurden ebenfalls abgebaut.

Das Ergebnis des Post-Tests im Vergleich mit dem Prä-Test zeigt nicht nur positive Veränderungen sondern auch Stagnierungen und bei zwei Kindern sogar eine Zunahme an „emotionalen Faktoren". Die testdiagnostische Erhebung des Menschzeichentests ist im Rahmen der Untersuchung nur eingeschränkt reliabel, da die Bedingungen für die Testdurchführung im Rahmen der kunsttherapeutischen Maßnahmen sehr offen strukturiert waren, so dass einige der Kinder der Stichprobe vor allem im Post-Test die Aufgabe nicht stringent umgesetzt haben. Stattdessen haben sie das Thema lediglich als Ausgangspunkt für andere, sehr individu-

elle Gestaltungsmöglichkeiten gesehen. Dieser Umgang ist die Folge von mehreren Sitzungen im „Kunstatelier", deren Strukturierung auf eigenständiges, selbstverantwortliches Handeln ausgerichtet war. Die Ergebnisse des kreativ–künstlerischen Vorgehens in den „Kunst-Atelier" Arbeiten zeigten sich darum eher in den Ressourcen als in der Verringerung oder dem Abbau von „emotionalen Faktoren.

Ressourcen

Ressourcen innerhalb der Menschzeichnungen auch im Prä-Post-Vergleich wurden nicht mit einem standardisierten Verfahren, wie die „emotionalen Faktoren" erhoben. Analyse und Interpretation wurden auf der Basis der Erkenntnisse von Mathar (2010) u.a. über Ressourcen in Kinderzeichnungen kardial erkrankter Kinder durchgeführt (vgl. Kapitel 3.3.5).

Sie zeigten sich z.b. in der Freude am Gestalten, dem Ausschmücken der menschlichen Figuren mit dekorativen Elementen wie z.B. mit Blumen, in Differenzierungen u.a. in den Frisuren, in Darstellungen von Wimpern, in der Zunahme der Anzahl der Kleidungsstücke, in Ergänzungen wie Schmuck, Schnürsenkel etc. Ressourcen sind auch in der größeren Stabilität und Standfestigkeit der menschlichen Figur nachweisbar, in mimischen Details wie lächelnde Gesichter, in Bewegungsdarstellungen oder Gestaltungen von Interaktionen mit anderen (Freunde oder Familienmitglieder).

8.2.2. Gesundheitsbezogene Lebensqualität (KINDL R)

Die Daten aus dem KINDL-R Fragebogen zur gesundheitsbezogenen Lebensqualität bei Kindern wurden computergestützt mit dem Statistik- und Analyseprogramm SPSS, Version 18 ausgewertet und verglichen (vgl. Ravens-Sieberer & Bullinger, 2000).
Dabei wurden die von den Entwicklern des KINDL-R zur Verfügung gestellten Auswertungsdateien (Stand August 2004/ 2005) eingesetzt. Die Auswertung basiert auf einem quantitativen, deskriptiven Verfahren. Für jedes Kind wurden durch die Addition der Antworten in den Subskalen[67] Testwerte in sieben gesundheitsrelevanten Lebensbereichen (körperliches Wohlbefinden, psychisches Wohlbefinden, Selbstwert, Familie, Freunde und Funktionsfähigkeit im Alltag, chronische Erkrankungen) ermittelt. Alle Ergebnisse eines Kindes wurden zusammengezählt, um den Gesamtwert („Totalscore") der gesundheitsbezogenen Lebensqualität zu berechnen. Je höher dieser Wert, desto besser ist die Einschätzung der Lebenssituation. Die Auswertung der KINDL-R Fragebögen zur Kinder- und Elternversionen fanden getrennt statt, da signifikante Unterschiede zwischen der Selbstwahrnehmung und Fremdeinschätzung von Lebensqualität bestehen können (vgl. Redegeld, 2004).

[67] nie = 1, selten = 2, manchmal = 3, oft = 4, immer = 5

Die so gewonnen Testwerte zur allgemeinen und differenzierten Lebensqualität der Kinder sind miteinander vergleichbar.[68] Bei den Ergebnissen aus den Kiddy-KINDL-R Interviews mit den Kindern zwischen 4 und 7 Jahren ist dieser Vergleich aufgrund der bereits erwähnten, eher niedrigen Aussagekraft der Subskalen (vgl. Kapitel 7.2.4), nur in Bezug auf die Ergebnisse des Total-Score der gesundheitsbezogenen Lebensqualität sinnvoll (vgl. Harstick-Koll, et al., 2009; Ravens-Sieberer & Bullinger, 2000).

In der hier vorliegenden Untersuchung wurden folgende Vergleiche durchgeführt:

1. Veränderungen in der gesamten Stichprobe im Prä-Post-Vergleich, getrennt nach Eltern und Kindern
2. Vergleich der Eltern und Kindereinschätzungen
3. Vergleich der Ergebnisse mit den Referenzwerten einer Normverteilung
4. Vergleich der Ergebnisse mit den Ergebnissen der Menschzeichnungen im Prä-Post-Vergleich

Um die Veränderungen in der gesamten Stichprobe im Prä-Post-Vergleich zu analysieren, wurde der nichtparametrische Wilcoxon Test[69] eingesetzt. Nichtparametrische Tests sind verteilungsfreie Methoden, die auch bei kleinen Stichproben und bei Verletzung der Normalverteilung angewandt werden können, um statistisch relevante Ergebnisse zu ermitteln. Mithilfe des Wilcoxon Tests werden die Differenzen zwischen den Ergebnissen im Total Score und den sechs Lebensbereichen aus der ersten und aus der zweiten Erhebung ermittelt. Fallabhängig berechnet dieser Test die Differenz zu jedem Wertepaar (Prä-Post). Separiert nach positiven und negativen Zahlen werden die sich hieraus ergebenen Werte in aufsteigender Reihenfolge sortiert und erhalten sogenannte „Rangsummen". Die kleinere Rangsumme ist die Prüfgröße aus der die Signifikanz (Irrtumswahrscheinlichkeit (p)) errechnet wird (Weiß, 2010, S. 206-207). Je kleiner der Wert p ist, desto wahrscheinlicher ist es, dass die Unterschiede zwischen den Ergebnissen tatsächlich vorliegen und kein Zufallsbefund sind.

Die Ergebnisse der Eltern- und Kinderfragebögen wurden gegenübergestellt und Unterschiede hervorgehoben.

Neben diesen Analyseschritten wurde ermittelt, ob die Lebensqualität der chronisch herzkranken Kinder aus der Untersuchungsgruppe von der Norm abweicht. Für diesen Vergleich wurden in der Gruppe der Kinder von 11 bis 17 Jahren Referenzwerte aus dem KiGGS, d.h. der bereits erwähnten breiten Studie des Robert-Koch-Instituts (Ravens-Sieberer, Ellert, & Erhart, 2007; Ravens-Sieberer, Erhard, Wille, & Bullinger, 2008), für die Selbstaussagen der

[68] Alle Ergebnisse in den Subskalen und dem Total Score werden in der Auswertung auf Werte zwischen 0 und 100 transformiert.
[69] Auch bekannt als Mann-Whitney Test, U-Test, Testverfahren zum Vergleich von zwei abhängigen Stichproben (vgl. Bühl 2008, S. 381).

Kinder zwischen 8 und 12 Jahren aus einer Hamburger Schulstudie (Ravens-Sieberer & Bullinger, 2000, S. 14) sowie für die kleineren Kinder zwischen 4 und 7 Jahren aus einer Studie von Vorschulkindern (Harstick-Koll, et al., 2009) herangezogen. Aufgrund von Prä-Post-Befragungen mit dem KINDL-R ließ sich auch feststellen, ob Abweichungen von der Norm durch kunsttherapeutische Maßnahmen verringert oder aufgehoben wurden.

Abschließend werden die hier ermittelten Ergebnisse aus den Fragebögen mit denen aus den Menschzeichentests (Koppitz, 1972) (vgl. Kapitel 8.2.1) verglichen und als Gesamtergebnis der Prä-Post-Erhebungen vorgestellt (Kapitel 8.2.3).

Veränderungen in der gesamten Stichprobe im Prä-Post-Vergleich, getrennt nach Eltern und Kindern

Zusammenfassung
Elternversionen KINDL-R: Aus der Sicht der Eltern sind die Unterschiede im Vergleich der Erhebung zu Beginn und am Ende der Intervention im Total Score der Lebensqualität, sowie in den Bereichen psychisches Wohlbefinden und Selbstwert signifikant verbessert.
Kinderversionen KINDL-R: Aus Sicht der Kinder gibt es teilweise auch Verbesserungen, diese sind jedoch statistisch nicht signifikant.
Es bestehen Unterschiede im **Eltern-Kind Vergleich** bei den Ausprägungen von Veränderungen innerhalb der sechs Skalen gesundheitsrelevanter Lebensbereiche.

Die Veränderungen in der Gesamtgruppe wurden durch den Wilcoxon Test (s.o.) berechnet und auf ihre Signifikanz geprüft. Die Ergebnisse sind geteilt in die Gruppen der Elternversion (N = 8) und Kinderversion (N = 9, bzw. N = 5 für die Subkategorien). (Anhang 13).

Ergebnisse Elternversion (N = 8)

Die gesundheitsbezogene Lebensqualität der Kinder verändert sich aus Sicht der Eltern signifikant. So ist die Veränderung des Total Score (N = 8) in der zweiten Erhebung nach dem kunsttherapeutischen Angebot signifikant höher (p= .042) als in der ersten Erhebung. Auch in den Subkategorien gibt es Verbesserungen. Signifikant sind die Veränderungen in den Bereichen Psychisches Wohlbefinden (p= .016) und Selbstwert (p= .027).
In den anderen Subskalen gibt es auch Verbesserungen, die die Signifikanzgrenze von < 0,05 teils knapp verfehlen (Bereich Familie p = .065) oder sogar mit Werten zwischen p = .138 (Freunde), p = .223 (körperliches Wohlbefinden) und p = .285 (Kiddy) deutlicher von ihr entfernt liegen, sodass die Zufälligkeit der Veränderungen nicht ausgeschlossen werden kann. In nur einem Bereich, der Subskala „Schule" ist der Median der Gesamtgruppe der Elternversionen in der zweiten Erhebung niedriger (von 78,13 auf 71,88). Der zugehörige p-Wert (.89.) ist auffallend hoch, sodass das Ergebnis einen Effekt der Intervention in diesem Bereich auf dieser Basis nicht vermuten lässt. Anzumerken ist, dass hier drei positive Veränderungen und

drei Bindungen zwei negativen Veränderungen gegenüberstehen, von denen nur eine auffallend extrem ausgeprägt ist (87,5 auf 50). Aufgrund des auffallenden Befundes ist es erwähnenswert, dass bei dem betroffenen Kind etwa zur Hälfte der Behandlung eine Reoperation am Herzen stattfand, die zu Fehlzeiten in der Schule geführt hatte und möglicherweise die drastischen Unterschiede der beiden Werte erklärt.

Ergebnisse Kinderversion

Bei den Ergebnissen der Kinderversionen blieb die Lebensqualität (N = 9) im Median[70] der gesamten Gruppe gesehen unverändert. Dieses Ergebnis setzt sich aus vier positiven Veränderungen, zwei gleichbleibenden Werten und drei negativen Veränderungen zusammen. Sowohl die Zu- als auch die Abnahmen bewegen sich am Einzelfall zwischen 2 und 13 Punkten, sind also kaum ausgeprägt. Die Veränderungen sind auch nach dem Wilcoxon Test zweiseitig, d.h. weder die positive, noch die negative Veränderung ist als nicht signifikant einzustufen (p = .496).

In den Subkategorien (N = 5[71]) zeigen sich in der Untersuchung der Gesamtgruppe der Kinder ab 8 Jahren durchaus positive Veränderungen, die jedoch nach Wilcoxon nicht signifikant sind. Am ehesten gibt es positive Veränderungen in den Bereichen körperliches Wohlbefinden, in dem es zu vier positiven und einer negativen Veränderung (p = .129) kam. Es folgen die Bereiche ‚Freunde' mit drei gleichbleibenden Werten und zwei negativen Veränderungen (p = .180), ‚Schule' (zwei positive, eine negative Veränderung und ein gleichbleibender Wert, p = .357) sowie ‚Familie' (eine negative, zwei positive Veränderungen, zwei gleichbleibende Werte, p = .41). In den Bereichen ‚psychisches Wohlbefinden' und ‚Selbstwert' liegt die Irrtumswahrscheinlichkeit (p = .854) am höchsten. Ein Effekt in diesen Bereichen kann daher auf der Grundlage der Selbstaussagen der Kinder am wenigsten statistisch begründet werden. In der Betrachtung der Ränge zeigen sich hier je zwei positive und negative Veränderungen und ein gleichbleibender Wert.

Vergleich der Eltern- und Kindereinschätzungen

Auffallend sind die Unterschiede zwischen den Ergebnissen in den Eltern- und Kinderversionen. Die Bereiche, in denen jeweils Veränderungen zu verzeichnen sind, sind beinahe gegenläufig, wie in Tabelle 22 veranschaulicht wird.

[70] Im Wilcoxon Test wird der Median angegeben, da dieser Wert als „Mitte innerhalb von Testergebnissen" von Ausreißern, d.h. von positiven oder negativen Extremwerten kaum beeinflusst ist. Damit unterscheidet er sich vom statistischen Mittelwert, bei dem die Summe aller Ergebnisse durch ihre Anzahl geteilt wird, d.h. dass sich Extremwerte deutlicher auswirken und die Ergebnisse bei geringer Stichprobengröße verfälschen würden. (Vgl. Lange & Bender, 2007)

[71] Bei vier Kindern wurde das Kiddy Interview für Kinder von 4 bis 7 Jahren eingesetzt, bei dem für die Subkategorien keine Summen berechnet werden (Siehe Kapitel 7.2.4).

Ergebnisse Elternversion (Kid, Kiddy, Kiddos)	Ergebnisse Kinderversionen Kid und Kiddos
1. Psychisches Wohlbefinden	1. Körperliches Wohlbefinden
2. Selbstwert	2. Freunde
3. Familie	3. Schule
4. Freunde	4. Familie
5. Körperliches Wohlbefinden	5. Selbstwert
6. Schule	6. Psychisches Wohlbefinden

Tabelle 22 Veränderungen der Mediane der Subkategorien im Vergleich der Angaben aus der Elternversion und den Kindern ab 7 Jahre in der Reihenfolge der höchsten bis niedrigsten Zunahmen der Werte.

So sind in der Gesamtgruppe der Elternversionen des KINDL-R Fragebogens die positiven Veränderungen in den Bereichen ‚psychisches Wohlbefinden' und ‚Selbstwert' signifikant, in der Gesamtgruppe der Kinderversionen sind in diesen beiden Subskalen die Effekte am weitesten entfernt vom Signifikanzniveau.

Der Zusatzfragenkomplex zu chronischen Erkrankung wurde von fünf Eltern und drei Kindern in der Eingangsdiagnostik nicht beantwortet. Bereits die Eröffnungsfrage: „Bist du gerade im Krankenhaus oder hast eine längere Krankheit?" des Teilbereiches wurde von dieser Gruppe verneint. Dies ist bereits ein interessantes Ergebnis, das verdeutlicht, dass die eigene Herzerkrankung nach der Operation im Säuglingsalter nicht als „andauernde" Erkrankung empfunden wird. Um dennoch zu erfahren, ob Ängste bestehen, wurde in der Abschlussdiagnostik an dieser Stelle im Fragebogen darauf hingewiesen, dass mit „Erkrankung" auch der angeborene Herzfehler gemeint ist. Die Standardisierung der Ergebnisse wurde durch diese notwendige Erklärung deutlich beeinflusst, sodass die Ergebnisse nicht gewertet werden.

Zusammenfassend kann festgehalten werden, dass in der Betrachtung der gesamten Untersuchung statistisch relevante, positive Effekte am ehesten in den Elternversionen nachgewiesen werden können. Verbesserungen in den Kinderversionen sind auch zu verzeichnen, die, gemessen an der Gesamtgruppe der Kinder (N = 9 für den Total Score, N = 5 für die Subkategorien) aber nicht signifikant sind. Ein Zusammenhang mit Erkrankung, Schweregrad oder Behandlungserfahrung und der Lebensqualität lässt sich anhand dieser Untersuchung nicht nachweisen, ist aber generell bei chronisch körperlich kranken Kindern und Jugendlichen selten festzustellen (vgl. Goldbeck et al., 2005).

Aufgrund der geringen Gruppengröße sind die Werte der Gesamtgruppe als Tendenzen zu sehen.

Die Untersuchung der Einzelfälle ergänzt die Ergebnisse und setzt die Veränderungen auch in Bezug zu den Normwerten. (s.u.)

Vergleich der Ergebnisse mit den Referenzwerten einer Normverteilung

Zusammenfassung:

Elternversionen KINDL-R: Die Ausgangssituation der Lebensqualität zu Beginn der Intervention war in vielen Fällen sowohl im Total Score, als auch in den Subkategorien schlechter als im Normbereich der jeweiligen Altersgruppe (Vergleichswerte: Mittelwert ± Standardabweichung). Nach der Intervention gab es tendenziell Bewegung in oder in die Nähe des Normbereichs.

Kinderversionen KINDL-R: Bei den Kindern waren die Abweichungen von der Norm vor allem nach unten hin weniger ausgeprägt als in der Einschätzung der Eltern. Es gab Bewegungen innerhalb des Normbereiches in beide Richtungen. Lagen die Werte in der ersten Erhebung außerhalb der Norm, so näherte sie sich diesem Bereich sowohl von oben, als auch von unten kommend.

Der Vergleich mit den Referenzwerten am Einzelfall ist in Anhang 14 einsehbar. Hier sind die Ergebnisse aus den Fragebögen zur gesundheitsbezogenen Lebensqualität in Bezug gesetzt zu den Normwerten der jeweiligen Version (Eltern und Kinder) und Altersgruppe (4-7 Jahre; 8-15 Jahre). Die Zugrundeliegende Referenzwerte sind folgender Literatur entnommen: Ravens-Sieberer, Ellert, & Erhart, 2007; Harstick-Koll, et al., 2009; Ravens-Sieberer, Erhard, Wille, & Bullinger, 2008; Ravens-Sieberer & Bullinger, 2000.

Verglichen wurde am Einzelfall, ob die Summe der jeweiligen Kategorien unterhalb (Unt.), innerhalb (In.) oder oberhalb (Ober.) des Referenzbereiches (Mittelwert ± Standardabweichung) liegt. Fielen die Abweichungen von diesem Normbereich durch mehr als 10 Punkte auf, so ist sie mit (!) gekennzeichnet. Werte, die mit etwa einem Punkt nur knapp den Referenzbereich verfehlen, erhalten die Anmerkung (knapp). Um auch Bewegungen zwischen den zwei Erhebungen zu dokumentieren, wird mit der Differenz (Diff.) der jeweiligen Werte angemerkt, ob es sich um eine Zunahme (+), Abnahme (-) oder Bindung (=) des Wertes handelt.

Ergebnisse der Elternversionen des KINDL-R in Bezug zur Norm

Die *Gesamtscores* der gesundheitlichen Lebensqualität der Elternfragebögen (N = 8) sind in sechs von acht Fällen schlechter als die Norm (Referenzwerte: Mittelwert ± Standardabweichung). In vier Fällen (Luise, Sarah, Lukas, Tina) sind diese negativen Abweichungen sogar deutlich ausgeprägt (> 10). In zwei Fällen (Carolin, Tobias) ist die Lebensqualität zu Beginn der Untersuchung normal. In der zweiten Erhebung sind die Abweichungen geringer, es gab Aufwärtsbewegungen in den, oder in die Nähe des Normbereiches. Nur noch drei Fälle sind unterhalb, zwei davon (Luise, Lukas) haben sich dem Normbereich genähert. Nur bei Vanessa gab es eine minimale Abwärtsbewegung (-4, 16), dies ist das Kind, bei dem es im Verlauf der Intervention eine Reoperation gab (s.o.).

Im Bereich des *körperlichen Wohlbefindens* weichen vier Fälle negativ vom Normbereich ab (Lukas, Sarah, Vanessa, Tina), davon drei sogar deutlich. Die Werte von drei Kindern sind in-

nerhalb (Sabine, Carolin, Tobias), bei einem Kind sogar oberhalb des Normbereiches (Lukas). Auch hier gibt es tendenziell eine Näherung an den Normbereich. Dies betrifft auch den besonders hohen Wert von Lukas, der nun nach unten in den Normbereich gerückt ist.

Die signifikant positiven Veränderungen in der gesamten Untersuchungsgruppe der Elternvisionen in den Bereichen *psychisches Wohlbefinden* und *Selbstwert*, (s.o.) zeichnen sich auch in der Einzelfallanalyse und im Vergleich mit den Normwerten ab. So gibt es hier nur Aufwärtsbewegungen oder stabile Werte. Im Bereich psychisches Wohlbefinden sind nach der Intervention nur noch halb so viele Fälle unterhalb des Normbereichs einzuordnen (von sechs auf drei). Dahingegen verdoppeln sich die Fälle innerhalb der Norm, ein Fall ist nun nicht mehr innerhalb (Caroline), sondern sogar oberhalb des Normbereiches anzusiedeln. Im Bereich Selbstwert sind alle acht Fälle in der zweiten Erhebung innerhalb der Norm, von denen vorher noch fünf unterhalb lagen, davon drei deutlich (> 10) (Sarah, Lukas, Vanessa).

Der gleiche Trend, d.h. eine Annäherung an den Normbereich in der zweiten Erhebung, zeigt sich auch in den Bereichen der *Familie* und *Freunde*. In Bereich Familie ist diese Tendenz aber deutlicher ausgeprägt. Hier bewegen sich zwei von drei deutlich unterhalb der Norm liegenden Fälle (Luise, Lukas) in die Nähe des Normbereichs. Der dritte Fall, der anfangs deutlich unterhalb lag, sowie zwei weitere -weniger deutlich unterhalb liegende Fälle- erreichen sogar ganz den Normbereich (Sarah, Sabine, Caroline). Zwei Werte (Tobias, Vanessa) sinken zwar, sind aber weiterhin innerhalb der Norm, sodass mit der Abnahme keine nennenswerten Einbußen der Lebensqualität verbunden sein können. Im Bereich Freunde sind von sechs Fällen (davon fünf deutlich) in der ersten Erhebung (Sabine, Sarah, Tobias, Lukas, Vanessa, Tina) in der zweiten nur noch fünf (zwei deutlich) unterhalb der Norm (Sarah, Tobias, Lukas, Vanessa, Tina). Die Anzahl der Fälle innerhalb der Norm steigt von zwei auf drei (Luise, Sabine, Carolin). Beinah alle Bewegungen sind aufwärtsgerichtet oder gleichbleibend. Nur in einem Fall, bei dem im Verlauf eine Reoperation durchgeführt wurde (s.o.), ist eine Abnahme zu verzeichnen, die sich innerhalb eines Bereiches deutlich unterhalb der Norm bewegt.

Im Bereich **Schule** sind die Werte bei drei Kindern unterhalb der Norm (Luise, Lukas, Tina), davon einmal nur knapp, einmal jedoch deutlich. Bei der deutlich ausgeprägten negativen Abweichung (Tina) nimmt der Wert in der zweiten Erhebung zu und erreicht die Norm. Bei den anderen beiden Kindern bleibt der Wert stabil. Die weiteren fünf Kinder befinden sich in der ersten Erhebung innerhalb des Normbereiches. Zweimal sinkt der Wert in der zweiten Erhebung und weicht nach unten von der Norm ab (Sabine, Vanessa). Zweimal weicht er in der zweiten Erhebung nach oben ab (Sarah), beim letzten Kind ist der Wert innerhalb der Norm stabil (Caroline).

Ergebnisse der Kinderversionen des KINDL-R in Bezug zur Norm

Bei den Kindern ist der Total Score der Lebensqualität (N = 9) zu Beginn der Intervention bei drei Kindern unterhalb (Caroline, Vanessa, Tobias), bei den anderen sechs Kindern innerhalb

der Norm. Nach der Intervention ist nur noch Vanessas Wert unterhalb der Norm, wenngleich der Wert angestiegen ist. Bei einem Kind (Tobias) ist die Veränderung drastisch: der Wert der Lebensqualität bewegt sich von unterhalb nach oberhalb des Normbereiches. Die weiteren sieben Kinder befinden sich abschließend nach der Kunsttherapie innerhalb des Normbereiches. Auch die drei negativen Differenzen zwischen der ersten und zweiten Erhebung (s.o., Wilcoxon Test) bewegen sich innerhalb des Normbereiches.

Im Bereich des *körperlichen Wohlbefindens* sind die Werte von einem Kind deutlich (>10) (Vanessa) unterhalb der Norm. Dies bleibt auch in der zweiten Erhebung so, auch wenn der Wert hier sogar deutlich zunimmt (Kind mit Re-Operation- s.o.). Die restlichen Kinder befinden sich in beiden Erhebungen innerhalb des Normbereiches.

Das *psychische Wohlbefinden* hingegen ist in der ersten Erhebung bei allen Kindern bereits innerhalb des Normbereiches, verschlechtert sich jedoch in zwei Fällen in der zweiten Erhebung auf den Bereich unterhalb der Norm (Sarah, Tobias). Auch im Bereich des *Selbstwertes* ist das Ausgangsniveau bei allen Kindern normal. In der zweiten Erhebung bleibt dies bei fast allen Kindern so, auch wenn es zu negativen Differenzen kommt. In zwei Fällen ist die Lebensqualität jedoch höher als in der Norm (Susanne, Tobias).

Im Bereich *Familie* findet bei zwei Kindern eine Bewegung in (Sarah) oder in die Nähe des Normbereiches (Tobias) statt. Bei einem Kind bleibt der Wert stabil deutlich höher (> 10) als in der Norm (Tina). Die restlichen Kinder bewegen sich in beiden Erhebungen innerhalb der Norm.

Die Ergebnisse im Bereich *Freunde* weichen im Vergleich mit allen anderen Bereichen am deutlichsten in beide Richtungen von der Norm ab. Hier gibt es zwei Werte, die deutlich unterhalb der Norm sind und in der zweiten Erhebung sogar noch schlechter werden. (Vanessa, Susanne) Der Wert von Tobias erreicht in beiden Erhebungen gleichbleibend die höchstmögliche Summe (100) und ist damit deutlich oberhalb der Norm. In Prozessbeobachtung und Menschzeichnung zeigten sich bei ihm dahingegen erhebliche Defizite im Sozialkontakt, sodass eine Selbstüberschätzung der sozialen Kompetenzen oder der Wunsch danach zu vermuten ist. (s.o.)

Im Bereich **Schule** sind die Summen zweier Kinder anfangs minimal schlechter als normal. In diesen beiden Fällen wird in der zweiten Erhebung die Norm erreicht (Vanessa, Susanne). Bei Tobias ist der Wert in der ersten Erhebung schlechter als normal, in der zweiten wiederum extrem angestiegen und höher (+43, 75). Bei Tina sinkt eine zunächst deutlich oberhalb der Norm liegende Einschätzung ihrer schulischen Leistungen zwar stark ab, bewegt sich damit aber in den Normbereich hinein.

Abschließend ist festzustellen, dass durch den Vergleich der einzelnen Werte zur Lebensqualität der Untersuchungsgruppe mit denen aus der Normbevölkerung die im Gesamtvergleich festgestellten negativen Veränderungen relativierbar sind. D.h. einige Ergebnisse sinken

zwar nach der Intervention ab, sie können dabei aber entweder realistischer werden, wenn sie zunächst deutlich oberhalb der Norm waren, oder aber sie bewegen sich nur innerhalb der Norm und haben damit keinen Krankheitswert.

8.2.3. Fazit

Der ZEM (Koppitz, 1972) und der KINDL-R (Kinder- und Elternversion) wurden zur Eingangs- und Abschlussdiagnostik eingesetzt um Vergleichsdaten über die Wirkungen der Kunsttherapie in der hier durchgeführten Studie zu erhalten. Dabei wurde trianguliert gearbeitet, um die Ergebnisse mit unterschiedlichen Verfahren zu überprüfen und abzugleichen und sich widersprechende Ergebnisse in ihrer Relevanz für die Untersuchung zu diskutieren.

Der Menschzeichentest macht Belastungen innerhalb der Untersuchungsgruppe deutlich, die unterschiedlich verteilt sind. Bei mehr als der Hälfte der Kinder gibt es zwei und mehr emotionale Faktoren, d.h. nach Koppitz (1972), dass bei diesen Kindern mit großer Wahrscheinlichkeit emotionale Probleme vorliegen. (vgl. Kapitel 7.2.5). Alarmierend ist auch der Befund, dass bei fast alle betreuten Kindern aus Sicht ihrer Eltern -und bei drei Kindern sogar auch aus ihrer eigenen Sicht- im Vergleich zur Norm Einbußen der gesundheitsbezogenen Lebensqualität vorhanden sind. Gleichzeitig sind übermäßige Normalitätswünsche bei chronisch körperlich kranken Kindern sehr stark, so dass vermutet werden kann, dass einige dieser Kinder auf die Aufforderung *„einen ganzen Menschen zu zeichnen, so gut wie du kannst"* vorsichtig oder sogar gehemmt reagieren. Demgegenüber stehen aber auch zahlreiche unbelastete Menschzeichnungen sowie die positive Sicht vieler Kinder auf ihre Lebensqualität. Diese Ergebnisse korrelieren mit Ressourcen, die der Gestaltungsvorgang sichtbar gemacht hat, z.B. entwicklungsgemäße und sehr gut ausgebildete zeichnerische Fähigkeiten, Hinweise auf positive, emotionale und soziale Beziehungen sowie Dynamik, Stabilität und Selbstsicherheit.

Der Abbau einiger emotionaler Faktoren beim Prä-Post-Vergleich des ZEM (Koppitz, 1972) zeigt positive Veränderungen in den Bereichen Selbstwert, Sozialkontakte, Koordination und Reife.

Die statistisch signifikanten Ergebnisse des Fragebogens zur gesundheitsbezogenen Lebensqualität (KINDL-R, Elternversion), die Effekte in den Bereichen Selbstwert und psychisches Wohlbefinden aufzeigen, stimmen mit diesen Veränderungen überein. In Frage gestellt werden diese Befunde allerdings durch die Ergebnisse aus den Kinderfragebögen (KINDL-R, Kinderversion), bei denen gemessen mit dem Wilcoxon Test kaum Signifikanzen, vor allem nicht in den gleichen Bereichen wie bei den Fragebögen KINDL-R der Eltern nachzuweisen sind. Die Gründe liegen in der reduzierten Anzahl von Daten in den Subkategorien des Fragebogens (N = 5), aus denen sich kaum statistische relevante Ergebnisse berechnen lassen. Auch waren die Kinderaussagen zur Lebensqualität im Prä-Test sehr positiv, sodass es wenig Spielraum nach oben in der zweiten Erhebung gab (vgl. Zwingmann & Wirtz, 2005, S. 44). Trotz-

dem gab es auch bei den Kindern positive Veränderungen, die aber nicht statistisch relevant für die Stichprobe, sondern nur am Einzelfall gemessen wurden (vgl. Anhang 14).

In der Beurteilung von Belastungen im Prä-Post-Test sind die Diskrepanzen zwischen der Sicht der Eltern und der Kinder auffallend. Solche Ergebnisse sind aus der Lebensqualitätsforschung bekannt (vgl. Redegeld, 2004; Goldbeck et al., 2005; Bullinger, 2000). In diesem Zusammenhang wird diskutiert, inwieweit die Beurteilung der Eltern vor allem für nicht einsehbare Bereiche zutreffend sind (vgl. Goldbeck et al., 2005, S. 85) und spekuliert, ob bei Kindern, die bereits mit der Erkrankung zur Welt kommen, ein Gewöhnungseffekt an ihre Lebensbedingungen vorliegen kann, durch den Belastungsfaktoren „ausgeblendet" werden (vgl. Wurst, et al., 2002, S. 27). Auch der Wunsch nach Normalität kann zu Verdrängung und Ausblendung der Realität bei den betroffenen Kindern führen.

Zwischen den Ergebnissen aus dem Fragebogen und dem Befund der Menschzeichnungen liegen einige Differenzen vor, z.b. bei Kindern, deren ZEM Selbstunsicherheiten gezeigt hat, die Selbstwertmessung im KINDL-R Fragebogen allerdings gute, der Norm entsprechende Werte enthält. Solche Differenzen zwischen verbal und visuell erhobenen Daten sind in der Diagnostik häufig nachweisbar. Gründe dafür liegen u.a. in der Nähe der nonverbalen Aussagen zu unbewussten Phänomenen, während die verbalen Ergebnisse stärker kognitiv strukturiert und kontrolliert werden.

Die Fragen zum Umgang mit der chronischen Erkrankung aus dem KINDL-R konnten für die vorliegende Studie nicht ausgewertet werden, da die hier thematisierte, krankheitsübergreifende Sicht ungeeignet war, um spezifische Belastungen durch eine Herzerkrankung zu erfassen. Für den Großteil der Kinder und Eltern der Stichpre ist die Herzerkrankung keine „chronische Erkrankung". Deshalb konnten sie auch diesbezügliche Fragen (z.B. „Hast du Angst, dass die Erkrankung schlimmer wird?" oder „Wollte ich, dass keiner etwas von meiner Erkrankung merkt?") nicht auf ihre eigene Lebenssituation beziehen. Da die Lebensqualität als angemessene Zielgröße in der Behandlung von Kindern in der Kinderkardiologie gilt (vgl. Goldbeck et al. 2006, S. 5), ist es dringend notwendig über den KINDL-R hinausgehend ein entsprechendes, krankheitsspezifisches Erhebungsverfahren zur Erfassung der Lebensqualität herzkranker Kinder zur Verfügung zu haben. Ein solcher Fragebogen liegt möglicherweise mit dem „Pediatric Cardiac Quality of life Inventory (PCQLI)" vor (vgl. Marino, et al., 2008). Die Validierung der deutschen Version des Fragebogens, der sich eine universitäre Forschungsgruppe um Prof. Dr. Lutz Goldbeck widmet, war zum Zeitpunkt der vorliegenden Untersuchung noch nicht abgeschlossen, sodass das Verfahren hier noch nicht eingesetzt werden konnte.[72].

[72] Das Verfahren wird in einem Forschungsprojekt der Arbeitsgruppe um Prof. Dr. Dipl.-Psych. Lutz Goldbeck an der Universitätsklinik übersetzt, validiert und in die klinische Praxis implementiert. Der Abschluss des dreijährigen Projektes, gefördert von der „Deutschen Kinderkrebsnachsorge – Stiftung für das chronisch kranke Kind", war Ende 2012 geplant. (Vgl. Internetseite der Universitätsklinik Ulm)

8.3. Abschließende Leitfadeninterviews

Die Ergebnisse des Abschlussinterviews wurden nach den Bereichen gegliedert, die in der Befragung, aber auch in der Auswertung zur Strukturierung benutzt wurden. (Kapitel 7.2.6) Über diese Bereiche hinausgehend äußerten sich manche Eltern aber auch zu zusätzlichen Aspekten, die sie als Spezifikum des Angebotes erkannten. Diese Aspekte wurden in einer Kategorie zusammengefasst, sodass insgesamt sechs Bereiche vorliegen:

- Befinden des Kindes während der kunsttherapeutischen Behandlungsmaßnahmen (unmittelbar und überdauernd)
- Einstellung zu sich selbst und den eigenen Gestaltungen
- Bezug zum künstlerischen Gestalten
- Zusammenfassende Einschätzung zu den Effekten des kunsttherapeutischen Angebotes
- Zukunft des Angebotes
- Besonderheiten des kunsttherapeutischen Angebotes aus Sicht der Eltern

8.3.1. Befinden des Kindes während der kunsttherapeutischen Behandlungsmaßnahmen

Aussagen der Eltern

Die Eltern schätzten das Befinden ihrer Kinder während ihrer Teilnahme am Kunstatelier insgesamt als positiv ein. Nur drei Mütter merkten auch an, dass ihr Kind zwischendurch ungern gekommen war, fanden dies aber, vor allem in Anbetracht der Dauer des Angebotes von einem halben Jahr, nicht ungewöhnlich. Die Ursachen dafür lagen z.B. darin, dass Kinder durch Infekte, Überlastung oder lange Anfahrtszeiten erschöpft waren. So äußerte sich Sabines Mutter:

„Okay, zwischendurch hatte sie mal einen Durchhänger, was ich ja auch erzählt habe, wo sie dann halt wirklich nicht kommen wollte. Aber ich denke mir, das lag auch einfach daran, die ganze Fahrzeit, die 1 1/2 Stunden, das war einfach sehr lang."
(Interview Mutter Sabine, Transkription, Absatz 11)

Caroline z.B. musste zwischenzeitlich von der Mutter besonders motiviert werden an der Kunsttherapie teilzunehmen, da sie fürchtete Herausforderungen in der Gruppe nicht bewältigen zu können. (vgl. Interview Mutter Caroline, Transkription, Absatz 3) Bei Tina, deren Mutter zwischenzeitlich Unbehagen in Bezug auf die Teilnahme an der Kunsttherapie wahrgenommen hatte, gab es innerhalb der Gruppe einen Konflikt, der jedoch geklärt werden konnte. (vgl. Interview Mutter Tina, Transkription, Absatz 3)

Generell blickten die meisten Kinder aus Sicht ihrer Eltern den jeweiligen Treffen der kunsttherapeutischen Gruppen als wichtige Termine in der Woche mit Vorfreude, positiver Aufregung („kribbelig"), teilweise sogar mit Ungeduld entgegen. Vanessas Vater stellte fest:

"Also grundsätzlich hat sich Vanessa immer gefreut, wenn sie freitags zu euch kommen konnte. Sie hat also schon drei Tage vorher gefragt: „Kannst du mich am Freitag fahren?" (Interview Vater Vanessa, Transkription, Absatz 53)

Manche Kinder waren ruhig, sogar erschöpft auf dem Hinweg zum Kunstatelier, im Anschluss erzählten sie dann aber lebhaft von neuen Erfahrungen. Die Mutter von Sarah und Luise nahm eine solche unmittelbare Veränderung deutlich wahr. Sie berichtete, dass sie ihre beiden Töchter sehr motivieren musste, die Nachmittagsbetreuung der Schule zu verlassen und mit dem Fahrrad zur kunsttherapeutischen Betreuung zu fahren. Danach zeigten beide Töchter scheinbar eine neu gewonnene Leichtigkeit und eine auffallend positive Stimmung:

"Aber wenn ich sie abgeholt hab, habe ich immer das Gefühl gehabt, sie waren echt zufrieden mit sich und mit dem, was sie gemacht hatten und waren gut drauf. Und der Rückweg war mit dem Fahrrad auch immer wesentlich schneller. Man hat wirklich gemerkt, auch die Laune war wesentlich besser, da wurde nicht gemosert, die haben dann auch erzählt, was habt ihr gemacht, da hat man richtig gemerkt, das hat doch die Stimmung angehoben, das Malen. Ja."
(Interview Mutter Sarah und Luise, Transkription, Absatz 3)

Als weitere Befindlichkeiten fiel den Eltern bei ihren Kindern nach der Kunsttherapie zuweilen auch Müdigkeit, Hunger und Entspannung auf, oder aber sie erlebten ihre Kinder als auffallend aktiv und motiviert. Sie versuchten die Spannung zwischen Aktionismus und „Flow" durch gemeinsame Tätigkeiten mit den Eltern aufrecht zu erhalten.

Aussagen der Kinder

Die Aussagen der Kinder entsprachen den Einschätzungen der Eltern. Ihnen gefiel im Prinzip die Teilnahme am Kunstatelier. Manche Kinder wünschten sich sogar, dass die einzelnen Sitzungen länger dauerten, und konnten sich schwer von den Gestaltungsprozessen lösen. Aufgrund dieser positiven Einstellung wurde auch der Wunsch geäußert, das Angebot über die 20 Sitzungen hinausgehend zu verlängern. Tobias, Tina und Sabine übten an einigen Bedingungen und Maßnahmen auch Kritik. Tobias erzählte: *"An einem Tag hab ich mich so schlecht gefühlt, aber ich hab es nicht gezeigt."* (Interview Tobias, 9 Jahre, Transkription, Absatz 7) und Tina berichtete:

"Ne, das war nur ein Mal so, wo ich halt so, wo es mir so ein bisschen schlecht ging, weil ich kann ja auch, also ich habe halt Schule und dann habe ich auch noch danach Gitarrenunterricht und da war ich halt müde. War halt nur ein Mal aber sonst ging es." (Tina, 15 Jahre, Interview Transkription, Absatz 7)

Sabine nannte ein Verfahren (Malen mit dem Pinsel), das ihr nicht gefallen hatte, sowie Unstimmigkeiten mit anderen Kindern.

8.3.2. Einstellung zu sich selbst und eigenen Gestaltungen

Aussagen der Eltern

Die Aussagen der Eltern zur Bedeutung der Bildnereien für ihre Kinder bezogen sich auf drei Dimensionen.

1. Identifikation mit den Kunstwerken
2. Soziale Anerkennung für die Gestaltungen, auch als bleibende Erinnerung nach der Kunsttherapie
3. Beobachteter Stolz auf die eigenen Leistungen und Fähigkeiten

Einige Kinder, wie z.B. Caroline, waren begeistert davon an einer Staffelei zu stehen und zu malen *„wie ein echter Künstler"* (Interview Mutter Caroline, Transkription, Absatz 89). Beinahe alle Kinder schauten sich auch zu Hause ihre Bilder noch einmal an, hingen einige davon auf oder sorgten sich um einen guten Aufbewahrungsplatz. Viele zeigten sie guten Freunden und engen Familienmitgliedern. Tinas Mutter z.B. stellte fest: *„Ja, sie malt gerne. (...) auch zu Hause, sie wollte dann jedem zeigen, was sie überhaupt gemalt hat.* (Interview Mutter - Tina, Transkription, Absatz 31). Die Eltern nahmen dabei wahr, dass ihre Kinder mit Stolz auf ihre eigenen Gestaltungen blickten. Vanessa z.B. entwickelte aus Sicht ihres Vaters *„Eine eigene positive Meinung (...), wenn sie irgendwas herstellt (...), sie ist dann für sich selber schon stolz, dass sie uns das zeigen muss."* (Interview Vater - Vanessa, Transkription, Absatz 195)

Auch Tobias zeigte guten Freunden die Kiste mit seinen Bildern, wie seine Mutter berichtete: *„Er hatte [sie] gleich den anderen, (...) gezeigt"* und sie aufgefordert: *„Guck mal hier, das sind meine Bilder und das hab ich gemalt. [Über] jedes Bild wurde also genauestens erzählt (...) da war er wirklich sehr stolz."* (Interview Mutter Tobias, Transkription, Absatz 141).

Auch unmittelbar nach den Kunsttherapiestunden war es fast allen Kindern wichtig, auch ihre Eltern in den Seminarraum hereinzulassen, um ihnen alle neuen Gestaltungen zu zeigen. Sie freuten sich, wenn die Eltern ihre „Handschrift" erkannten oder über die Ergebnisse staunten. Sarahs Mutter reflektierte diese Erfahrungen und berichtete, wie wichtig es ihrer Tochter gewesen sei, die Bilder zu zeigen.

> *„Grad der Sarah war [es] ganz wichtig, dass ich geraten habe, welches Bild von ihr ist und ja, das konnte ich dann immer, also nicht immer, aber oft sehr gut herausfinden. (...) man konnte sehen, welches ihr Stil war, was sie so gemacht hat (...) Sie konnte ja stolz darauf sein."* (Interview Mutter Sarah, Transkription, Absatz 15)

Aussagen der Kinder

Die Kinder äußerten sich zu ihren Bildnereien unterschiedlich. Neben Äußerungen, die auf Stolz und ein gesteigertes Selbstwertgefühl hinweisen, waren einige auch kritisch oder bescheiden in der Beurteilung ihrer Bilderergebnisse. Tina reflektierte z.B.:

"Ja, als ich auf den Leinwänden gezeichnet habe, da wusste ich erst nicht, dass ich da so gut drauf zeichnen kann. Ja, das (...) macht mir auch so Spaß, wenn ich den Erfolg sehe, wenn ich da zeichne. Ja. Das war schon so ein schönes Gefühl."
(Interview Tina, 15 Jahre, Transkription, Absatz 119)

8.3.3. Bezug zum künstlerischen Gestalten

Aussagen der Eltern

Einigen Eltern war eine qualitative Veränderung in den Gestaltungen ihrer Kinder durch die Teilnahme am Kunstatelier aufgefallen. Teilweise wurde diese einfach als *"anders"* beschrieben, ohne dass sie Kriterien hätten definieren können. Die Aussagen der Eltern betrafen drei Dimensionen:

1. Arbeitsverhalten:

Das Arbeitsverhalten einiger Kinder im künstlerischen Gestalten wurde als zunehmend selbstbewusster, geduldiger und selbstständiger wahrgenommen. Z.B. stellte Vanessas Mutter fest, dass ihre Tochter nun öfter allein etwas malt, sich dabei auch alleine wohl fühlt. Sie braucht weniger Unterstützung durch ihre Eltern als vorher. Die Mutter zeigte im Gespräch eine Bildnerei ihrer Tochter und erläuterte:

"Das hat sie mal an einem Tag, an einem Mittag (...) gemalt. Das hat sie früher nie gemacht. Noch nie. Da hätte sie aufgegeben und dann hat sie mich immer gefragt: Was kann ich denn noch?" (Interview Mutter Vanessa, Transkription, Absatz 71)

Sabines Mutter stellte fest: *"Ich habe gemerkt, dass es zu Hause besser geworden ist, vom Malen her. Also, sie gibt sich viel mehr Mühe teilweise."* (Interview Mutter Sabine, Transkription, Absatz 46)

2. Formal-inhaltliche Aspekte:

Die Eltern beschrieben Veränderung der formal inhaltlichen Ebene damit, dass sie in den Bildern ihrer Kinder mehr Struktur, mehr Details oder neue Motive entdeckt hatten. Eine erhebliche Veränderung stellte z.B. Lukas Mutter fest:

"Also ich finde, er malt jetzt schon mal mit mehr Farben zum Beispiel. Das hat er nie. Er war immer sehr auf einer Farbe und meistens war es auch düster und inzwischen, finde ich schon, nimmt er auch verschiedene Farben und, ja, also das glaube ich schon. (...) Also dass er Farben auch wahrnimmt als andere Möglichkeit sozusagen."
(Mutter Lukas, Interview Transkription, Absatz 15)

Auch Tobias Mutter bestätigte neue Bildinhalte: Sie sagte es sei *"mehr Struktur drinnen. Man kann viel mehr erkennen."* (Interview Mutter Tobias, Transkription, Absatz 11). Sabines Mutter sah entwicklungsbedingte Veränderungen, die durch die Kunsttherapie unterstützt wur-

den: *"Ich finde schon, sie malt sehr gegenständlich. Also sie (...) hat neulich ein Gesicht gemalt mit Augen, mit Wimpern und so weiter, (...) wo ich dachte, höh! Also das hat sie vorher so nicht gemacht."* (Interview Mutter Sabine, Transkription. Absatz 15)

3. Ausdrucksebene:

Die Bilder wurden als „ausdrucksstärker", „kreativer" und „fröhlicher" als die Kinder vorher gemalt haben wahrgenommen. Die Eltern bemerkten einen intensiveren, inhaltlichen Ausdruck, eine verstärkte Farbigkeit und mehr Bewegungsdarstellungen. Dies fiel z.b. Tobias Mutter auf, die feststellte:

> *"Jetzt fällt mir gerade ein, er hat mir letztens ein Bild gemalt (...). Da hat er jetzt mich und sich als Nashorn und meinen Mann also riesengroß [gemalt], also wir sind dann eine Nashornfamilie und dann (...) sagt er, Mama ich hab dich lieb und Papa ich hab dich lieb und wir als Eltern sagen, wir haben dich auch lieb, also, aber er malt sich wirklich so klitzeklein."* (Mutter Tobias, Interview Transkription, Absatz 79)

Sie sagte auch:

> *"Die Farben, ja. (...). Sie haben von der Schule Bilder mitgekriegt, wo ich gesagt habe, da kann man nichts erkennen. Man sieht nur schwarz, dunkelbraun, und jetzt die Bilder von ihnen sind ganz anders, gelb und orange, also richtig leuchtender. Fröhlicher hab ich da das Gefühl, dass die Bilder fröhlicher geworden sind."*
> (Interview Mutter Tobias, Transkription, Absatz 7)

Vanessas Eltern fanden die Bilder ihrer Tochter ausdrucksstärker und kreativer. Ihr Vater sah darin eine eindeutige Veränderung durch die Kunsttherapie: *„Also sie hat die kreative Linie (...) dadurch (...) auf jeden Fall erweitert."* (Mutter Vanessa, Interview Transkription, Absatz 94)

Auch zur Häufigkeit des bildnerischen Gestaltens wurden Angaben gemacht. Manche Kinder malten während der Zeit der kunsttherapeutischen Betreuung weniger, andere gleich viel, wieder andere mehr. Lukas z.B. hatte vorher nie gemalt, macht dies aber nun gerne. Tobias malt deutlich mehr seit seiner Teilnahme an der Kunsttherapie, z.B. auch aus eigener Motivation heraus am Wochenende.

Vermehrte Bedürfnisse sich bildnerisch auszudrücken wurden von den Eltern für folgende Situationen genannt: Morgens vor der Schule, Sonntags nach dem Frühstück, mit Freunden gemeinsam, bei Langeweile, wenn keiner der Eltern Zeit hat sich mit dem Kind zu befassen, als Ablenkung nach einem schlechten Tag, zur Verbesserung der Laune nach schlechten Noten.

Aussagen der Kinder

Die Aussagen der Kinder in Bezug auf ihr Erleben während des künstlerischen Gestaltens betrafen folgende Aspekte:

1. Entspannung, „Flow" (Csikszentmihaly, 2010a)

Z.B. fand es Susanne „(...) *voll schön, wenn man mit Farben, also mit dem Pinsel geht, und das so halt drauf streicht. Ich finde das entspannend.*" (Interview Susanne, 13 Jahre, Transkription, Absatz 21)

2. Erweiterung der eigenen Fähigkeiten

Z.B. stellte Tina fest, dass ihr Herausforderungen gefallen haben, weil „*(...) das hat mir so am meisten Spaß gemacht, weil ich ja nicht wusste, wie sich das jetzt auswirkt auf uns.*" (Interview Tina, 15 Jahre, Transkription, Absatz 103). Sie reflektierte weiter: „*Als ich auf den Leinwänden gezeichnet habe, da wusste ich erst nicht, dass ich da so gut drauf zeichnen kann. Ja, das hat mir, das macht mir auch so Spaß, wenn ich den Erfolg sehe, wenn ich da zeichne. Ja. Das war schon so ein schönes Gefühl.*" (Interview Tina, 15 Jahre, Transkription, Absatz 119)

3. Gefühle ausdrücken

Hierzu äußerten sich vor allem die älteren Kinder, wie z.B. Tina, für die der Gestaltungsprozess eine Möglichkeit der Ablenkung und Regulation negativer Erfahrungen ist. Sie sagte: „*Das macht auch Spaß und man vergisst halt auch Sachen, die jetzt gerade vielleicht nicht so gut waren.*" (Interview Tina, 15 Jahre, Transkription, Absatz 123). Susanne sah das ähnlich und nannte als Beispiel „ *(...) wenn ich eine schlechte Note habe oder wenn irgendwas schiefgegangen ist, damit ich meine Laune wieder auf stärken kann.*" (Interview Susanne, 13 Jahre, Transkription, Absatz 77)

Außerdem wurden auch die Möglichkeit, Phantasie auszuleben und kreativ zu sein sowie mit anderen Kindern zusammen zu sein, als positiv erinnert.

8.3.4. Einschätzung zu Effekten des kunsttherapeutischen Angebotes

Aussagen der Eltern

Die meisten Eltern erinnerten sich nicht an ihre anfangs im anamnestischen Fragebogen geäußerten Erwartungen an die Teilnahme ihrer Kinder an der Kunsttherapie. (vgl. Kapitel 7.2.2) Die hier genannten Effekte stimmen aber mit ihren Erwartungen weitestgehend überein, die sich auf Selbstwertentwicklung („mehr Selbstbewusstsein, mehr Zutrauen zu sich selbst, Reife, sich nicht überschätzen"); Entwicklung von Fähigkeiten („Feinmotorik, Konzentration"); soziale Kontakte; Emotionale Aspekte („Sorgen, Kummer, Ängste ausdrücken lernen, emotionale Unruhe kanalisieren, besserer Umgang mit Gefühlen; Spaß") bezogen. Sie sahen einige Erwartungen als erfüllt an, stellten aber auch fest, dass in manchen Aspekten erst eine Grundlage geschaffen wurde, an der nun weiter gearbeitet werden müsste. So

meinte z.B. Lukas Mutter in Bezug auf ihren Wunsch, ihr Sohn solle es schaffen seine „emotionale Unruhe zu kanalisieren":

> „Also das wäre das allerschönste. Also das haben wir nicht geschafft, aber (...) wenn ich so sehe, was Erwachsene sich damit schwer tun, (...) das braucht ja auch Zeit. Und ich glaube, (...) wenn wir jetzt dran bleiben und ihm das immer wieder anbieten, dann ist das vielleicht langfristig eine Möglichkeit, aber das war vielleicht zu kurzfristig." (Interview Mutter Lukas, Transkription, Absatz 79)

Zusammenfassend sahen die Eltern die Effekte des Angebotes in folgenden Punkten:

1. Die Entwicklung fördern.

Z.B. wurde eine Weiterentwicklung in der Reife der Kinder und der Erweiterung von anderen Fähigkeiten beobachtet. Vanessas Vater reflektierte die Auswirkungen auf die Entwicklung seiner Tochter:

> „Ein halbes Jahr oder so was war das gewesen und man hat so eine gewisse Reife doch schon bemerkt. Also ich habe sie immer gefahren und so was und die Gespräche waren auch dementsprechend. Irgendwo war es etwas, was ihr gefallen hat und sie konnte drüber erzählen und ich habe also auch was positiv für sie, genauso wie für mich aufgenommen. Also es ist schon so, es ist nicht unbedingt die gravierende Veränderung aufgetreten, aber es war schon etwas."
> (Interview Eltern Vanessa, Transkription, Absatz 196)

Die Förderung von Feinmotorik und Konzentration wurde speziell für herzkranke Kinder als wichtiger Nutzen des Angebotes angesehen. Lukas Mutter sieht es bereits als einen kleinen Erfolg an, „wenn man (...) schafft," dass ihr Sohn, „der so ein unruhiges Kind ist", „überhaupt sozusagen fünf Minuten auf dem Stuhl sitzt (...)" (Mutter Lukas, Interview Transkription Absatz 91). Sabines Mutter vermutete, ihre Tochter sei durch die Kunsttherapie „(...) von der Feinmotorik [her] besser geworden. Vielleicht nicht so viel, aber es ist doch mehr dazugekommen." (Interview Mutter Sabine, Transkription, Absatz 88) Für herzkranke Kinder ist dies aus ihrer Sicht ein wichtiger Effekt, denn sie nimmt an:

> „(...), denen tut das einfach gut, weil die ja auch die Probleme haben, denke ich mir, weil ja auch viele operiert worden sind (...), weil die herzkranken Kinder, die sind ja an die Herz-Lungen-Maschine angeschlossen und ich denke mir, die haben wirklich arge Probleme (...) danach, mit dem Kurzzeitgedächtnis, mit der Konzentration..."
> (Interview Mutter Sabine, Transkription, Absatz 140)

2. Verbesserung des Selbstwertgefühl:

Die Eltern sahen einen weiteren Effekt des kunsttherapeutischen Angebotes darin, das Selbstwertgefühl und Selbstbewusstsein ihrer Kinder zu verbessern. Sie beobachteten bei ih-

ren Kindern, dass sie sich mit der Rolle als „Künstler" und mit ihren Bildern identifizierten (s.o.) und Ängste überwinden konnten, z.B. in Bezug auf ihre Fähig- und Fertigkeiten, aber auch im Sozialkontakt. Carolines Mutter stellte fest, dass für das Selbstwertgefühl ihrer Tochter vor allem die Erfahrung grundlegend war, *„dass sie malen kann ohne Wertung. Es gibt ja nichts, was ein Kind einfach mal tun kann ohne bewertet zu werden."* (Interview Mutter Sabine, Transkription, Absatz 140) Sie stellte dieser Erfahrung den Leistungsdruck anderen Angeboten gegenüber, wie z.B. in Sportvereinen oder Schwimmkursen, wo es immer darum geht aufeinanderfolgende Abzeichen zu erhalten. (vgl. ebd.)

Lukas Mutter berichtete, dass ihr Sohn früher nie der Anregung zu malen gefolgt sei und ablehnend reagiert hätte. Nun jedoch *„(...) lässt er sich darauf ein, (...) ich denke, diese Scheu überhaupt anzufangen und überhaupt was zu tun, das ist, glaube ich, schon viel wert. Dass wir die überwunden haben sozusagen."* (Interview Mutter Lukas, Transkription Absatz 55)

Sarahs Mutter konnte beobachten, dass ihre Tochter ein neues Selbstbewusstsein entwickelt hat, dass sie auch in anderen, nicht kunsttherapeutischen Kontexten abrufen kann. Sie meinte:

„Ja, aber das hat sich ja wirklich gewandelt, ne. Also es ist wirklich so, dass sie da jetzt anders auf die Kinder zugeht. (...) also ich arbeite ja im offen Ganztag, in der Betreuung, ja, da war es wirklich oft so, dass sie mich gefragt hat, „Mama wann bist du fertig, wann können wir nach Hause?" und jetzt ist es so, dass sie teilweise länger bleibt, als ich arbeiten muss."
(Interview Mutter Sarah und Luise, Transkription Absatz 106)

3. Soziale Kontakte:

Die Kontakte untereinander wurden von ihren Eltern als wichtige Erfahrung für die Kinder bewertet. Vor allem die Eltern der Kinder, die beeinträchtigt sind durch Folgen und Begleiterscheinungen ihrer Herzerkrankungen, nannten diesen Aspekt. Für diese Kinder war es schon positiv, dass sie außerhalb des schulischen Kontextes überhaupt Sozialkontakte hatten. Vanessas Vater fand wichtig: *„ Sie war mal eine Zeitlang nicht alleine, wo sie zwei Kinder noch dabei hatte. Das ist das, was Vanessa halt fehlt."* (Interview Vater Vanessa, Transkription Absatz 182) *„Das hat ihr also wirklich gut getan. Eine kleine Gruppe und die auch ein bisschen auf Vanessa eingeht."* (ebd. Absatz 53)

Auch Lukas Mutter sah den Sozialkontakt und die Integration von Kindern mit Beeinträchtigung als wichtigste Erfahrung für ihren Sohn an. Sie meinte, das Beste an der Kunsttherapie sei gewesen:

„Sabine, Sabine, Sabine. Ja, also ich glaube, das war für ihn eigentlich das Schönste, (...) sie hatte ja keine Scheu, sich mit anderen zu beschäftigen (...). Ja, also das war dann für seine Seele sehr gut (...) dass er halt irgendwo hin kann, wo man ihn so

nimmt, wie er ist. (...) und dass er irgendetwas beitragen kann, ohne dass sich alle dann, ja, dabei lustig machen". (Interview Mutter Lukas, Transkription Absatz 67)

4. Gefühle ausdrücken:

Die Kunsttherapie wurde auch als Möglichkeit wahrgenommen, in denen die Kinder ihre Gefühle ausdrücken können. Dieser Aspekt wurde bereits im Zusammenhang mit Veränderungen im künstlerischen Gestalten benannt. (s.o.) Tinas Mutter z.B. fand es gut, *„dass sie [Tina] ihre Gefühle in Bildern zeigt."* (Interview Mutter, Transkription Absatz 94)

5. Verbesserung von Wohlbefinden

Ein weiterer Nutzen der Kunsttherapie wurde in der Verbesserung von Laune und Stimmung gesehen. Einige Eltern erlebten ihre Kinder ausgeglichener, zufriedener, entspannter durch das Angebot. Vor allem Sarahs Mutter stellte eine unmittelbare (s.o.), aber auch überdauernde Veränderung der Stimmung fest:

> *„Aber jetzt, bei Sarah, kann ich wirklich sagen, wenn ich jetzt vergleiche mit der Zeit, wo es angefangen hat, (...) sie ist viel zufriedener mit sich, fröhlicher, ausgeglichener, also wirklich einfach insgesamt fühlt sie sich wohler in ihrer Haut, hab ich so das Gefühl."* (Interview Mutter Sarah und Luise, Transkription Absatz 82)

Sie überlegte zwar im Gespräch, ob dies nur mit der Kunsttherapie oder möglicherweise auch mit einem neuen Haustier zusammenhängt, kam aber zu dem Schluss: *„ Man weiß das nie, was alles da so einfließt, aber also gerade, wenn man dann bedenkt, dass sie danach auch immer so gut drauf war, find ich schon, dass sie [die Kunsttherapie] auch (...) auf jeden Fall (...), mindestens einen Teil dazu beigetragen hat. Ja."* (ebd.). Tobias Mutter sah dies ähnlich und hatte das Gefühl, *„(...) dass er [Tobias] so ein bisschen fröhlicher ist."* (Interview Mutter Tobias, Transkription Absatz 55)

6. Inspiration

Die Kinder nahmen, laut ihren Eltern, auch Impulse aus dem kunsttherapeutischen Angebot mit und konnten auch weiterhin kreativ arbeiten. Vanessas Vater fasste zusammen: *„Und inspirierend war das allemal."* (Interview Vater Vanessa, Transkription Absatz 195) Wie bereits erwähnt, wurden die Kinder durch die Kunsttherapie motiviert, auch in ihrer Freizeit und nach negativen Erfahrungen gestalterisch zu arbeiten, und zeigten dabei neue Ausdrucks- und Darstellungsweisen (s.o.: Bezug zum künstlerischen Gestalten). Sie wurden auch inspiriert neue Materialien für zu Hause anzuschaffen. Sarah bekam z.B. Pastellkreiden zum Geburtstag, weil ihre Mutter festgestellt hatte: *„Das war eine Anregung, wo ich auch gemerkt habe, oh, da ist was Schönes dabei rausgekommen, da hat sie Spaß dran und das hat sie dann bekommen."* (Interview Mutter Sarah, Transkription Absatz 47) Auch Lukas Mutter informierte sich abschließend im Interview, welche Materialien sie für ihren Sohn besorgen könnte, die ihm besonders gut tun würden. Caroline wiederum ist motiviert an ihren Erfah-

rungen in der Kunsttherapie anzuknüpfen und eine Leinwand zu bemalen: *„Und dann habe ich Caroline gefragt, kannst zu meiner Freundin gehen das nächste Mal und dann darfst du die Leinwand mitnehmen und im Keller malen. Da hat die gestrahlt übers ganze Gesicht, ja das, da habe ich ja Lust zu!"* (Interview Mutter Caroline, Transkription Absatz 78)

Aussagen der Kinder (Lieblingserinnerungen und -tätigkeiten)

Die Kinder wurden nach ihren Lieblingserinnerungen und Lieblingstätigkeiten im Kunstatelier gefragt. Sie erinnerten sich vor allem an haptische, regressive Methoden, wie z.b. Fingerfarben, Pastellkreiden, Ton und „Farben schmeißen". Andere Kinder nannten Bildthemen und ihre Realisationen als Lieblingserinnerung, mit denen sie eine Herausforderung bewältigt hatten. Lukas wusste z.b. noch sehr gut: *„Ich habe dieses Wikingerschiff gemalt mit dem Drachen."* (Interview Lukas, 8 Jahre, Transkription Absatz 115).

Auch neue Erfahrungen im Umgang mit unbekannten Materialien wurden positiv erinnert. So erinnerte sich Caroline z.B.: *„Doch, doch! Ja, ich habe ein(en) Lieblingsstift. Diesen ähnlichen wie Ölkreide. Da habe ich doch so ein Weltall gemacht, mit den Stiften."* (Interview Caroline, 7 Jahre Transkription Absatz 188)

Zwei Kinder (Lukas, Caroline) genossen es besonders ihre Darstellungsweise im Bild wiederzuerkennen und zu zeigen. Sie erinnerten sich gerne daran, wie sie am Ende jeder Stunde die eigenen Bilder in der Gruppe gezeigt hatten, oder an das gemeinsame Detektivspiel[73]. Auch Gruppenerfahrungen wurden positiv z.B. von Susanne erinnert: *„Da hatten wir ja [das Papier] auf den Tischen und ja, da sollten wir immer so rumgehen und bei dem Bild malen von unserer Nachbarin (..). Ja, das hat mir ziemlich Spaß gemacht. Und dann immer [etwas] zu verändern und so was"* (Interview Susanne, 13 Jahre, Transkription Absatz 93)

8.3.5. Besonderheiten des kunsttherapeutischen Angebotes (Sicht der Eltern)

Unabhängig vom Leitfaden des Abschlussinterviews beschrieben die Eltern wie Kinder, was ihnen gut an den ambulanten kunsttherapeutischen Gruppen, auch in Abgrenzung zu anderen Angeboten, gefallen hatte. Genannt wurden materialbezogene Erfahrungen, wie die Möglichkeit, dass auf großen Formaten gearbeitet werden konnte oder regressive Verfahren wie Plastizieren mit Ton oder Fingerfarben. Gelobt wurde auch, dass die Kinder ohne Leistungsdruck sich selbst erfahren konnten und Bestätigung ihrer Fähigkeiten erfuhren (s.o.), dass es auf die spezifischen Bedürfnisse herzkranker Kinder ausgerichtet war (vgl. Interview Mutter Sabine, Transkription Absatz 140), ohne Klinikpersonal stattfand (vgl. Interview Eltern

[73] Beim Detektivspiel geht ein Kind oder der Therapeut als „Detektiv" vor die Tür. In der Zeit malen die im Raum Verbliebenen auf einem Blatt etwas. Der Detektiv kommt wieder herein und versucht auf dem Bild zu identifizieren, wer was gemalt hat.

Vanessa, Transkription Absatz 158) und auch Spaß ein wichtiger Bestandteil des Angebotes war (vgl. Interview Mutter Lukas, Transkription Absatz 67 u.a.).

Tobias Mutter stellte sogar fest, dass ihr Sohn lieber zur Kunsttherapie als zu anderen Angeboten ging. Die Kunsttherapie war *„ für ihn sehr positiv, weil das wirklich eine Sache für ihn war, weil er sich darauf gefreut hat, so wenn ich sag, du gehst zum Sport oder was er ja nicht macht, ne, will ich nicht."* (Interview Mutter Tobias, Transkription Absatz 85).

Auch Lukas Mutter erlebte, dass ihr Sohn die Kunsttherapie besser annahm als andere Angebote, z.b. solche zur Förderung der Feinmotorik, und fand sie deshalb wesentlich sinnvoller:

„Also ich finde eben, wenn ich sehe, was wir alles für ihn machen und da sind viele andere Dinge, die waren echt "sinnloser" als sowas, wo er dann wirklich Spaß daran hat. Besser als da, wo man ihn dann irgendwo hinjagt oder wir auch hingejagt werden, wo er eigentlich nur gefrustet wird oder was."
(Interview Mutter Lukas, Transkription Absatz 111)

Tinas Mutter wiederum schätzte es sehr, dass auch gesunde Geschwister an der Kunsttherapie teilnehmen konnten, da sie selber erlebt hat, wie sehr die gesamte Familie unter der Belastung eines schwer herzkranken Kindes leidet. Sie erinnerte sich:

„Und gerade Susanne, (...) ihre [Tinas] jüngere Schwester hat damals sehr oft gefragt: ‚Was ist, wenn meiner Schwester [etwas] passiert? Was soll ich tun? Ich werde ganz allein sein." Sie hatte immer Sorgen... Sie hat viel erlebt und hat auch von Tina mitbekommen, dass sie eine Störung hatte. Deswegen, sie hatte viele Ängste. (...) deshalb als sie gesagt hat, ich will auch mitgehen, ich war froh, (..) dass sie wollte."
(Mutter Tina und Susanne, Interview Transkription Absatz 65)

8.3.6. Zukunft des Angebotes

Eltern und Kinder bewerteten das Angebot insgesamt als positiv. Carolines Mutter sagte z.B. *„Ja, (...) also aus meiner Sicht, das was ich für Elena erreichen wollte, würde ich es auf jeden Fall immer wieder machen. Ich fand das ein Superangebot, die Möglichkeit, es zu haben."* (Interview Mutter Caroline, Transkription Absatz 324) Die Eltern würden ihre Kinder, wenn organisatorisch möglich, erneut daran teilhaben lassen und baten alle um Information für den Fall, dass neue Kunsttherapiegruppen eingerichtet werden würden. Vanessas Vater meinte sogar: *„Gut tun würde ihr [Vanessa] das. Am besten dreimal die Woche."* (Interview Vater Vanessa, Transkription Absatz 110).

Alle Kinder und Eltern würden das Angebot weiterempfehlen. Die Tatsache, dass letztlich so wenige Kinder teilgenommen haben, wurde bedauernd und mit Unverständnis aufgenommen. Vanessas Mutter sagte dazu:

„Es spielt gar keine Rolle, welche Krankheit ein Kind hat. Wenn so was gemacht wird, (...) das ist erstens mal ein Anlaufpunkt, es ist ein fester Zeitpunkt und ein fester Termin (...). Zum Lernen, fürs Leben ganz wichtig und sie lernen ihre Kreativität kennen, können sich ausleben, keiner schimpft. Also ich kann so was eigentlich immer nur empfehlen, gerade für behinderte oder kranke Kinder ist eigentlich wichtig, dass es solche Programme, in Anführungszeichen [gibt]."
(Interview Mutter Vanessa, Transkription 196)

Als Verbesserungsvorschläge wurde angemerkt, dass in den jeweiligen Gruppen mehr Kinder teilnehmen sollten (vgl. Mutter Tina, Interview Transkription, Absatz 27) und bei jüngeren Kindern die Dauer der Intervention kürzer sein könnte, um sie nicht zu sehr zu ermüden (vgl. Mutter Sabine, Interview Transkription, Absatz 124). Tobias wünschte sich, dass die Gruppe nicht nur auf herzkranke Kinder beschränkt sein sollte, sondern auch gesunde Kinder wie z.b. seine Klassenkameraden teilnehmen können sollten (Interview Tobias, Transkription, Absatz 39).

Tinas Mutter fasste die Bedeutung kunsttherapeutischer Angebote für herzkranke Kinder zusammen.
Sie meinte: *„Solche Angebote in einem Krankenhaus find ich ganz gut. Es ist kein Luxus oder so, aber das hilft unseren Kindern."* (Mutter Susanne und Tina, Interview Transkription Absatz 110)

8.3.7. Fazit

Durch die Befragung der Kinder und ihrer Eltern aus der Untersuchungsgruppe konnten Erkenntnisse generiert werden, die die Ergebnisse der Prozessbeobachtung und Prä-Post-Analyse teilweise stützen oder ergänzen.

Insbesondere die Aussagen der Eltern waren dabei eine wichtige Erkenntnisquelle. Die Antworten der Kinder hingegen waren teilweise weniger aussagekräftig, vor allem in den Fragebereichen des Leitfadeninterviews, die auch in der Kinderversion für viele Kinder recht abstrakt waren, z.B. zu ihrem Befinden.

Einige Effekte, die bereits in der Prozessanalyse erhoben wurden, waren auch den Eltern und Kindern aufgefallen, z.B. Veränderung von Stimmungen, von Gestaltungsinhalten und Kreativität sowie die tendenzielle Verbesserungen des Selbstwertes bei einigen Kindern. Es konnten aber auch durch die Befragung Faktoren ermittelt werden, die bei der Entwicklung des kunsttherapeutischen Behandlungsmodells noch nicht im Fokus standen. Dazu gehörten z.B. die Verbesserung von Feinmotorik und Konzentration als Aspekte, die für einige Eltern besonders wichtig waren. Auch Auswirkungen der Maßnahmen auf die das Projekt begleitenden Eltern sind ein interessantes Ergebnis. Offenbar haben einige von ihnen von der Teilnahme ihrer Kinder an der Kunsttherapie profitiert, da innerfamiliäre Kommunikationsstruk-

turen angeregt und vertieft wurden. Das „Kunstatelier" lieferte für die Familie z.B. neue Gesprächs- und Freizeitinhalte. Es machte auf Fähigkeiten der Kinder aufmerksam, die den Eltern bisher nicht oder nur wenig aufgefallen waren. Mit diesen Ergebnissen lassen sich auch neue oder weiterführende ambulante Angebote zur Etablierung der Kunsttherapie in der Kinderkardiologie begründen und vermitteln.

Aufschlussreich waren die Beobachtungen der Eltern vor allem dort, wo sie das Verhalten ihrer Kinder während und nach der kunsttherapeutischen Behandlung mit vorausgehenden Erfahrungen verglichen haben. Dabei konnten sie nicht nur eine vermehrte Kreativität und Gestaltungsmotivation feststellen, sondern auch entscheidende Veränderungen in der Ausdrucks- und Darstellungskompetenz. Im Alltag erschienen viele Kinder den Eltern ausgeglichener und positiver gestimmt, was sich auf alle Lebensbereiche auswirkte.

Einige Ergebnisse der Prozessbeobachtung (vgl. Kapitel 8.3.7), z.B. mehr Selbstständigkeit, Kreativität und soziale Kontakte, Entwicklungen auf der Farb- und Motivebene, positive Sozialerfahrungen sowie gesteigertes Ausdrucksverhalten konnten mit den abschließenden Leitfadeninterviews bestätigt werden.

III. Zusammenfassung und Ausblick

Ziel der hier vorliegenden Forschungsarbeit war, ein kunsttherapeutisches Behandlungsmodell zur Förderung von Ressourcen und Unterstützung der Krankheitsbewältigung chronisch herzkranker Kinder in der kinderkardiologischen Ambulanz theoriebasiert und anwendungsbezogen zu entwickeln, zu erproben und zu evaluieren. Damit verbunden war die Hoffnung, dass positive Forschungsergebnisse zu einer Etablierung dieser Behandlungsform in diesem Anwendungsbereich führen könnten.

In der Kinderkardiologe werden, neben der medizinischen Behandlung, sowohl in der stationären wie auch in der ambulanten Therapie trotz bekannter Risiken der Erkrankung für die seelische Gesundheit bei chronischen Verläufen bisher sehr selten Kunsttherapie oder andere begleitende psychosoziale Maßnahmen eingesetzt. Sie sind nur in der Anschlussheilbehandlung im kinderkardiologischen Versorgungssystem verankert. Es gibt jedoch Tendenzen, dass verantwortliche Ärzte den Blick verstärkt auf zusätzliche Behandlungsformen richten. Damit konnten erste Entwicklungsprozesse angestoßen werden, die durch die hier vorliegende Untersuchung eine ergänzende Begründung erhalten könnten. Vor allem vor dem Hintergrund steigender Zahlen chronischer Erkrankungen, auch in der Kinderkardiologie, und damit assoziierten psychosozialen Problemen ist die Entwicklung und Legitimation begleitender Therapien in der Akutmedizin grundsätzlich von wesentlicher Bedeutung.

Die empirisch ausgerichtete Studie wurde in einen umfangreichen, theoretischen Kontext gestellt, um die Indikation für Kunsttherapie auf der Basis breiter medizinischer und psychosozialer Erkenntnisse abzusichern. (Kapitel 1 und 2)

Als Kind herzkrank zu sein bedeutet, dass Entwicklung, Belastbarkeit und Lebensfähigkeit besonders bedroht sind. Ist durch die Erkrankung die Blut- und Sauerstoffversorgung des Organismus eingeschränkt, können diese Folgen besonders ausgeprägt sein. Trotz verbesserter Behandlungsmöglichkeiten, z.B. durch Operationen im Säuglings- oder Kleinkindalter, durch die Herzfehler teilweise korrigiert und die Überlebensraten der Betroffenen verbessert werden können, gibt es zahlreiche Heranwachsende, bei denen weiterhin Restbefunde bestehen und die Erkrankungen chronisch verlaufen. Zur Prävention und Therapie, um bei dieser Patientengruppe Verschlechterungen des Gesundheitszustandes zu vermeiden, sind langfristige, kardiologische Maßnahmen notwendig. Damit verbunden sind erhebliche physische und psychische Belastungen, deren Bewältigung hohe Anforderungen an die Betroffenen stellt. (Kapitel 1)

Eine fundierte Analyse solcher Faktoren und darauf bezogene therapeutische Maßnahmen wurden zunächst im Zusammenhang mit chronischen Erkrankungen anhand der wegweisenden Untersuchungen von Sticker (2004), Warschburger, 2000; Hoepner-Stamos, 2002; Noeker, Petermann, 2008 u.a. erörtert. Solchen Studien zufolge betrifft die nachhaltige Bedeutung chronisch kardialer Erkrankungen die psychische, kognitive und soziale Entwicklung

des Kindes und geht mit dem Risiko psychosozialer Probleme einher, sodass besondere Anpassungs- und Bewältigungskompetenzen der Betroffenen erforderlich sind. Unter diesen Voraussetzungen ist die Stärkung und Entwicklung protektiver Faktoren notwendig, wie sie in Anlehnung an Noecker & Petermann (2008) und Schmitt & Kammerer (1996) diskutiert wurden. Sie können helfen, unmittelbare Anforderungen an die Emotions- und Stressregulationsfähigkeit zu bewältigen, stellen Problemlösestrategien bei akuten Problemen bereit und können so schwerwiegende seelische Folgen durch die Erkrankung vermeiden. (Kapitel 2)

Neben medizinischen und psychologischen Grundlagenstudien bezieht sich der theoretische Teil der Untersuchung auch auf disziplinspezifische, d.h. kunsttherapeutische Ansätze und bilddiagnostische Verfahren aus den Kinderzeichnungstheorien und deren Potential für die begleitende Behandlung chronisch herzkranker Kindern. (Kapitel 3)

Die Recherchen zum Forschungsstand der Kunsttherapie in der Kinderkardiologie haben ergeben, dass dieses Anwendungsfeld bisher kaum beachtet wurde, weder durch Untersuchungen, noch durch eine breite Anwendungspraxis. Die wenigen Ergebnisse, auf die Bezug genommen werden konnte, sind einige erfreuliche Praxisberichte sowie eine einzige Forschungsarbeit (Mathar 2010), in der ein kunsttherapeutischer, stationärer Ansatz für herzkranke Kinder entwickelt und seine Anwendung systematisch ausgewertet wurde. Diese Untersuchung lieferte wichtige Erkenntnisse für die hier vorgestellte Studie. (Kapitel 3.2) Ergänzend zu dem Konzept von Mathar (2010) wurden aber auch Modelle aus der Kindertherapie hinzugezogen, die als Basis für die Entwicklung eines eigenen kunsttherapeutischen Behandlungsansatzes dienten. Dabei wurden solche Ansätze favorisiert, in denen vielseitige kunsttherapeutische Zielsetzungen vorgesehen sind, d.h., dass neben Therapie auch (Entwicklungs-) Förderung und Ressourcenaktivierungen enthalten sind, z.B. Richter (1984); Kramer (2003), Wichelhaus (2000). (Kapitel 3.1)

Sowohl für die Entwicklung des Konzeptes, wie für die Evaluation des Ausdrucksverhaltens von Kindern in der Stichprobe in dieser Untersuchung war auch die Kinderzeichnungsforschung fundierend. Als nonverbales Ausdrucksmedium ist die Kinderzeichnung geeignet, Zugänge zur Innen- und Außenwelt herzustellen und Bewusstes wie auch Unbewusstes auszudrücken. Der hier vorliegenden Untersuchung wurde unter Beachtung zu erwartender Darstellungskompetenzen, vor allem systematisiert und begründet durch den Ansatz zur zeichnerischen Entwicklung des Kindes von Richter (2000a), eine Entwicklungs- und eine Persönlichkeitsdiagnostik zugrunde gelegt. Dadurch konnten reguläre, regressive und progressive Verhaltensweisen aufgezeigt werden, aber auch Ausdrucksformen, die mit Belastungen, Stressempfindungen, Sorgen, Ängsten, Traumata, spezifischen Behandlungs-und Krankheitserfahrungen etc. sowie mit Ressourcen, positiven Emotionen, Kreativität, Humor und Sozialkompetenzen einhergehen. (Kapitel 3.3)

Die für den Anwendungsbereich selektierten und modifizierten kunsttherapeutischen Vorgehensweisen wurden durch gesundheitspsychologische Theorien und Ansätze gestützt, die auf einem modernen, ganzheitlichen Verständnis von Gesundheit und Krankheit basieren. Dieser Untersuchungsteil war geprägt durch den Ansatz von Antonovsky (1991; 1997), in dem es vorwiegend um gesundheitserhaltende, d.h. salutogenetische Aspekte geht, die im Zusammenhang mit psychischen und sozialen Dimensionen von Gesundheit, vor allem auch mit dem subjektiven Erleben des Menschen stehen. Damit konnte der Fokus auf ressourcenfördernde Maßnahmen verstärkt und mit Hilfe der Klassifikationen durch Viehhauser (2000), Schemmel & Schaller (2003) und Schneider & Pickartz (2004) stringent ausgerichtet werden. (Kapitel 3.4)

Die empirische Untersuchung, die Hypothesen und das Untersuchungsdesign etc. setzen an den theoretischen Studien zu den Krankheitsbildern der Klientel, der Kinderzeichnungsforschung, der Gesundheitspsychologie und den Möglichkeiten der Kunsttherapie als ambulantes Behandlungsmodell an. (Kapitel 4, 5 und 6)

Durchgeführt wurde die Untersuchung in der kinderkardiologischen Ambulanz im Herzzentrum der Universitätsklinik Köln. Trotz Schwierigkeiten in der Rekrutierung von Probanden für dieses Angebot wurde eine Stichprobe von neun Kindern mit angeborenem Herzfehler sowie einem Geschwisterkind zwischen fünf und fünfzehn Jahren gewonnen. Mit dem Umfang der Stichprobe und durch die Art und Weise ihrer Gewinnung konnte kein repräsentatives Ergebnis erwartet werden, das für die gesamte Population chronisch herzkranker Kinder gilt. Hier ist auch anzumerken, dass eine größere Gruppe gleichaltriger Patienten mit derselben Diagnose und Schweregrad zwar wünschenswert gewesen wäre, aufgrund der Heterogenität der Klientel jedoch nahezu unmöglich ist. Die Resultate, ebenso die Verifizierung oder Falsifizierung der Hypothesen beziehen sich daher auf die Gruppe der Kinder aus der Stichprobe. (Kapitel 7)

Die Untersuchungsergebnisse wurden zum Teil explorativ erhoben und trianguliert mit verschiedenen qualitativen wie auch quantitativen Verfahren. Hierfür wurden Bildanalysen, Prozessbeobachtungen, Interviews und ein standardisierter Fragebogen zur gesundheitsbezogenen Lebensqualität (KINDL-R), der Menschzeichentest ZEM (Koppitz, 1972) und Häufigkeitsanalysen durchgeführt. Die so generierten Daten wurden als Verlaufsanalysen oder durch Prä-Post-Vergleiche überprüft. Die Auswertung erfolgte computergestützt (atlas.ti, SPSS) nach Methoden der qualitativen Sozialforschung bzw. der deskriptiven und analytischen Statistik. Die Komplexität diente einer besseren Absicherung der vorwiegend qualitativ und hermeneutisch interpretierend gewonnenen Ergebnisse. (Kapitel 7.2) Besonders hilfreich für die Entwicklung und Begründung der Vorgehensweise waren grundlegende Quellen zur wissenschaftlichen Forschung, z.B. von Bortz & Döring (2006); Friese (2012); Brühl (2008) und Petersen (2002).

Die Ergebnisse der Studie bestätigen die These, dass eine chronische Herzerkrankung für betroffene Kinder, aber auch für Geschwisterkinder eine besondere Herausforderung darstellt. D.h. sie ist mit zahlreichen, auch psychosozialen Belastungen verbunden, wie z.B. mit Selbstunsicherheiten und Selbstwertproblemen, Problemen in der Interaktion und mit emotionalen Schwierigkeiten. Ergänzend zu diesen Erkenntnissen über Belastungen wurden auch Stärken und Ressourcen der Kinder sichtbar, sodass für die nicht nur präventiv und rehabilitativ, sondern auch fördernd ausgerichtete Kunsttherapie zahlreiche Anknüpfungspunkte vorhanden waren. (Kapitel 8)

Das unterschiedliche Niveau der Belastungen und Ressourcen in der Stichprobe ist durch die alters- und krankheitsbedingte Heterogenität bedingt. Durch die ganzheitlich ausgerichteten Therapieziele der Kunsttherapie konnten, abgestimmt auf die individuellen Bedürfnisse der Kinder, Auseinandersetzungen mit negativen Erfahrungen, mit positiven, ressourcenerweiternden Erlebnisse oder interaktive Prozesse angebahnt werden.

Mit der multidimensional ausgerichteten Evaluation konnten allgemeine Wirkfaktoren der Kunsttherapie und anhand der Verlaufsanalysen von einzelnen Kindern auch spezifische Wirksamkeitsnachweise erbracht werden. Diese zeigten sich vor allem darin, dass negative Emotionen mit Risikofaktor für die Gesundheit abgeschwächt und vermindert wurden; gleichzeitig positive Emotionen, aber auch künstlerisch-kreative Fähigkeiten, ein bejahendes Selbstbild und soziale Kompetenzen aktiviert und ausgebaut werden konnten. Dadurch wurde die Lebensqualität der Kinder, vornehmlich aus Sicht der Eltern, verbessert- in Teilbereichen sogar signifikant.

Die positiven Ergebnisse der Studie bestätigen die Eignung der für diese Untersuchung entwickelten, kunsttherapeutischen Methode für die Klientel chronisch herzkranker Kinder. Auch wenn es sich dabei um eine relativ offene Verfahrensweise mit wechselnden Schwerpunkten handelte, die in ihrer Komplexität nur deskriptiv und qualitativ auswertbar war, konnten, wie die Evaluation belegt, zahlreiche Therapieziele erreicht und wissenschaftlich bestätigt werden.

Die Mehrzahl der Hypothesen der Studie konnte verifiziert werden. (Kapitel 4) Da sich die Ergebnisse jedoch auf eine kleine Stichprobe chronisch herzkranker Kinder beziehen, besteht ein darüber hinausgehender Forschungsbedarf. In nachfolgenden und aufbauenden Untersuchungen sollte die kunsttherapeutische Behandlung dabei auf weitere Gruppen der Klientel und randomisierte Stichproben ausgeweitet werden. Zur Absicherung der Resultate wäre der Einbezug zusätzlicher Auswerter, z.B. aus Forschergruppen, wünschenswert.

Neben der Weiterführung der Forschungspraxis sollten allerdings die Zielgruppe und ihr hoher Bedarf an direkter, psychosozialer Unterstützung im Blick bleiben. Dies betrifft nicht nur die in dieser Untersuchung fokussierten chronisch herzkranken Kinder und die gleiche Gruppe, wenn sie zu Jugendlichen und jungen Erwachsenen herangereift sind, sondern auch ihre Eltern und Geschwister. Für diese Adressaten ist es, unabhängig von zweifellos erforderli-

chen Bemühungen um Wirksamkeitsnachweise, wünschenswert, nicht nur zeitlich begrenzt finanzierte Interventionen im Rahmen von Forschungsvorhaben anzubieten, sondern möglichst flächendeckend Praxisangebote in die medizinische Behandlung (stationär und ambulant) zu integrieren und ihre Bezahlung abzusichern.

IV. Literaturverzeichnis

(1) Abele, A. (1991): Auswirkungen von Wohlbefinden oder: Kann gute Laune schaden? In: Abele, A./ Becker, P. (Hrsg.): Wohlbefinden: Theorie, Empirie, Diagnostik. Weinheim/ München, S. 297-319

(2) Abele, A./ Becker, P. (1991): Wohlbefinden: Theorie, Empirie, Diagnostik. Weinheim/ München

(3) Ackermann, C. (2011): Zeitgeist-Themen, Zukunfts-Trends: Impulse und Chancen für kreative Therapien? In: Hampe, R./ Stalder, B. P.: Multimodalität in den künstlerischen Therapien. Berlin, S. 19-29

(4) Aissen-Crewett, M. (1997): Kunst und Therapie mit Gruppen. Aktivitäten, Themen und Anregungen für die Praxis. 4. Aufl., Dortmund

(5) Albrecht, H. (2005): Auf einem Auge blind. In: DIE ZEIT (Nr.46), http://www.zeit.de/2005/46/S-Moden-Aufmacher/seite-1 (Zugriff am 1.4.2011)

(6) Albus, C. (2007): Grundzüge kardialer Erkrankungen. In: Herrmann-Lingen, C./ Albus, C./ Titscher, G:. Psychokardiologie. Ein Praxisleitfaden für Ärzte und Psychologen. Köln, S. 5-44

(7) Allmer, H. (1996): Erholung und Gesundheit. Grundlagen, Ergebnisse und Maßnahmen. Göttingen/ Bern/ Toronto/ Seattle

(8) Ameln-Haffke, H. (2007): Kunsttherapie bei Migräne im Kindes- und Jugendalter. Köln

(9) Antonovsky, A. (1991): Health, Stress and Coping. San Francisco

(10) Antonovsky, A. (1997): Salutogenese. Zur Entmytifizierung der Gesundheit. Tübingen

(11) Apitz, J. (2002) (Hrsg.): Pädiatrische Kardiologie. Erkrankungen des Herzens bei Neugeborenen, Säuglingen, Kindern und Heranwachsenden. Darmstadt

(12) Asfour, B. (2006): Ein Begleitbuch für Eltern herzkranker Kinder. In: IDHK Interessengemeinschaft das herzkranke Kind e.V. Sankt Augustin

(13) Avé-Lallemant, U. (1994): Baum-Test. Mit einer Einführung in die symbolische und grafologische Interpretation. 4. Aufl., München/ Basel

(14) Bach, S. (1995): Das Leben malt seine eigene Wahrheit. Über die Bedeutung spontaner Malerein schwerkranker Kinder. Zürich

(15) Baer, U. (2007): Gefühlssterne, Angstfresser, Verwandlungsbilder. Kunst- und gestaltungstherapeutische Methoden und Modelle. 5. überarb. Aufl., Neunkirchen-Vluyn

(16) Bart, V. (1982): Zur Frage psychischer Veränderungen von Kleinkindern nach einem Krankenhausaufenthalt. München

(17) Basso, R./ Pelech, W. (2008): A creative Arts Intervention for Children with Diabetes. Part 1: Development. In: Journal of Psychosocial Nursing and Mental Health Services, 10, S. 25-29

(18) Becker, P. (1992): Die Bedeutung integrativer Modelle von Gesundheit und Krankheit für die Prävention und Gesundheitsförderung. Anforderungen an allgemeine Modelle von Gesundheit und Krankheit. In: Paulus, P. (Hrsg.): Prävention und Gesundheitsförderung. Perspektiven für die psychosoziale Praxis. Köln, S. 91-108

(19) Becker, P. (1992): Seelische Gesundheit als protektive Persönlichkeitseigenschaft. In: Zeitschrift für Psychologie, 21 (1), S. 64-75

(20) Becker, P. (1991): Theoretische Grundlagen. In: Abele, A./ Becker, P.: Wohlbefinden: Theorie, Empirie, Diagnostik. Weinheim/ München, S. 13-49

(21) Bjarneson-Wehrens, B./ Dordel, S./ Schickendantz, S./ Krumm, C./ Bott, D./ Sreeram, N./ Brockmeier, K. (2007): Motor development in children with congenital cardiac diseases compared to their healthy peers. Cardiology in The Young , 17. Oct (5), S. 487-498

(22) Bodin, E. (2000): Kunsttherapie: Im Vordergrund steht nicht das künstlerische Ergebnis, sondern das Erleben des Gestaltungsprozesses. In: Journal Herzzentrum Münster 1

(23) Bölte, S. (2009): Die ICF und ihre Relevanz für die Kinder- und Jugendpsychiatrie. In: Zeitschrift für Kinder- und Jugendpsychiatrie und Psychotherapie , 37 (6), S. 495-497

(24) Borbe, C. (2006): Entwicklungstendenzen systemischer Beratung bei chronisch körperlichen Erkrankungen im Kindes- und Jugendalter. Hildesheim

(25) Bortz, J./ Döring, N. (2006): Forschungsmethoden und Evaluation für Human- und Sozialwissenschaftler. Heidelberg

(26) Brandstätter, H. (1991): Alltagsereignisse und Wohlbefinden. In: Abele, A./ Becker, P. (Hrsg.): Wohlbefinden: Theorie, Empirie, Diagnostik. Weinheim/ München, S. 191-219

(27) Brem-Gräser, L. (2006): Familie in Tieren. 9. überarb. Aufl., München

(28) Briendl, L. (2008): Bilder als Sprache der Seele. Sich selbst entdecken durch Malen und Gestalten. Düsseldorf

(29) Brühl, A. (2008): SPSS: Einführung in die moderne Datenanalyse. 11. aktual. Aufl., München

(30) Buchmann, K. E. (2003): Checkliste „Resilienz, Salutogenese, Psychohygiene". In: Buchmann, K. E. (Hrsg.): Resilienz, Psychohygiene, Salutogenese Was hält Menschen trotz hoher Belastung gesund? 3. Internationale Tagung der Koordinierungsstelle Konflikthandhabung/Krisenmanagement. Fachhochschule Villingen-Schwenningen, Hochschule für Polizei. Texte. Nr.33

(31) Bullinger, M. (2000): Lebensqualität - Aktueller Stand und neuere Entwicklung der internationalen Lebensqualitätsforschung. In: Ravens-Sieberer, U./ Cieza, A. (Hrsg.): Lebensqualität und Gesundheitsökonomie in der Medizin: Konzepte Methoden Anwendung.. Landsberg, S. 13-24

(32) Bullinger, M./ Ravens-Sieberer. (1995): Probleme bei der Erfassung der Lebensqualität chronisch kranker Kinder. In: Wahn, U./ Szczepanski, R./ Bullinger, M. (Hrsg.): Chronisch kranke Kinder. Krankheitsbewältigung und Lebensqualität. Stuttgart, S. 53-61

(33) Bullinger, M./ Ravens-Sieberer, U. (1996): Stand der Forschung zur gesundheitsbezogenen Lebensqualität von Kindern. In Petermann, F. (Hrsg.): Lebensqualität und chronische Krankheit. München, S. 29-71

(34) Bullinger, M./ Schmidt, S./ Petersen, C. (2006): The Disabkids Questionaires. Quality of Life quastionaires for children with chronical conditions. Lengerich

(35) Gemeinsamer Bundesausschuss (2004): Richtlinien des Gemeinsamen Bundesausschusses zur Definition schwerwiegender chronischer Krankheiten im Sinne des § 62 SGB V. in der Fassung vom 22. Januar 2004. In: Bundesanzeiger. Nr. 18, S. 1343.
(http://www.kvmv.info/aerzte/20/05/Richtlinie_schwer-wiegende_chronische_Krankheit.pdf, Hrsg.) (Zugriff am 28.5.2011)

(36) Bundesverband herzkranker Kinder e.V. (Hrsg.) (2005): Kinder, Jugendliche und Erwachsene mit angeborenen Herzfehlern in der Statistik. In: "Herzkrank geboren - ein lebenslanger Weg?" Broschüre 2005/2006. Aachen

(37) Bundesverband herzkranker Kinder, e. V. (Hrsg.) (2006): Annas Herzoperation. Erzählt vom Kobold Mutz. Wuppertal-Barmen

(38) Bundesverband herzkranker Kinder, e. V. (Hrsg.) (2006): Dein Herztagebuch. Erzählt und gestaltet von Dir. Wuppertal-Barmen

(39) Burger, S. (1997): Bild-Sprache. Sprachstruktur im Blld. Ein Beitrag zur Kunsttherapie. München

(40) Csikszentmihalyi, M. (2010a): Flow: Das Geheimnis des Glücks. 15. Aufl., Stuttgart

(41) Csikszentmihalyi, M. (2010b): Kreativität. 2. Aufl., Stuttgart

(42) Csikszentmihalyi, M./ Csikszentmihalyi, I.S. (1995): Die außergewöhnliche Erfahrung im Alltag. 2. Aufl., Stuttgart

(43) Dannecker, K./ Fabra, M. (1990a): Kurzzeitkunsttherapie in der Psychiatrischen Krisenintervention (Teil I): In: Musik-, Tanz-, und Kunsttherapie (2), S. 76-83

(44) Dannecker, K./ Fabra, M. (1990b): Kurzzeitkunsttherapie in der Psychiatrischen Krisenintervention (Teil II): In: Musik-, Tanz-, und Kunsttherapie (3), S. 145-152

(45) De Gruyter, W. (2012): Pschyrembel (Bd. 259): 263. überarb. Aufl., Berlin/ Boston

(46) Dick, F./ Kringler, W. (2007): Diskussionsbeitrag. Evidenzbasierung, Methodik,therapeutische Freiheit und Kreativität. In: Zeitschrift für Neuropsychologie 18 (5), S. 41–54

(47) Döhner, O. (1999): Ich will aus meinem Körper raus. In: Hampe, R./ Ritschl, D./ Waser, G. (Hrsg.): Kunst, Gestaltung und Therapie mit Kindern und Jugendlichen. Bremen, S. 231-237

(48) Domma, W. (2000): "Erlebnisse mit Kunst". Bildnerisches Gestalten mit verhaltensauffälligen Kindern und Jugendlichen. In: Wichelhaus, B. (Hrsg.): Kunsttherapie in der Heilpädagogik. Köln, S. 31-44

(49) Domma, W. (1993): Einige Überlegungen zur Planung kunsttherapeutischer Interventionen. In: Wichelhaus, B. (Hrsg.): Kunsttheorie, Kunstpsychologie, Kunsttherapie. Berlin, S. 239-247

(50) Domma, W. (2011): Pädagogische Kunsttherapie- multimodal und multidimensional. In: Hampe, R./ Stalder, B. P.: Multimodalität in den künstlerischen Therapien. Berlin, S. 321-338

(51) Dordel, S./ Bjarneson-Wehrens, B./ Lwarenz, W./ Leurs, S./ Rost, R./ Schickendantz, S./ Sticker, E. (1999): Zur Wirksamkeit motorischer Förderung von Kindern mit (teil-) korrigierten angeborenen Herzfehlern. In: Deutsche Zeitschrift für Sportmedizin (50), S. 41-46

(52) Duncker, H. (2005): Salutogenese als Basis kunsttherapeutischer Arbeit. In: Deutsche Gesellschaft für künstlerische Therapieformen (DGKT) (Hrsg.): Berufs- und Dachverband: Mitgliederrundbrief. Wuppertal, S. 4-11

(53) Eberhart, H./ Knill, P. J. (2010): Lösungskunst. Lehrbuch der kunst- und ressourcenorientierten Arbeit. 2. Aufl., Göttingen

(54) Egger, B. (1991): Bilder verstehen. Wahrnehmung und Entwicklung der bildnerischen Sprache. 3. Aufl., Bern

(55) Egger, B. (1998): Lösungsorientiertes Malen. In: Kraus, W.: Heilkraft des Malens. Einführung in die Kunsttherapie. 2. Aufl., München, S. 46-54

(56) Ehemann, R. (2012): Virtual Reality Therapie. Entwicklung, Durchführung und Evaluation eines Applikationsmodells für die kunsttherapeutische Arbeit mit psychiatrischen Patienten. Regensburg

(57) Elbing, U./ Hacking, S. (2001): "Nürtinger Beurteilungsskala" und "Diagnostic Assessment of Psychiatric Art": neue Wege zur Evaluation der Bilder von Kunsttherapie-Patienten. In: Zeitschrift für Tanz-, Musik- und Kunsttherapie, 12 (3), S. 133-144

(58) Elbing, U./ Stuhler-Bauer, A. (2003): Die phänomenologische Bilderfassung: Ein kunsttherapeutisches Instrument. In: Zeitschrift für Tanz-, Musik- und Kunsttherapie. 18 (2), S. 85-99

(59) Elterninitiative herzkranke Kinder Köln e.V.(Hrsg.) (2009): Rundbrief Elterninitiative herzkranker Kinder Köln e.V., 8 (29), Köln

(60) Emmel, M./ Keuth, B./ Bald, R./ Kribs, A./ Schickendantz, S./ Brockmeier, K.(2004): Einfluss der pränatalen Diagnostik auf das postnatale Ergebnis bei Kindern mit angeborenen Herzfehlern. In: Pädiatrische Praxis. Zeitschrift für Kinder- und Jugendmedizin in Klinik und Praxis (10), S. 393-398

(61) Epstein, S. (1991): Cognitive-Experimental Self-Theory. An integrative theory of Personality. In: Curtis, R. C.: The Relational Self. Theoretical Convergences in Psychoanalyses and social Psychology. New York/ London, S. 111-137

(62) Erhart, M./ Hölling, H./ Bettge, S./ Ravens-Sieberer, U./ Schlack, R. (2007): Der Kinder- und Jugendgesundheitssurvey (KiGGS): Risiken und Ressourcen für die psychische Entwicklung von Kindern und Jugendlichen. In: Bundesgesundheitsblatt, Gesundheitsforschung, Gesundheitsschutz (50), S. 800–809

(63) Erikson, E. H. (1995): Kindheit und Gesellschaft. 12. Aufl., Stuttgart

(64) Esser, G./ Stöhr, R.-M. (1991): Visiomotorischer Schulreifetest VSRT. Handbuch. Bern/ Stuttgart/ Toronto

(65) Eyermann, R. (2005): "Herzkinder" brauchen eine lebenslange Betreuung. Klinische und psychosoziale Probleme in der Langzeitbetreuung von Kindern, Jugendlichen und jungen Erwachsenen mit angeborenen Herzfehlern. In: Pädiatrie, (4) S. 18-21

(66) Fabra, M./ Hesse, C./ Berzewski, H. (1991): Kurzzeitkunsttherapie in der Psychiatrischen Krisenintervention. Ein erster Schritt in Richtung eines Wirksamkeitsnachweises. Musik-, Tanz- und Kunsttherapie (2), S. 97-107

(67) Fauth, N. (1997): Der Beitrag der pädagogischen Kunsttherapie zur rehabilitativen, kompensatorischen und präventiven Intervention bei herzkranken Kindern und Jugendlichen. Diplomarbeit. Köln

(68) Filipp, S.-H. (1995): Sind kranke Kinder glücklicher als kranke Erwachsene? Antworten zwischen Empirie und Spekulation. In: Wahn, U./ Szczepanski, R./ Bullinger, M.: Chronisch kranke Kinder. Krankheitsbewältigung und Lebensqualität. Stuttgart, S. 3-22

(69) Flick, U. (2004): Triangulation. Eine Einführung. Wiesbaden

(70) Flückinger, C./ Frischknecht, E./ Wüsten, G./ Lutz, W. (2008): Ressourcenpriming. Veränderung der Aufmerksamkeitsfokussierung bei Novicen und erfahrenen Therapeuten zu Therapiebeginn. In: Zeitschrift für Psychiatrie, Psychologie und Psychotherapie 56 (1), S. 61-68

(71) Friese, S. (2012): Doing qualitative research with atlas.ti. London
(72) Furth, G. M. (2008): Heilen durch Malen. Die geheimnisvolle Welt der Bilder. Norderstedt
(73) Geise, B./ Holtmann, M./ Schmitt, G. M. (2007): Sinnlos krank oder sinnerfüllt leben? Das Sinnerleben chronisch kranker Jugendlicher. Göttingen
(74) Gerber, A.U./ Torre, A. H./ Büscher, G./ Stock, A. K./ Graf, C./ Schickendantz, S./ Brockmeier, K./ Lüngen, M. (2010): Direct non-medical and indirect costs for families with children with congenital cardiac defects in Germany: a survey from a university centre. In: Cardiology in the Young (20), S. 178-185
(75) Glaser, B./ Strauss, A. (2005): Grounded Theory: Strategien qualitativer Forschung. Bern
(76) Gläser, J./ Laudel, G. (2009): Experteninterviews und qualitative Inhaltsanalyse. 3. überarb. Aufl., Wiesbaden
(77) Goldbeck, L. (2012): Universitätsklinik Ulm, Forschungsprojekte. Universitätsklinik Ulm, Kinder- und Jugendpsychiatrie. http://www.uniklinik-ulm.de/struktur/kliniken/kinder-und-jugendpsychiatriepsychotherapie/home/ forschung/forschungsprojekte/pcqli-d.html#c91447 (Zugriff am 12. 4 2013)
(78) Goldbeck, L./ Seitz, D. C. (2009): Angeborene Herzerkrankungen. In: Von Hagen, C./ Schwarz, H. P.: Psychische Entwicklung bei chronischer Krankheit im Kindes- und Jugendalter. Stuttgart, S. 83-96
(79) Goldbeck, L./ Melches, J./ Franz, A./ Voßbeck, S./ Lang, D. M. (2005): Lebensqualität in Familien mit einem herzkranken Kinder. In: Kindheit und Entwicklung, 14 (2), S. 79-86
(80) Gölz, F. (2003): Ressourcenorientierte Kunsttherapie. In: Schemmel, H./ Schaller, J. (Hrsg.): Ressourcen. Ein Hand- und Lesebuch für die therapeutische Arbeit. Tübingen, S. 347-358
(81) Grawe, K. (2004): Neuropsychotherapie. Göttingen
(82) Gruber, H. (2002): Ausgewählte Aspekte zu Forschungsansätzen in der Kunsttherapie unter besonderer Berücksichtigung der systematischen Bildanalyse. In: Petersen, P. (Hrsg.): Forschungsmethoden künstlerischer Therapien. Grundlagen- Projekte- Vorschläge. Stuttgart/ Berlin, S. 271-285
(83) Gruber, H. (2011): Kunsttherapeutische Forschung im Spannungsfeld von klinischer Evidenz und wissenschaftlicher Anforderung. In: Gruber, H./ Wichelhaus B. (Hrsg.): Kunsttherapie mit Kindern und Jugendlichen. Aktuelle Bezüge aus Kliniken und sozialen Anwendungsfeldern. Berlin, S. 93-106
(84) Gruber, H./ Frieling, E./ Weis, J. (2000): Kunsttherapiestudie: Expertendiskurs zur differenzierten Beschreibung. Ein qualitativer Untersuchungsansatz. Musik-, Tanz- und Kunsttherapie 11 (4), S. 187-199
(85) Gruber, H./ Frieling, E./ Weis, J. (2002): Kunsttherapie: Entwicklung und Evaluierung eines Beobachtunginstrumentes zur systematischen Analyse von Patientenbildern aus der Onkologie und Rheumatologie. In: Forschende Komplementärmedizin, klassische Naturheilkunde (9), S. 138-146
(86) Günter, M. (2008): Das Squiggle-Spiel in der therapeutischen Arbeit mit Kindern. Musik-, Kunst- und Tanztherapie 19 (2), S. 53-61
(87) Haas, N. A./ Kleideiter, U. (2011): Kinderkardiologie. Klinik und Praxis der Herzerkrankungen bei Kindern, Jugendlichen und jungen Erwachsenen. Stuttgart
(88) Hammelrath, M. (1997): Kunsttherapie als Krisenintervention in der Behandlung eines zwölfjährigen Mädchens vor einer Herzoperation. Diplomarbeit. Köln
(89) Hampe, R. (2005): Das Herz im Mittelpunkt der Therapie. In: Internationale Gesellschaft für Kunst, Gestaltung und Therapie (IGKGT/IAACT): Mitteilungsblatt, 2, S. 4-5
(90) Hampel, P./ Petermann, P. (2003): Anti-Stress Training für Kinder. 2. überarb. Aufl., Weinheim/ Basel/ Berlin
(91) Harstick-Koll, S./ Kuschelm, A./ Bertram, H./ Naumann, S./ Hahlweg, K./ Hautmann, C./ Döpfner, M. (2009): Erfassung der Lebensqualität von Vorschulkindern mit dem Kiddy-KINDL-R. In: Zeitschrift für Gesundheitspsychologie 17 (2), S. 82-93
(92) Hassberg, D. (2002): Die Betreuung von Jugendlichen und Erwachsenen- Sport und Rehabilitation bei herzkranken Kindern. In: Apitz, J. (Hrsg.): Pädiatrische Kardiologie. Erkrankungen des Herzens bei Neugeborenen, Säuglingen, Kindern und Heranwachsenden. Darmstadt, S. 799-802

(93) Hausdorf, G./ Kramer, H. (2004): Herz- und Kreislauferkrankungen. In: Koletzko, B. (Hrsg.): Kinderheilkunde und Jugendmedizin. 12. Aufl., Berlin/ Heidelberg, S. 357-398

(94) Heinrichs, N./ Döpfner, N./ Petermann, F. (2008): Prävention psychischer Störungen. In: Petermann, F. (Hrsg.): Lehrbuch der klinischen Kinderpsychologie. 6. Aufl.,Göttingen, S. 643-660

(95) Heinzel, F. (1997): Qualitative Interviews mit Kindern. In: Fribertshäuser, B./ Prempel, A. (Hrsg.): Handbuch qualitativer Forschungsmethoden in der Erziehungswissenschaft. Weinheim/ München, S. 396-413

(96) Herrmann-Lingen, C./ Albus, C./ Titscher, G. (Hrsg.) (2007): Psychokardiologie. Ein Praxisleitfaden für Ärzte und Psychologen. Köln

(97) Hilgenberg, F. (1996): Psychosoziale Aspekte angeborener Herzfehler. In: Schmitt, G./ Kammerer, E./ Harms, E.: Kindheit und Jugend mit chronischer Erkrankung. Göttingen, S. 400-411

(98) Hinkel, H. (2000): Analysemodell zur Interpretation von Kinder- und Jugendzeichnungen. In: Kunst + Unterricht (246/247), S. 63-65

(99) Hirsch, M. (2008): Haus und Baum in der Kinderzeichnung. Kinderanalyse. In: Zeitschrift für die Anwendung der Psychoanalyse in Psychotherapie und Psychiatrie des Kindes- und Jugendalters, 16 (4), S. 347-365

(100) Hoepner-Stamos, F. (2002): Chronische Erkrankungen im Jugendalter. Psychosoziale Folgen schwerer und leichter Beeinträchtigungen. Bielefeld

(101) Hoppe, U.C./ Böhm, M./ Dietz, R./ Hanrath, T./ Kroemer, H.K./ Osterspey, A./ Schmaltz, A.A./ Erdmann, E. (2005): Leitlinien zur Therapie der chronischen Herzinsuffizienz. In: Zeitschrift für Kardiologie, 94 (8), S. 488–509

(102) Hövels-Gürich, H.H./ Konrad, K./ Wiesner, M./ Minkenberg, R./ Herpertz-Dahlmann, B./ Messmer, B.J./ von Bernuth, G. (2002): Long term behavioural outcome after neonatal arterial switch operation for transposition of the great arteries. In: Archive of diseases in childhood, 87 (5), S. 506-510

(103) Illhardt, A. (2002): Ich hab's doch nicht im Kopf... Kurzzeittherapie bei Kindern und Jugendlichen mit chronisch körperlichen Krankheiten im Krankenhaus. In: Vogt-Hillmann, M./ Burr, W. (Hrsg.): Lösungen im Jugendstil. Systemisch-lösungsorientierte kreative Kinder- Jugendlichentherapie. Dortmund, S. 167-187

(104) Kahlert, G. (1985): Jugendliche mit schweren Herzkrankheiten. Eine Untersuchung über die Auswirkungen einer schweren Herzkrankheit auf die psychosoziale Situation der Patienten und deren Familien. Münster

(105) Kammerer, E. (1996): Psychiatrische Komplikatonen bei chronischen Erkrankungen im Kindes- und Jugendalter. In: Schmitt, G./ Kammerer, E./ Harms, E.: Kindheit und Jugend mit chronischer Erkrankung. Göttingen, S. 73-92

(106) Kammerer, H. (2008): Erwachsene mit angeborenen Herzfehlern. In: Schumacher, G./ Hess, J./ Bühlmeyer, K. (Hrsg.): Klinische Kinderkardiologie. 4. überarb. Aufl.,Heidelberg, S. 597-599

(107) Kamtsiuris, P./ Atzpodien, K./ Ellert, U./ Schlack, R./ Schlaud, M. (2007): Prävalenz von somatischen Erkrankungen bei Kindern und Jugendlichen in Deutschland. Ergebnisse des Kinder- und Jugendgesundheitssurvey (KiGGS): Bundesgesundheitsblatt, Gesundheitsforschung, Gesundheitsschutz, S. 626-700

(108) Kanth, E. (2003): Struktur- und Prozessmerkmale psychosozialer Versorgung in der Pädiatrischen Kardiologie. Ergebnisse der bundesweiten Klinikumfrage des Bundesverbandes Herzkranker Kinder zur Ist- Soll-Ermittlung zur psychosozialen Versorgung. http://www.bvhk.de/dokument_8.33.214.html. (Zugriff am 5.4.2006)

(109) Karsdorp, P. A./ Everaerd, W./ Kindt, M./ Mulder, B. (2007): Psychological and Cognitive Functioning in Children and Adolescents with Congenital Heart Disease: A Meta-Analysis. In: Journal of Pediatric Psychology, 32 (5), S. 527-541

(110) Kelle, U./ Kluge, S. (2010): Vom Einzelfall zum Typus. Fallvergleich und Fallkontrastierung in der qualitativen Sozialforschung. 2. Aufl., Wiebaden

(111) Kiene, H. (2001): Komplementäre Methodenlehre der klinischen Forschung. Heidelberg

(112) Kiene, H. (2002): Wirksamkeitsbeurteilung in der Kunsttherapie. In: Petersen, P. (Hrsg.): Forschungsmethoden in der Kunsttherapie. Stuttgart/ Berlin, S. 110-122

(113) Kienle, G, S./ Kiene, H. (2009): Methodik der Einzelfallbeschreibung. In: Der Merkurstab, 62(3), S. 239-242

(114) Kirchner, C./ Peez, G. (2006): Der "Test zum schöpferischem Denken- zeichnerisch" Kreativitätstests anhand von Zeichnungen. In: Kunst + Unterricht, 307/308, S. 22-23

(115) Kirchner, C./ Peez, G. (2009): Kreativität in der Schule. Kunst + Unterricht, 331/332, S. 10-18

(116) Kläger, M. (1995): Phänomen Kinderzeichnung. Manifestationen bildnerischen Denkens. 3. Aufl., Hohengehren

(117) Kläger, M. (2010): Das Komische in der Zeichnung von Kindern und sonderbegabten Erwachsenen. In: Kirchner, C./ Kirschenmann, J./ Miller, M. (Hrsg.): Kinderzeichnung und jugendkultureller Ausdruck. Forschungsstand- Forschungsperspektiven. München, S. 125-132

(118) Klemenz, B. (2003): Ressourcenorientierte Diagnostik und Intervention bei Kindern und Jugendlichen. Tübingen

(119) Kluge, S. (2000): Empirisch begründete Typenbildung in der qualitativen Sozialforschung [14 Absätze]. Forum Qualitative Sozialforschung/ Forum: Qualitative Social Research, 1 (1), Art. 14. http://nbn-resolving.de/urn:nbn:de:0114-fqs0001145. (Zugriff am 19. Juli 2011)

(120) Ko, S.-R. (2004): Zur klinischen Validität des Koppitz´schen ZEM-Analyseschemas: Ein empirischer Vergleich von CBCL- und Bilddaten. Hamburg

(121) Koch, K. (1986): Der Baumtest. Der Baumzeichenversuch als psychodiagnostisches Hilfsmittel. 8. Aufl., Bern

(122) Kollmorgen, C. (1988): Collagen Therapie. Bildnerische Arbeit mit Herzinfarktpatienten in der Rehabilitationsklinik. Berlin

(123) Koppitz, E. (1972): Die Menschdarstellung in Kinderzeichnungen und ihre psychologische Auswertung. Stuttgart

(124) Körner, H. (2005): Es war einmal ein Gärtner... In: H. Körner, Die Farben der Wirklichkeit: Ein Märchenbuch. 32. Aufl., Fellbach

(125) Kortesluoma, R.-L./ Punamäki, R.-L./ Nikkonen, M. (2008): Hospitalized children drawing their pain: the content and cognitive and emotional characteristics of pain drawings. In: Journal of health care, 12, (4), S. 284-300

(126) Kortum, R. (2010): Ressourcenförderung und Krankheitsbewältigung durch ambulante kunsttherapeutische Interventionen bei chronisch herzkranken Kindern. Modellprojekt in der Kinderkardiologie des Herzzentrums der Uniklinik Köln. Herz für Kölner, 4, S. 18-20

(127) Kortum, R./ Mathar, M. (2010): Künstlerisches Gestalten in belastenden Lebenssituationen. In: Herz für Kölner, 1, S. 6-7

(128) Kramer, E. (2003): Kindheit und Kunsttherapie. Theorie und Praxis. Graz

(129) Krenz, A. (1996): Was Kinderzeichnungen erzählen. Kinder in ihrer Bildsprache verstehen. Freiburg im Breisgau

(130) Kreuder, J. (2008): Molekularbiologie und Genetik angeborener Herzfehler. In: Schumacher, G./ Hess, J./ Bühlmeyer, K. (Hrsg.): Klinische Kinderkardiologie. Heidelberg, S. 13-26

(131) Kruse, O. (1997): Kreativität und Veränderung. Modellvorstellung zur Wirksamkeit kreativer Methoden In: Kruse, O.: Kreativität als Ressource für Veränderung und Wachstum. Kreative Methoden in den psychosozialen Arbeitsfeldern: Theorien, Vorgehensweisen, Beispiele. Tübingen, S. 13-56

(132) Kubisch, D. (2000): Wie sehen sich Jugendliche und Erwachsenen mit angeborenem Herzfehler. In: Herzblatt, Zeitschrift der deutschen Herzstiftung, 3, S. 2-5

(133) Künzler-Knufinke, R. (1991): Die Wirkung von kurzfristigen Angst- und Belastungssituationen auf die Struktur der Kinderzeichnung: Eine Untersuchung zur Veränderung des zeichnerischen Ausdrucks vor, während und nach einem kurzen stationären Aufenthaltes, verbunden mit einem chirurgischen Eingriff. Essen

(134) Kunick, I. (1994): Die psychosoziale Situation des herzoperierten Kindes und Jugendlichen. In: Schmaltz, A./ Singer, H. (Hrsg.): Herzoperierte Kinder und Jugendliche: ein Leitfaden zur Langzeitbetreuung in Klinik und Praxis. Stuttgart

(135) Kunzmann, B./ Aldridge, A./ Gruber, H./ Wichelhaus, B. (2005a): Künstlerische Therapien: Zusammenstellungen von Studien zu künstlerischen Therapie in der Onkologie und Geriatrie. Hintergrund-Umsetzung-Perspektiven-Aufforderung. Musik-, Tanz- und Kunsttherapie, 16 (2), S. 77-86

(136) Kunzmann, B./ Aldridge, A./ Gruber, H./ Hamberger, C./ Wichelhaus, B. (2005b): Gesetzlicher Rahmen des Fallpauschalengesetzes- Qualitätssicherung und Erfassung psychosozialer Leistungen. Initiativen und Entwicklungen für die künstlerische Therapie. In: Musik-, Tanz- und Kunsttherapie, 16 (2), S. 87-94.

(137) Kux, M. (2008): Psychosoziale Probleme junger Erwachsener mit angeborenem Herzfehler. In Schumacher, G. H./ Bühlmeyer, K. (Hrsg.): Klinische Kinderkardiologie. 4. überarb. Aufl., Heidelberg, S. 592-593

(138) Landau, E. (1984): Psychotherapie zum kreativen Erleben. In: Landau, E.: Kreatives Erleben (Psychologie und Person, 17): München/ Basel, S. 140-158

(139) Landgarten, B. H. (1990): Klinische Kunsttherapie. Ein umfassender Leitfaden. München

(140) Lange, S./ Bender, R. (2007): Median oder Mittelwert?- Artikel Nr. 1 der Statistik-Serie in der DMW- Median or mean? Deutsche Medizinische Wochenschrift, 132, S. e1-e2

(141) Lazarus, R, S./ Folkman, S. (1984): Stress, appraisal and coping. New York

(142) Leutkart, C./ Wieland, E./ Wirtensohn-Baader, I. (2004): Kunsttherapie aus der Praxis für die Praxis. 2. Aufl., Dortmund

(143) Lindinger, A./ Hoffmann, W. (2007): Angeborene Herzfehler. In: Sitzmann, C. F. (Hrsg.): Pädiatrie. Stuttgart, S. 337-338

(144) Lohaus, A. (1996): Krankheitskonzepte von Kindern aus entwicklungspsychologischer Sicht. In: Schmitt, G./ Kammerer, E./ Harms, E. (Hrsg.): Kindheit und Jugend mit chronischer Erkrankung. Göttingen, S. 3-14

(145) Lohaus, A./ Ball, J. (2006,): Gesundheit und Krankheit aus der Sicht von Kindern. 2. Aufl., Göttingen

(146) Lutz, R. (1990): Therapietheorie zur Förderung genussvollen Erlebens und Handelns. In: Zielke, M./ Mark, N. (Hrsg.): Fortschritte der angewandten Verhaltensmedizin. Konzepte,Grundlagen, Therapie, Evaluation. Bd. I. Berlin/ Heidelberg, S. 79-101

(147) Marbacher-Widmer, P. (1991): Bewegung und Malen. Dortmund

(148) Marino, B, S./ Shera, D./ Wernovsky, G./ Tomlinson, R./ Aguirre, A./ Gallagher, M./ Lee, A./ Cho, C./ Stern, W./ Davis, L./ Tong, E./ Teitel, D./ Mussatto, K./ Ghanayem, N./ Wray, J./ Helfaer, Shea, J.A. (2008): The development of the pediatric cardiac quality of life inventory : a quality of life measure for children and adolescents with heart disease. In: Quality of Life Research, 17 (3), S. 613-626

(149) Martius, P./ Klein, G./ Werner, A./ Ladwig, K.-H. (2008): Herz- und Kreislauferkrankungen. In: Matrius, P./ von Spreti, F./ Henningsen, P. (Hrsg.): Kunsttherapie bei psychosomatischen Störungen. München, S. 307-313

(150) Mathar, M. (1999): Kunsttherapie als begleitende Behandlungsmaßnahme in der Kinderkardiologie. Forschungszwischenbericht. Köln

(151) Mathar, M. (2010): Kunsttherapie in der Kinderkardiologie. Entwicklung und Evaluation eines Applikationsmodells für die klinische Praxis. Regensburg.

(152) Mathar, M. (2003): Selbsterleben und Krankheitserleben: Zeichnungen herzkranker Kinder. Kunst und Unterricht, SB, S. 139-140

(153) Mattejat, F./ Remschmidt, H. (2006): Marburger System zur Qualitätssicherung und Therapieevaluation bei Kindern und Jugendlichen (MARSYS): ILK Inventar zur Erfassung der Lebensqualität bei Kindern und Jugendlichen. Ratingbogen für Kinder, Jugendliche und Eltern. Manual. Bern

(154) Mayring, P. (2005): Neuere Entwicklungen in der qualitativen Forschung und der qualitativen Inhaltsanalyse. In: Mayring, P./ Gläser-Zikuda, M. (Hrsg.): Die Praxis der qualitativen Inhaltsanalyse. Weinheim/ Basel, S. 7-19

(155) Mechler-Schönach, C. (2008): Etwas auf dem Herzen haben. Kunsttherapeutische Beggenungen im Atelier einer Herz-Kreislauf-Rehaklinik. In: Matrius, P./ von Spreti, F./ Henningsen, P. (Hrsg.): Kunsttherapie bei psychosomatischen Störungen. München, S. 314-322

(156) Meili-Schneebeli, E. (2000): Kinderbilder. innere und äussere Wirklichkeit. Basel

(157) Menzen, K.-H. (1994): Zur Methode der heilpädagogischen Kunsttherapie. In: Menzen, K.-H.: Heilpädagogische Kunsttherapie. Methode und Praxis. Freiburg, S. 27-53

(158) Merten, K. (1995): Inhaltsanalyse. Einführung in Theorie, Methode und Praxis. 2. überarb. Aufl., Opladen

(159) Merz, R. (2008): Produktforschung. Das Bild im Fokus einer klinischen Studie. In: Kunst/ Therapie. Zeitschrift für bildnerische Therapien, 2, S. 41-46

(160) Miller, M. (2010): Indikatoren zeichnerischer Kompetenzen- Zusammenhänge zwischen Wahrnehmung, Vorstellungsbildern und Bildmotiv. In: Kirchner, C./ Kirschenmann, J./ Miller, M. (Hrsg.): Kinderzeichnungen und jugendkultureller Ausdruck. Forschungsstand - Forschungsperspektiven. München, S. 73- 86

(161) Mir, T, S./ Eiselt, B./ Wallstabe, B./ Brockhoff, C./ Meinertz, T./ Weil, J. (2000): Messung der gesundheitsbezogenen Lebensqualität (LQ) von Erwachsenen mit angeborenen Herzerkrankungen mit dem SF-36 Health Survey. In: Journal für Kardiologie. Österreichische Zeitschrift für Herz-Kreislauferkrankungen, 7 (12), S. 506-510

(162) Mohr, A./ Becker, P. (1997): Seelische Gesundheit chronisch kranker Kinder und Jugendlicher. In Steinebach, C. (Hrsg.): Heilpädagogik für chronisch kranke Kinder und Jugendliche. Freiburg, S. 29-44

(163) Müller, R. (2012): Die Kinderzeichnung als kulturell geprägte Ausdrucksform: Familiendarstellungen von 8 - 14 jährigen Heranwachsenden aus Chile und Deutschland. Regensburg

(164) Müller, S. (2006): Herzschrittmachertherapie in der Kinderkardiologie. Langzeitverlauf und Einflussfaktoren. Berlin

(165) Neill, C. A., Clark, E. B. / Clark, C. (1997): Unser Kind hat einen Herzfehler: Information und Rat für Eltern. Stuttgart

(166) Niederreiter, C. (2004): Kunsttherapie bei Herzerkrankungen - Zugang zu den Gefühlen finden. In: Pflegezeitschrift, 09, S. 642-645

(167) Niederreiter, C./ Titscher, G. (2005): "Das verschlossene Herz - Bilder als Schlüssel zu den Gefühlen" - Kunsttherapie im Rahmen eines integrierten psychokardiologischen Schwerpunktes eines Akutkrankenhauses. In: Psychotherapie, Psychosomatik, medizinische Psychologie, 2 (55), S. 108-109

(168) Noecker, M./ Petermann, F. (2003): Entwicklungsorientierte Betrachtung chronischer Krankheiten im Kindes- und Jugendalter. In: Zeitschrift für klinische Psychologie, Psychiatrie und Psychotherapie 3 (51), S. 191-229

(169) Noeker, M. (2006): Psychologische Diagnostik bei chronischer Erkrankung. Monatsschrift Kinderheilkunde, 4, S. 326-337

(170) Noecker, M./ Petermann, F. (2008): Lehrbuch der klinischen Kinderpsychologie. Göttingen

(171) Noecker, M./ Petermann, F. (2008): Resilienz: Funktionale Adaption an widrige Umweltbedingungen. In: Zeitschrift für Psychiatrie, Psychologie und Psychotherapie, 56 (4), S. 255–263

(172) Noeker, M./ Petermann, F. (2008): Chronisch-körperliche Erkrankungen. In: Petermann, F. (Hrsg.): Lehr-buch der klinischen Kinderpsychologie. 6. Aufl., Göttingen, S. 515-532

(173) Oaklander, V. (1994): Gestalttherapie mit Kindern und Jugendlichen. 9. Aufl., Stuttgart

(174) Ovretveit, J. (1998): Evaluation Health Interventions. Buckingham/ Philadelphia

(175) Peez, G. (Mai 2007): Erheben- Aufbereiten- Auswerten. Kunstpädagogik im Zeichen empirischer (Unterrichts-) Forschung. In: Bering, K./ Niehoff, R. (Hrsg.): Impulse Kunstdidaktik 1. Oberhausen, S. 22-32

(176) Petermann, F./ Noecker, M./ Bode, U. (Hrsg.) (1987): Psychologie chronischer Krankheiten im Kindes- und Jugendalter. München/ Weinheim

(177) Petermann, F. (2001): Unterstützende Maßnahmen zur Krankheitsbewältigung. In: Monatsschrift Kinder-heilkunde, 149, S. 601-611

(178) Petermann, F./ Schmidt, M. H. (2006): Ressourcen- ein Grundbegriff der Entwicklungspsychologie und Entwicklungspsychopathologie? Kindheit und Entwicklung, 15 (2), S. 118-127

(179) Petermann, F. (Hrsg.) (2008): Lehrbuch der klinischen Kinderpsychologie. Göttingen

(180) Petermann, F./ Schmidt, M. (2009): Aktuelle Kontroverse. Ressourcenorientierte Diagnostik- eine Leerformel oder nützliche Perspektive? In: Kindheit und Entwicklung, 18 (1) , S. 49-56

(181) Petersen, P. (Hrsg.) (2002): Forschungsmethoden künstlerischer Therapien. Grundlagen- Projekte- Vorschläge. Stuttgart/ Berlin/ Mayer

(182) Petersen, P. (2002): Künstlerische Therapien- Vorreiter einer zukünftigen Heilkunde. In: Petersen, P. (Hrsg.): Forschungsmethoden künstlerischer Therapien. Grundlagen- Projekte- Vorschläge. Stuttgart/ Berlin, S. 13-29

(183) Piaget, J./ Inhelder, B. (1993): Die Psychologie des Kindes. 9. Aufl., Stuttgar

(184) Ravens-Sieberer, U./ Bullinger, M. (2000): KINDL. Fragebogen zur Erfassung der gesundheitsbezogenen Lebensqualität bei Kindern und Jugendlichen. Revidierte Form. Manual

(185) Ravens-Sieberer, U./ Ellert, U./ Erhart, M. (2007): Gesundheitsbezogene Lebensqualität von Kindern und Jugendlichen in Deutschland. Eine Normstichprobe aus dem Kinder- und Jugendgesundheitssurvey (KiGGS): In: Bundesgesundheitsblatt/ Gesundheitsforschung, Gesundheitsschutz, S. 510-518

(186) Ravens-Sieberer, U./ Wille, N./ Bettge, S./ Erhart, M. (2007): Psychische Gesundheit von Kindern und Jugendlichen in Deutschland. Ergebnisse aus der BELLA-Studie im Kinder- und Jugendgesundheitssurvey (KiGGS): In: Bundesgesundheitsblatt-Gesundheitsforschung-Gesundheitsschutz, 5/6, S. 871-878

(187) Ravens-Sieberer, U./ Erhard, M./ Wille, N./ Bullinger, M. (2008): Health-related quality of life in children and adolescents in Germany: results of the BELLA study. In: European Child / Adolescent Psychiatry, 17 (1), S. 148–156

(188) Reddemann, L. (2002): Imagination als heilsame Kraft zur Behandlung von Traumafolgen mit ressourcenorientierten Verfahren. 6. Aufl., Stuttgart

(189) Redegeld, M. (2004): Lebensqualität chronisch kranker Kinder und Jugendlicher. Eltern vs. Kinderperspektive. Hamburg

(190) Reichelt, S. (2008): Prozessorientiertes Malen als traumatherapeutische Intervention. Ein Beitrag zur ressourcenfundierten Bewältigung von Extremerfahrungen in Kindheit und Adoleszenz. Regensburg

(191) Reinhardt, D./ Petermann, F. (2010): Neue Morbiditäten in der Pädiatrie. Monatsschrift Kinderheilkunde, 1, S. 14

(192) Remmert, B./ Kanth, E./ Helms, C./ van der Mei, S. (2005): Dokumentation psychosozialer Versorgung in der Kinderkardiologie. Ergebnisse des Probelaufs 2004. Bundesverband herzkranker Kinder. www.bvhk.de/dokument_8.33.488.html (Zugriff am 5. April 2006)

(193) Remschmidt, H. (Hrsg.) (2006): Multiaxiales Klassifikationsschema für psychische Störungen des Kindes- und Jugendalters nach ICD-10 der WHO. Mit einem synoptischen Vergleich von ICD 10 und DSM IV. 5. Aufl., Bern

(194) Resch, F./ Salzer-Muhar, U./ Mutschlechner, R./ Wimmer, M. (1996): Kognitive und psychosoziale Risiko-faktoren bei Kindern mit angeborenen Herzfehlern. In: Lehmkuhl, G. (Hrsg.): Chronisch kranke Kinder und ihre Familien. München

(195) Rhein, H. (2003): Farbe im Krankenhausalltag. In: Herzblatt, Zeitschrift der deutschen Herzstiftung, 4, S. 19

(196) Rheinberg, F./ Vollmeyer, R./ Engeser, S. (2003): Die Erfassung des Flow-Erlebens. In: Stiensmeier-Pelster, J./ Rheinberg, F. (Hrsg.): Diagnostik von Selbstkonzept, Lernmotivation und Selbstregulation. Göttingen, S. 261-279

(197) Richter, H.-G. (1984): Pädagogische Kunsttherapie. Grundlegungen, Didaktik, Anregungen. Düsseldorf

(198) Richter, H.-G. (1999): Kinderzeichnung als Ausdrucksmedium schwerer Traumata. In Hampe, R./ Ritschl, D./ Waser, G. (Hrsg.): Kunst, Gestaltung und Therapie mit Kindern und Jugendlichen. Dokumentation zur 11. Jahrestagung der IGKGT an der Universität Bremen. Bremen, S. 153-183

(199) Richter, H.-G. (2000a): Die Kinderzeichnung. Entwicklung, Interpretation, Ästhetik. Berlin

(200) Richter, H.-G. (2000b): Kinderzeichnungen: individualistisch, zunehmend unkonventionell und mit Anzeichen für schwere Traumata. In: Kunst + Unterricht, 246/247, S. 81-84

(201) Richter-Reichenbach, K.-S. (1992): Identität und ästhetisches Handeln: präventive und rehabilitative Funktionen ästhetischer Prozesse. Weinheim

(202) Richter-Reichenbach, K.-S. (2004): Kunsttherapie. Bd. 2. Kunsttherapeutische Praxis. Münster

(203) Rixen, J. (2002): Pschosoziale Auswirkungen eines Herzfehlers im Langzeitverlauf nach chirurgischer Korrektur im Kindesalter. Aachen/ Mainz

(204) Rosendahl, W. (2005): Die Krankheit bewältigen. Familienorientierte Rehabilitation in der Kinderkardiologie. Herzblatt, Zeitschrift der deutschen Herzstiftung, 2, S. 2-6

(205) Rosendahl, W. (2007): Rehabilitation bei angeborenen und erworbenen Herzerkrankungen im Kindes- und Jugendalter (S2): In: Schmaltz, A. (Hrsg.): Leitlinien zur Diagnostik und Therapie in der pädiatrischen Kardiologie. München, S. 155-159

(206) Rubin, J. A. (1993): Kunsttherapie als Kindertherapie. Kinderbilder zeigen Wege zu Verständigung und Wachstum. Karlsruhe

(207) Rubin, J. A. (1991): Richtungen und Ansätze der Kunsttherapie: Theorie und Praxis. Karlsruhe

(208) Salber, W. (1958): Formen zeichnerischer Entwicklung. Zeitschrift für diagnostische Psychologie und Persönlichkeitsforschung, 1, S. 48-64

(209) Salewski, C. (2004): Chronisch kranke Jugendliche. Belastung, Bewältigung und psychosoziale Hilfen. München

(210) Sander, G. (1995): Über den Regenbogen. In: Elterninitiative herzkranker Kinder Köln e.V. (Hrsg.): Unser Herz - unser Leben. Leben mit einem Herzfehler. Langenfeld

(211) Scheidt-Nave, C./ Ellert, U./ Thyen, U./ Schlaudt, M. (2008): Versorgungsbedarf chronisch kranker Kinder und Jugendlicher. In: Bundesgesundheitsblatt-Gesundheitsforschung-Gesundheitsschutz, 6, S. 592-601

(212) Schemmel, H./ Schaller, J. (Hrsg.) (2003): Ressourcen. Ein Hand- und Lesebuch für die therapeutische Arbeit. Tübingen

(213) Schemmel, H./ Selig, D./ Janschek-Schlesinger, R. (2008): Kunst als Ressource in der Therapie. Tübingen

(214) Schickendantz, S./ Sticker, E./ Dordel, S./ Bjarnason-Wehrens, B. (2007): Bewegung, Spiel und Sport mit herzkranken Kindern. In: Deutsches Ärzteblatt, 3, S. 563-569

(215) Schipiek, G./ Cremers, S. (2003): Ressourcenorientierung und Ressourcendiagnostik in der Psychotherapie. In: Schemmel, H./ Schaller, J. (Hrsg.): Ressourcen. Ein Hand- und Lesebuch für die therapeutische Arbeit. Tübingen, S. 147-194

(216) Schmeer, G. (2003): Kunsttherapie in der Gruppe. Vernetzungen, Resonanzen, Strategeme. Stuttgart

(217) Schmidt, M. (2004): Wichtige psychische Störungen bei Kindern und Jugendlichen. In: Koletzko, B. (Hrsg.): Kinderheilkunde und Jugendmedizin. Berlin/ Heidelberg, S. 671-692

(218) Schmidt, S./ Thyen, U. (2008): Was sind chronisch kranke Kinder? Bundesgesundheitsblatt, Gesundheitsforschung, Gesundheitsschutz, 51, S. 585-591

(219) Schmitt, G. (1996): Selbsterleben und Krankheitsverarbeitung bei chronischen Erkrankungen im Kindes- und Jugendalter. In: Lehmkuhl, G. (Hrsg.): Chronisch kranke Kinder und ihre Familien. München, S. 65-77

(220) Schmitt, G./ Kammerer, E. (1996): Zusammenfassende Gedanken zu einer psychosozialen bzw. psychotherapeutischen Betreuung chronisch kranker Kinder und Jugendlicher sowie ihrer Familien. In: Schmitt, G./ Kammerer, E./ Harms, E. (Hrsg.): Kindheit und Jugend mit chronischer Erkrankung. Göttingen: Hogrefe, S. 93-109

(221) Schmitt, G./ Kammerer, E./ Harms, E. (Hrsg.) (1996): Kindheit und Jugend mit chronischer Erkrankung. Göttingen

(222) Schmitt, M./ Geise, B./ Holtmann, M. (2007): Sinnlos krank oder sinnerfüllt leben. Das Sinnerleben chronisch körperlich kranker Jugendlicher und junger Erwachsener. Göttingen

(223) Schneider, B. (2009): Narrative Kunsttherapie. Identitätsarbeit durch Bild-Geschichten. Ein neuer Weg in der Psychotherapie. Bielefeld

(224) Schneider, K./ Pickartz, A. (2004): Ein empiriegeleitetes Instrument zur Erfassung von Ressourcen bei Kindern und Jugendlichen und deren Familien. In: Petermann, F./ Schmidt, M. H. (Hrsg.): Qualitätssicherung in der Jugendhilfe. Neue Erhebungsverfahren und Ansätze der Praxisforschung. Basel/ Weinheim, S. 25-54

(225) Schottenloher, G. (1992): Kunst- und Gestaltungstherapie. Eine praktische Einführung. 3. Aufl., München
(226) Schuchardt, E. (2002): Warum gerade ich ...? Leben lernen in Krisen. Göttingen
(227) Schulze, C. (2008): Biografiearbeit und Biografieforschung in der Kunsttherapie. In: Hampe, R./ Stalder, P. B. (Hrsg.): Grenzüberschreitungen. Bewusstseinswandel und Gesundheitshandeln. Berlin, S. 303-318
(228) Schulze, C. (2003): Fantasiegeschichten im Fluss. Kunst und Unterricht, 12, S. 34-35
(229) Schulze, C. (2005): Konstruktion - Kommunikation - Therapie. Studien zur systemtheoretischen Grundlegung der Kunsttherapie. Köln
(230) Schulze, C. (2011): Zu den Vorhaben der AG "künstlerische Therapien" des DKPM für 2012. 32. In: Deutscher Fachverband für Kunst-/ Gestaltungstherapie (DKPM): Mitgliederrundbrief, 12, S. 18
(231) Schumacher, G. (2008): Obstruktionen im Bereich des linken Herzens. In: Schumacher, G./ Hess, J./ Bühlmeyer, K. (Hrsg.): Klinische Kinderkardiologie. Heidelberg, S. 164-240
(232) Schumacher, G./ Schreiber, R. (2008): Einführung. In: Schumacher, G./ Hess, J./ Bühlmeyer, K. (Hrsg.): Klinische Kinderkardiologie. 4. überarb. Aufl., Heidelberg, S. 3-10
(233) Schumacher, J./ Klaiberg, A./ Brähler, E. (Hrsg.) (2003): Diagnostische Verfahren zu Lebensqualität und Wohlbefinden. Göttingen
(234) Schuster, M. (2000): Kunstpsychologie. Kreativität- Bildkommunikation- Schönheit. Hohengehren
(235) Schwarz, H. (2011): Kunsttherapie und Krankheitsverarbeitung. In: Hampe, R./ Stalder, P. B. (Hrsg.): Multimodalität in den künstlerischen Therapien. Berlin, S. 281-293
(236) Sehringer, W. (1999): Zeichnen und Malen als Instrumente der psychologischen Diagnostik. Ein Handbuch. 2. Aufl., Heidelberg
(237) Seidel, C. (2007): Leitlinien zur Interpretation der Kinderzeichnung. Praxisbezogene Anwendung in Diagnostik, Beratung, Förderung und Therapie. Lienz/ Osttirol
(238) Seiffke-Krenke, I. (1995): Selbstkonzept und Körperkonzept bei chronisch kranken Jugendlichen. In: Wahn, U./ Szczepanski, R./ Bullinger, M. (Hrsg.): Chronisch kranke Kinder - Krankheitsbewältigung und Lebens-qualität. Böblingen, S. 23-52
(239) Seligman, M. E. (1995): The Effectiveness of Psychotherapy. The Consumer Reports Study. American Psychologist, 50 (12), S. 965-974
(240) Sharoff, K. (2007): Leben mit chronisch und unheilbaren Krankheiten. Krankheitsbewältigung durch kognitive Fertigkeiten. Bern
(241) Sinapius, P. (2007): Der Durchschnitt und der Einzelfall: Kunsttherapeutische Dokumentation zwischen Statistik und Poesie. In: Sinapius, P./ Ganß, M. (Hrsg.): Grundlagen, Modelle und Beispiele kunsttherapeutischer Dokumentation. Frankfurt (Main), S. 21-30
(242) Sinapius, P./ Ganß, M. (Hrsg.) (2007): Grundlagen, Modelle und Beispiele kunsttherapeutischer Dokumentation. Frankfurt (Main)
(243) Smith, E./ Grawe, K. (2003): Die funktionale Rolle von Ressourcenaktivierung für therapeutische Veränderungen. In: Schemmel, H./ Schaller, J. (Hrsg.): Ressourcen. Ein Hand- und Lesebuch für die therapeutische Praxis. Tübingen, S. 111-122
(244) Spätling, J. (2002): Funktion und Bedeutung der situativ anwesenden Eltern im kunsttherapeutischen Setting mit Kindern in psychosozialen Belastungssituationen, exemplarisch aufgezeigt in der Kunsttherapie mit kardiologisch erkrankten Kindern. Köln. Diplomarbeit
(245) Staroszynski, T. (2007): Der Nachvollzug der Bildentstehung als methodischer Ansatz zur Hypothesenbildung in der kunsttherapeutischen Forschung. In: Sinapius, P./ Ganß, M. (Hrsg.): Grundlagen, Modelle und Beispiele kunsttherapeutischer Dokumentation. Frankfurt (Main), S. 213-223
(246) Steil, E. (2002): Langzeitergebnisse nach Herzoperationen. In: Apitz, J. (Hrsg.): Pädiatrische Kardiologie. Erkrankungen des Herzens bei Neugeborenen, Säuglingen, Kindern und Heranwachsenen. Darmstadt, S. 757-770
(247) Steinbauer, M./ Taucher, J. (1997): Integrative Maltherapie. Wien
(248) Steinhausen, H.-C. (2006): Psychische Störungen bei Kindern und Jugendlichen. München
(249) Stern, A. (2003): Der Malort. 2. Aufl., Einsiedeln, Schweiz

(250) Sticker, E./ Schmidt, C./ Steins, G. (2003): Das Selbstwertgefühl chronisch kranker Kinder und Jugendlicher am Beispiel Adipositas und angeborener Herzfehler. Praxis der Kinderpsychologie und Kinderpsychiatrie (51), S. 17-34.

(251) Sticker, E. (2004): Sport macht Spaß- auch bei angeborenen Herzfehlern. Ergebnisse einer interdisziplinären Follow-Up Studie zur Entwicklungsoptimierung. Aachen

(252) Stöveken, U. (1987): Kunsttherapie mit Herzpatienten. In: Esser, P.: Psychologische Gruppentherapie im Rahmen der Rehabilitation von Herzpatienten. Erfahrungen - Praxismodelle - Entwicklungen. Stuttgart, S. 101-106

(253) Stuhler-Bauer, A./ Elbing, U. (2003): Die phänomenologische Bilderfassung: Ein kunsttherapeutisches Instrument. Zeitschrift für Musik-, Tanz- und Kunsttherapie, 14 (1), S. 32–46

(254) Theunissen, G. (1980): Ästhetische Erziehung bei Verhaltensauffälligen. Frankfurt (Main)

(255) Titze, D. (2008): Das gegenwärtige Produkt. Ein Plädoyer. In: Kunst/ Therapie. Zeitschrift für bildnerische Therapien, 2, S. 11-19

(256) Tüpker, R. (2002): Auf der Suche nach angemessenen Formen wissenschaftlichen Vorgehens in kunsttherapeutischer Forschung. In: Petersen, P. (Hrsg.): Forschungsmethoden künstlerischer Therapien. Stuttgart, Berlin, S. 95-109

(257) Uebin, A./ Gatzoulis, M./ von Kaisenberg, C./ Kramer, H.-H./ Strauss, A. (2008): Mutterschaft mit angeborenem Herzfehler. Deutsches Ärzteblatt (5), S. 348-354

(258) Universitätsklinik Köln (2013): Kinderkardiologie. http://www.uniklinik-herzzentrum.de/kinderkardiologie/die-kinderkardiologie. (Zugriff am 15. 02 2013)

(259) Universitätsklinik Ulm (2013): Pediatric Cardiac Quality of Life Inventory – deutsche Version (PCQLI-D) Universitätsklinik-Ulm, Kinder- und Jugendpsychiatrie. http://www.uniklinik-ulm.de/struktur/kliniken/kinder-und-jugendpsychiatriepsychotherapie/home/forschung/forschungsprojekte/pcqli-d.html (Zugriff am 20. Juni 2013)

(260) Ulmer, H. E./ Khalil, M./ Fischer, M./ Brockmeier, K. (2002): Angeborene Long-QT-Syndrome im Kindesalter: Klinische Präsentation und Behandlung. In: Herzschrittmachertherapie und Elektrophysiologie, 13 (3), S. 130-141

(261) Urban, K./ Jellen, H. (1995): Test zum schöpferischen Denken- zeichnerisch (TSD-Z): Manual. Frankfurt

(262) van der Mei, S. H./ von der Beek, J./ Dubowy, K. O. (2011): 30. Leitlinie pädiatrische Kardiologie: Familienorientierte Rehabilitation (FOR) bei Herz- und Kreislauferkrankungen im Kindes- und Jugendalter und spezielle Rehabilitation im Jugend- und jungen Erwachsenenalter (JEMAH-Patienten): http://www.kinderkardiologie.org/Leitlinien (Zugriff am 28. März 2012)

(263) Viehhauser, R. (2000): Förderung salutogener Ressourcen. Entwicklung und Evaluation eines gesundheitspsychologischen Trainingsprogramms. Regensburg

(264) Völker, S. (2008): Weltenwanderer- Handeln in Übergangssituationen. In: Titze, D. (Hrsg.): Aus der Mitte. Die Kunst der Kunsttherapie. Dresden, S. 68-73

(265) Vogt-Hillmann, M. (2002): Ressourcen- und Kompetenzsterne in der Diagnostik von Kindern und Jugend-lichen. In: Vogt-Hillmann, M./ Burr, W. (Hrsg.): Lösungen im Jugendstil. Systemisch-lösungsorientierte kreative Kinder- und Jugendlichentherapie. Dortmund, S. 123-149

(266) Volmer, T. (1995): Messung der Lebensqualität bei asthmatischen Kindern im Rahmen klinischer Studien. In: Wahn, U./ Szczepanski, R./ Bullinger, M.: Chronisch kranke Kinder. Krankheitsbewältigung und Lebens-qualität. Stuttgart, S. 63-82

(267) von Ancken, M. (1997): Kunsttherapeutische Begleitung herzkranker Kinder auf der Kinder-Herz-Station des Universitätsklinikum Eppendorf (UKE) in Hamburg. In: Lawrenz-Wolf, B./ Stork, K. (Hrsg.): Rund ums Herz. Fortbildungsveranstaltung für Mitarbeiter von kinderkardiologischen Kliniken und Kinder-Herz-Zentren sowie Elterninitiativen für herzkranke Kinder. Bad Oyenhausen, S. 13-19

(268) von Hagen, C./ Schwarz, H. P. (2009): Psychische Entwicklung bei chronischer Krankheit im Kindes- und Jugendalter. Stuttgart

(269) von Spreti, F. (1999): „Halte mich, Mutter Tod" Die Bedeutung von Tod und Sterben im Erleben eines schizophrenen Mädchens. In: Hampe, R./ Ritschl, D./ Waser, G. (Hrsg.): Kunst, Gestaltung und Therapie mit Kindern und Jugendlichen. Bremen, S. 333-341

(270) Wagner, M. (2003): Kreativität und Kunst. In: Berka, W./ Brix, E./ Smekal, C. (Hrsg.): Woher kommt das Neue? Kreativität in Wissenschaft und Kunst. Wien, S. 51-84

(271) Wahn, U./ Szczepanski, R./ Bullinger, M. (Hrsg.) (1995): Chronisch kranke Kinder. Krankheitsbewältiung und Lebensqualität. Stuttgart

(272) Wahrig-Burfeind, R. (2004): Wahrig- Fremdwörterlexikon. 5. überarb. Aufl., Gütersloh/ München

(273) Warschburger, P. (2000): Chronisch kranke Kinder und Jugendliche. Psychosoziale Belastungen und Bewältigungsanforderungen. Göttingen

(274) Weiler, R. (2006): Kunsttherapeutische Interventionen bei kurzen stationären Aufenthalten, exemplarisch aufgezeigt am Beispiel der Kinderkardiologie. Köln. Diplomarbeit

(275) Weiß, C. (2010): Basiswissen medizinische Statistik. 5. Aufl., Heidelberg

(276) Wellendorf, E. (1990): Kreativität in der Arbeit mit sterbenskranken Kindern. Musik-, Tanz- und Kunsttherapie 4, S. 205-215

(277) Wellendorf, E. (1993): Mit dem Herzen eines anderen leben? Die seelischen Folgen der Organtransplantation. Zürich

(278) Wellendorf, E. (2008a): Transplantation als mehrfache Grenzüberschreitung. In: Hampe, R./ Stalder, P. B.: Grenzüberschreitungen. Bewusstseinswandel und Gesundheitshandeln. Berlin, S. 351-362

(279) Wellendorf, E. (2008b): Ethisch Aspekte der Organtransplantation. Die unterschiedlichen Bilder der Hightech-medizin und ihrer Patienten. In: Martius, P./ von Spreti, F./ Henningsen, P. (Hrsg.): Kunsttherapie bei psychosomatischen Störungen. München, S. 364-367

(280) Wernovsky, G. (2006): Current insight regarding neurological and developemental abnormalities in children and young adults with complex cardiac disease. In: Cardiology in The Young, S. 92-104

(281) West, C./ Rosendahl, W. (2005): Evaluation des familienorientierten Behandlungskonzeptes Abschlussbericht. Tannheim

(282) WHO (1986): Ottawa Charta zur Gesundheitsförderung 1986, http://www.euro.who.int/__data/assets/pdf_file/0006/129534/Ottawa_Charter_G.pdf. (Zugriff am 11.03.2011)

(283) WHO (2005): Internationale Klassifikation der Funktionsfähigkeit, Behinderung und Gesundheit. Genf

(284) WHO (1986): Ottawa Charter for Health Promotion. First International Conference on Health Promotion. Ottawa

(285) Wichelhaus, B. (1997): Der kreative Aufbau von Bedeutungen durch Malen und Zeichnen im Kindesalter. In: Bayer, V. (Hrsg.): Festschrift für E. Walther zum 75. Geburtstag (wissenschaftliche Gesellschaft für Semiotik): Baden-Baden

(286) Wichelhaus, B. (1989): Die Kinderzeichnung, eine nonverbale Artikulationsform- Ursprung und Genese. In: Schuster, M./ Woschek, B. P. (Hrsg.): Nonverbale Kommunikation durch Bilder. Göttingen

(287) Wichelhaus, B. (1999): Gemeinsame Bilder- als nonverbaler ästhetischer Dialog in der Kindertherapie. In: Hampe, R./ Ritschl, D./ Waser, G. (Hrsg.): Kunst, Gestaltung und Therapie mit Kindern und Jugendlichen. Bremen, S. 349-356

(288) Wichelhaus, B. (2000a): Kunsttherapie als Kindertherapie. In: Wichelhaus, B. (Hrsg.): Kunsttherapie in der Heilpädagogik. Köln, S. 17-30

(289) Wichelhaus, B. (2000b): Zur therapeutischen Bedeutung der Kinderzeichnung. In: Kunst + Unterricht 246/247, S. 75-76

(290) Wichelhaus, B. (2001): Formative Evaluation- Kunsttherapie in neuen Anwendungsbereichen. In: Bertolaso, Y. (Hrsg.): Musik-, Kunst- und Tanztherapie. Qualitätsanforderungen in den künstlerischen Therapien. Münster, S. 249-260

(291) Wichelhaus, B. (2003): Bildnerische Repräsentation von Angst als Ausdruck traumatischer Erfahrungen bei Kindern. In: Hampe, R./ Martius, P./ Reiter, A./ Schottenloher, G./ von Spreti, F. (Hrsg.): Trauma und Kreativität. Therapie mit künstlerischen Medien. Bremen, S. 289-296

(292) Wichelhaus, B. (2003b): Fantasiereisen- Fantasiegeschichten. Kunst und Unterricht 12, S. 4-11

(293) Wichelhaus, B. (2005): Zur Bedeutung der Kunsttherapie bei Kindern und Heranwachsenden in der Kinderkardiologie. In: Gesellschaft für Kunst, Gestaltung und Therapie (IGKGT/IAACT): Mitteilungsblatt 2

(294) Wichelhaus, B. (2006): Diagnostizieren. Kunst und Unterricht, 307/308, S. 2-14

(295) Wichelhaus, B. (2007): Formative Evaluation in der Kunsttherapieforschung. In: Sinapius, P./ Ganß, M. (Hrsg.): Grundlagen, Modelle und Beispiele kunsttherapeutischer Dokumentation. Frankfurt (Main), S. 179-186

(296) Wichelhaus, B. (2008a): Geschichte der Kunsttherapie. In: De Smit, P. (Hrsg.): Seitenweise - 40 Jahre Fachhochschule Ottersberg. Fachhochschule Ottersberg, S. 20-29

(297) Wichelhaus, B. (2008b): Zeichentest in der Evaluation kunsttherapeutischer Prozesse. Musik-, Tanz- und Kunsttherapie 19 (2), S. 70-75

(298) Wichelhaus, B. (2009): Entwicklung der Kreativität im Kindesalter. Modelle, Ansätze und Richtungen. Kunst + Unterricht 331/332, S. 37-43

(299) Wichelhaus, B. (2010): Die Kinderzeichnung als Medium ästhetischer Erfahrung und therapeutischer Kommunikation. In: Sinaupius, P./ Wendlandt-Baumeister, M./ Niemann, A./ Bolle, R. (Hrsg.): Bildtheorie und Bildpraxis in der Kunsttherapie. Frankfurt (Main), S. 223-237

(300) Wichelhaus, B. (2010b): Die Kinderzeichnung. Grundlagen diagnostischer Betrachtungen- Möglichkeiten und Grenzen schulischer Anwendung. In: Kirchner, C./ Kirschenmann, J./ Miller, M. (Hrsg.): Kinderzeichnung und jugendkultureller Ausdruck. München, S. 255-268

(301) Wichelhaus, B. (2011): Kunsttherapie in der Kindertherapie. In: Gruber, H./ Wichelhaus, B. (Hrsg.): Kunst-therapie mit Kindern und Jugendlichen. Aktuelle Bezüge aus Kliniken und sozialen Anwendungdsfeldern. Berlin, S. 9-30

(302) Widlöcher, D. (1984): Was eine Kinderzeichnung verrät. Methode und Beispiele psychoanalytischer Deutung. Frankfurt (Main)

(303) Wiegelmann-Bals, A. (2009): Die Kinderzeichnung im Kontext der neuen Medien. Eine qualitativ-empirische Studie von zeichnerischen Arbeiten zu Computerspielen. Oberhausen

(304) Winnicott, D. W. (1997): Vom Spiel zur Kreativität. 9. Aufl., Stuttgart

(305) Winnicott, D. W. (2006): Die therapeutische Arbeit mit Kindern. Die Technik des Squiggle oder Kritzelspiels. Karlsruhe

(306) Wohler, D. (2013): Kunsttherapie bei Störungen des Sozialverhaltens unter besonderer Berücksichtigung der Aufmerksamkeitsdefizit-/ Hyperaktivitätsstörung (ADHS): Berlin

(307) Wolski, M. (2009): Bedeutung der Regression bie onkologischen Erkrankungen im Kindes- und Jugendalter aus kreativitätstheoretischer und kunsttherapeutischer Sicht. Berlin

(308) Wünderich, R. (2008): Kunsttherapie mit Kindern und Jugendlichen in der Transplantationsmedizin. In: Martius, P./ von Spreti, F./ Henningsen P. (Hrsg.): Kunsttherapie bei psychosomatischen Störungen. München, S. 367-372

(309) Wurst, E./ Herzle, M./ Fuiko, R./ Hajszan, M./ Katkhouda, C./ Kieboom, A./ Schubert, M. T. (2002): Zur Lebensqualität chronisch kranker und psychisch auffälliger Kinder. In: Zeitschrift für Kindes- und Jugendpsychiatrie und Psychotherapie 30 (1), S. 21-28

(310) Zwingmann, C./ Wirtz, M. (2005): Regression zur Mitte. In: Rehabilitation, 44, S. 244-251

V. Abbildungsverzeichnis

Abbildung 1 Anatomie und Blutstrom des gesunden Herzens (Asfour, 2006, S. 11) 14

Abbildung 2 Signifikante Befunde (N = 230) für herzkranke Heranwachsende in den Komponenten der gesundheitsbezogenen Lebensqualität und im familiären Bereich (Sticker, 2004, S. 84) 46

Abbildung 3 Prozessmodell zur Bewältigung einer chronisch körperlichen Erkrankung (vgl. Noecker und Petermann, 2008, S. 520) 49

Abbildung 4 Ausgangssituation psychosozialer Maßnahmen bei chronisch-körperlichen Erkrankungen (vgl. Schmitt und Kammerer, 1996, S. 94-95) 52

Abbildung 5 Entwicklungsmodell zur Kinderzeichnung (vgl. Richter, 2000a, S. 20-77) 74

Abbildung 6 Zielsetzungen eines kunsttherapeutischen Konzeptes für die Ambulanz herzkranker Kinder 114

Abbildung 7 Planungs- und Organisationsstruktur eines kunsttherapeutischen Behandlungsrahmens für die kinderkardiologische Ambulanz 124

Abbildung 8 Gründe für Absagen (N = 46) mit Angaben nach prozentualer Häufigkeit 130

Abbildung 9 Differenzierung der vier Subkategorien von „Bildmotiv als psychisches Motiv" in der Untersuchungsgruppe (absolute Gesamtsumme Kodierungen dieser Kategorie N = 166) 153

Abbildung 10 (a-c): Hobbies: a. Malen, Sabine, 7 J.; b. Lesen, Tina, 15 J.; c. Musik und Ballett, Susanne 13 J.; d. Musikhören, Vanessa, 13 J. 154

Abbildung 11 (a-c): Besondere Interessen und besonderes Wissen: a. Wikingerschiff aus "Wikkie und die starken Männer", Lukas, 7 J.; b. Pferde und Natur, Tina, 15 J.; c. ägyptische Pyramide mit Anubis, Tobias, 8 J. 155

Abbildung 12 (a-c): Helfer, Helden, „Glücksfiguren" I: a. Löwe, Sarah, 8 J.; b. Pippi Langstrumpf, Tobias, 9 J.; c. Glücksschwein, Sabine, 7. 155

Abbildung 13 (a-c): Helfer, Helden, „Glücksfiguren" II: a. Engel, Sarah, 8 J.; b. Einhorn, Tina, 15 J.; c. Nils Holgersson, Tobias, 8 J. 155

Abbildung 14 (a-b): Thema Versorgung I: a. Pizza und Wiese, Susanne, 13 J.; b. hungriges Vogelbaby, Sabine, 7 J. 156

Abbildung 15 (a-b): Thema Versorgung II: a. Dino mit Nahrung, Toilette und Fernsehen; b. Wohnung für Dino mit Kochsendung im Fernsehen, Tobias, 8 J. 156

Abbildung 16 (a-c): Thema freundschaftliche Beziehungen I: a. Das bin ich mit meinem Pflegepferd, Tina, 15 J.; b. Mensch mit Hund, Tobias, 8 J.; c. Wasserballspiel mit einer Freundin, Sabine, 7 J. 157

Abbildung 17 (a-c): Thema freundschaftliche Beziehungen II: a. Mit einem Freund beim Fußballspielen, Lukas, 7 J.; b. Mit Papa beim Fußballspielen, Sabine, 7 J.; c. zwei befreundete Dinos, Tobias, 8 J. 157

Abbildung 18 (a-c): Der Körperumriss als Außerirdischer ausgestaltet: a. Sarah, 8 J.; b. Tobias, 8 J.; c. Luise, 5 J. 157

Abbildung 19 „Der Dino ist krank, er hat Bakterien im Bauch. Seine Freunde wollen mit ihm spielen", Sabine, 7 J. 158

Abbildung 20 (a-c): „Der Baum im Wetter": a. Sarah, 8 J.; b.; Tobias, 8 J.; c. Vanessa, 13 J. 159
Abbildung 21 „Der Baum im Wetter", Sabine, 7 J. 159
Abbildung 22 (a-f): „Kranker T-Rex wird geheilt", Sabine, 7 J. 160
Abbildung 23 (a-c): Bedrohung, Not, Gefahr I: a. Schiff auf einer riesigen Welle; b. und c. "Das bin ich"; Mädchen unter einer fleischfressenden Pflanze, Sarah, 8 J. 161
Abbildung 24 (a-c): Bedrohung, Not, Gefahr II: Von links nach rechts: a. Monster in der Geisterbahn; b. Schloss, in dem ein gruseliger Film läuft; c. Monster, die Angst haben, weil sie zu viel sehen, Sabine, 7 J. 162
Abbildung 25 (a-c): Bedrohung, Not, Gefahr III: Unter Beschuss von Raumschiffen, Tobias, 8 J. 163
Abbildung 26 Bildmotiv als psychisches Motiv differenziert nach Subkategorien, Verteilung innerhalb der Einzelfälle 163
Abbildung 27 Bildmotiv als psychisches Motiv im Therapieverlauf (1. - 20. Sitzung) 164
Abbildung 28 Differenzierung der 6 Subkategorien von „Emotionalität" in der Untersuchungsgruppe (absolute Gesamtsumme Kodierungen in dieser Kategorie N = 159) 165
Abbildung 29 (a-d): Prozessorientiertes Gestalten; jeweils ohne Titel: a. Tobias, 8 J.; b. Sarah, 8 J.; c. Tobias, 8 J.; d. Luise, 5 J. 166
Abbildung 30 (a-c): Überkompensation: a. Wenn ich ein Tier wäre, Sarah, 8 J.; b. ohne Titel, Sabine, 7 J.; c. ohne Titel, Sabine, 7 J. 166
Abbildung 31 (a-c): Negative Stimmung mit externalisierender Tendenz: a. Rot übermalter Dino mit gefletschten Zähnen, Tobias, 8 J.; b. Kanonenkugel, Lukas, 7 J.; c. „Riese, der einem auf den Kopf kackt", Sabine, 7 J. 167
Abbildung 32 (a-b): Negative, internalisierende Stimmung: a. „Wenn ich ein Tier wäre", Caroline, 7 J.; b. Einsamkeit, Tina, 15 J. 168
Abbildung 33 (a-c): Expressiv, energetische Tendenz: a. Haus für den Dino, Vorderseite, Tobias, 8 J.; b. Der rote Funke, Tina, 15 J.; c. Haus mit Mutter und Bruder, Lukas, 7 J. 168
Abbildung 34 (a-c): Freudig belebte Tendenz: a. Bunte Schneeflocken, Luise, 5 J.; b. ohne Titel, Susanne, 13 J.; c. Pippi Langstrumpf, Tobias, 8 J. 169
Abbildung 35 Emotionalität differenziert nach Subkategorien, Verteilung innerhalb der Einzelfälle 170
Abbildung 36 (a-c): Wechsel der Stimmungsqualität innerhalb einer Sitzung, Tobias, 8 J. 170
Abbildung 37 (a-c): Wechsel der Stimmungsqualitäten innerhalb einer Stunde, Sarah, 8 J. 171
Abbildung 38 „Emotionalität" im Therapieverlauf (1. - 20. Sitzung) 172
Abbildung 39 Differenzierung der zwei Subkategorien von „Selbstwert" in der Untersuchungsgruppe (absolute Gesamtsumme der Kodierungen in dieser Kategorie N =56) 174
Abbildung 40 Selbstwert differenziert nach Subkategorien, Verteilung innerhalb der Einzelfälle 175

Abbildung 41 (a-c): von links nach rechts: a. Das bin ich I: Klettergerüst; b. Entwurf Nikolaus; c. zweite Gestaltung Nikolaus, Caroline, 7 J. 175
Abbildung 42 Der Baum im Wetter als kleine Pflanze und wenn er groß ist, Caroline, 7 J. 176
Abbildung 43 (a-b): a. Herz; b. Materialerprobung; c. Das bin ich II, Caroline, 7 J. 177
Abbildung 44 Freiwillige, zweite Zeichnung im Anschluss an den Menschzeichentest (ZEM), Tobias, 8. J. 178
Abbildung 45 Selbstwert im Therapieverlauf (1. - 20. Sitzung) 179
Abbildung 46 Differenzierung der Subkategorien von „Kreativität" in der Untersuchungsgruppe (absolute Gesamtsumme Kodierungen in dieser Kategorie N =126) 181
Abbildung 47 (a-c): Originalität: Expression und Ausdruck: a. Wunderwald, Sarah, 8 J.; b. Wenn ich ein Tier wäre, wär ich ein Dino, Tobias, 8 J.; c. Achterbahn, Lukas, 7 J. 182
Abbildung 48 (a-c): Originalität: Idee und Thema: a. Fantasiehaus; b. Haus für Dino: Hinteransicht mit Kochshow, Tobias, 8 J.; c. Haus für Dino: Vorderansicht, Tobias, 8 J. 182
Abbildung 49 (a-d): Originalität: Emotional affektive Thematik: a. Schiff auf einer Welle, Sarah, 8 J.; b. Dino mit Bauschmerzen und Freunde, die mit ihm spielen wollen, Sabine, 7 J.; c. Ich und mein Pflegepferd, Tina, 15 J.; d. Die Frau muss pinkeln, Sabine, 7 J. 182
Abbildung 50 (a-c): Originalität: Materialbenutzung: a. Schatzkiste, Luise, 5 J.; b. „Sprenkelbild", Vanessa, 13 J.; c. Becherstempel, Lukas, 7 J. 182
Abbildung 51 (a-c): Originalität: Humor/ Ironie: a. Aus Fingerabdruck wird ein Huhn, Sabine, 7 J.; b. Körperumrissgestaltung: Außerirdischer, Luise, 5 J.; c. Körperumrissgestaltung: Außerirdischer, Sarah, 8 J. 183
Abbildung 52 (a-b): Flexibilität: a. Aus Gekritzel wird ein Baum mit Vogelmama und Vogelkind; b. Aus einem unabsichtlich entstandenen Fleck wird eine Palme mit Dinosaurier, Sabine, 7. J. 183
Abbildung 53 (a-d): Von schematischen Formen (a, b) zu fantasievollen Gestaltungen (c, d), Vanessa, 13 J. 184
Abbildung 54 (a-c): Elaboration. a. Einhorn. Tina, 15 J.; b. Landschaft. Susanne, 13 J.; c. Eule. Susanne, 13 J. 185
Abbildung 55 Kreativität differenziert nach Subkategorien, Verteilung innerhalb der Einzelfälle 185
Abbildung 56 Veränderungen künstlerisch-kreativer Fähigkeiten im Therapieverlauf (1. - 20. Sitzung) 186
Abbildung 57 (a-d): Entwicklungsverlauf auf der Farb- und Motivebene, Lukas, 7 J. 187
Abbildung 58 Differenzierung der 4 Subkategorien von „soziale Kompetenzen" in der Untersuchungsgruppe (Kodierungen sozialer Kompetenzen Gesamt N = 122) 188
Abbildung 59 (a-c): Vermeidendes Gestaltungsverhalten durch Zurückhaltung in Raumnutzung und Farbigkeit geprägt 189
Abbildung 60 (a-c): Vermeidendes Gestaltungsverhalten durch Abgrenzung in Gruppengestaltungen 189

Abbildung 61	(a-c): Angreifendes Verhalten durch Übermalungen oder aggressive (beleidigende) Inhalte in Gruppengestaltungen	190
Abbildung 62	(a-h): Aufeinander zugehen durch bildliche Bezugnahme	190
Abbildung 63	(a-c): Annäherung und Begegnung in Gruppenbildern	191
Abbildung 64	(a-c): Verschmelzende und integrierende Gruppengestaltungen	192
Abbildung 65	Soziale Kompetenzen im Therapieverlauf (1. - 20. Sitzung)	192
Abbildung 66	Differenzierung soziale Kompetenz, Verteilung innerhalb der Einzelfälle	193
Abbildung 67	Alle Kategorien des Ausdrucksverhaltens anteilig an der Gesamtkodierung eines Kindes	195

VI. Tabellenverzeichnis

Tabelle 1	Überblick der acht häufigsten Herzfehler Definition, Symptome (vgl. Albus, 2007, S. 27-38; Hausdorf & Kramer, 2004, S. 374-392) und Behandlungsweisen (vgl. Sticker, 2004, S. 16-17)	18
Tabelle 2	Long QT Syndrom, unterbrochener Aortenbogen: Definition, Symptome und medizinische Behandlungsweise	19
Tabelle 3	Gruppierung kardiologischer Erkrankungen nach Schweregrad und deren Auswirkungen (vgl. Schickendantz et al., 2007, S. 568)	26
Tabelle 4	Rekrutierung der Probanden für die Stichprobenuntersuchung	129
Tabelle 5	Einteilung der Untersuchungsgruppe nach Schweregrad der Herzerkrankung bzw. der postoperativen Befunde	132
Tabelle 6	Anzahl und Dauer von Krankenhausaufenthalten der Untersuchungsgruppe (N = 8, ohne Geschwisterkinder)	132
Tabelle 7	Operationszeitpunkt der Kinder in der Untersuchungsgruppe (N = 8 (+1))	133
Tabelle 8	Erkrankungs- und behandlungsspezifische Faktoren in Korrelation mit dem Entwicklungsstand (gemessen anhand von Menschzeichnungen mit dem Auswertungssystem von Entwicklungsmerkmalen nach Koppitz, 1972)	135
Tabelle 9	Erhebungsinstrumente im Überblick	137
Tabelle 10	Fragebogen zur gesundheitsbezogenen Lebensqualität (KINDL-R)- Eltern- und Kinderversionen entsprechend der Altersgruppen (Ravens-Sieberer & Bullinger, 2000)	142
Tabelle 11	Kodiersystem zur Bild- und Prozessanalyse des Ausdrucksverhaltens	152
Tabelle 12	Wahl von Bildinhalten in Abhängigkeit von der Organisationsstruktur des Settings	154
Tabelle 13	Fünf häufigste Überschneidungen zwischen Selbstsicherheit und anderen Kategorien	173
Tabelle 14	Fünf häufigste Überschneidungen zwischen Unsicherheiten und anderen Kategorien	174
Tabelle 15	Tobias, 8 J., Menschzeichnung I und II	197
Tabelle 16	Luise, 5 J., Menschzeichnung I und II	198
Tabelle 17	Sarah, 8 J., Menschzeichnung I und II emotionale Faktoren	199
Tabelle 18	Sabine, 7 J., Menschzeichnung I und II	200
Tabelle 19	Lukas, 7 J., Menschzeichnung I und II	202
Tabelle 20	Caroline, 7 J., Menschzeichnung I und II	203
Tabelle 21	Emotionale Faktoren in den Menschzeichnungen I und II der Stichprobe und assoziierte Belastungsfaktoren (nach Koppitz, 1972)	205
Tabelle 22	Veränderungen der Mediane der Subkategorien im Vergleich der Angaben aus der Elternversion und den Kindern ab 7 Jahre in der Reihenfolge der höchsten bis niedrigsten Zunahmen der Werte.	211

VII. Anhang

Verzeichnis der Anhänge

Anhang 1	Informationsschreiben an Eltern chronisch herzkranker Kinder zur ambulanten Kunsttherapie	258
Anhang 2	Poster Kunstatelier	261
Anhang 3	Einverständniserklärungen (Eltern, Kinder)	262
Anhang 4	Anamnestischer Fragebogen	263
Anhang 5	Fragebogen zur gesundheitsbezogenen Lebensqualität, Kiddy-KINDL-R (4-7 Jahre), Kinderversion (Ravens-Sieberer & Bullinger, 2000))	265
Anhang 6	Fragebogen zur gesundheitsbezogenen Lebensqualität, Kiddy-KINDL-R (4-7 Jahre), Elternversion (Ravens-Sieberer & Bullinger, 2000)	267
Anhang 7	Fragebogen zur gesundheitsbezogenen Lebensqualität, Kid-KINDL-R (8-12 Jahre), Kinderversion (Ravens-Sieberer & Bullinger, 2000)	269
Anhang 8	Fragebogen zur gesundheitsbezogenen Lebensqualität, Kid-KINDL-R (8-12 Jahre), Elternversion (Ravens-Sieberer & Bullinger, 2000)	271
Anhang 9	Fragebogen zur gesundheitsbezogenen Lebensqualität, Kiddo-KINDL-R (13-16 Jahre), Kinderversion (Ravens-Sieberer & Bullinger, 2000)	273
Anhang 10	Leitfaden Abschlussinterview Eltern und Kinder	275
Anhang 11	„Erwartete und außergewöhnlich Merkmale im Zeichne-einen-Menschen-Test von Jungen und Mädchen im Alter von 5 bis 12 Jahren" (Koppitz, 1972)	276
Anhang 12	KINDL-R analytische Statistik Vergleich erste und zweite Erhebung (a vs. b) Wilcoxon Test	277
Anhang 13	Ergebnisse des KINDL-R im Vergleich zu den Referenzwerten, Einzelfallanalyse	278
Anhang 14	Emotionale Faktoren nach Koppitz (1972)	279
Anhang 15	Die Geschichte vom Baum im Wetter	280
Anhang 16	Anzahl aller Primärdokumente (Fotos von Gestaltungen) und Kodierungen in der Untersuchungsgruppe am Einzelfall	282

Anhang 1 Informationsschreiben an Eltern chronisch herzkranker Kinder zur ambulanten Kunsttherapie

http://www.herzzentrum-koeln.de

Direktor:
Prof. Dr. Konrad Brockmeier

Uniklinik Köln | Kinderkardiologie
50924 Köln, Germany

Frau Dr. S. Schickendantz

http://www.herzzentrum-koeln.de

Kerpener Str. 62
50924 Köln

Frau Dipl. Heilpäd. Ria Kortum
Telefon:

Köln, 12. Mai 2009

Einladung zur
Informationsveranstaltung: *Ambulante Kunsttherapie mit herzkranken Kindern*
am 23.06.2009 um 19 Uhr
Hörsaal der (alten) Kinderklinik, Gebäude 26, Universitätsklinik zu Köln

Liebe Eltern,

Kunsttherapie bedeutete Entspannung, Kommunikation, Kreativität, Freude, Aktion und neue Erfahrungen. Sie bietet damit als eine „Krankengymnastik für die Seele" die Möglichkeit Fähigkeiten zur Annahme und Bewältigung von Herausforderungen zu fördern, die Verarbeitung von Erlebnissen zu unterstützen, Positives zu erleben und damit das Kind allgemein zu stärken.

Auf der kinderkardiologischen Station des Herzzentrum Kölns wird bereits seit vielen Jahren mit Unterstützung der „Elterninitiative herzkranker Kinder Köln e.V", des „Vereines der Freunde und Förderer des Herzzentrums an der Universität zu Köln e. V"., sowie der „Kroschke Stiftung für Kinder" Kunsttherapie angeboten, um eine Unterstützung und Entlastung während der Herausforderungen rund um einen Krankenhausaufenthalt zu geben. Seit 2005 wird dies von mir durchgeführt. Ich habe so bereits viele intensive Kontakte zu Kindern und Eltern auf der Station herstellen können. Diese Erfahrungen, sowie positive Rückmeldungen von Stationspersonal, Eltern und Kindern haben das Interesse auch der behandelnden Ärzte geweckt, das Angebot zur Kunsttherapie mit herzkranken Kindern noch weiter auszubauen.

Im Sommer 2009 startet daher wiederum mit finanzieller Unterstützung der „*Kroschke Stiftung für Kindern*" und des „*Förderverein Herzzentrum Köln e.V.*" ein Projekt zur ambulanten Kunsttherapie mit herzkranken Kindern.
In Kleingruppen von max. 5 Kindern, können diese über die Dauer von 5-6 Monaten einmal in der Woche für je zwei Stunden an diesem Angebot teilnehmen. Im Rahmen der Kunsttherapie können Kinder künstlerische Verfahren und Techniken erlernen, ihre Kreativität ausbauen, neue Erfahrungen sammeln, sich aktiv erleben, sich über die Bilder mitteilen und andere herzkranke Kinder kennenlernen. Am Ende dieser Zeit werden gemeinsam mit den Kindern Bilder ausgewählt und zu einer Ausstellung organisiert, zu der auch Sie als Eltern herzlich eingeladen sein werden. Im Rahmen einer Forschungsarbeit werden abschließend alle Erfahrungen des Angebotes zusammengetragen um die Kunsttherapie-, vor allem für den Bereich der Kinderkardiologie, weiterzuentwickeln.

Wir laden Ihr Kind herzlich ein, dieses Angebot wahrzunehmen und würden uns freuen, wenn Sie am 23.06.2009 um 19 Uhr, im Hörsaal der Kinderklinik an einer Informationsveranstaltung zu Inhalt und Ablauf des Projektes teilnehmen würden. Gerne können Sie auch Ihr Kind/ ihre Kinder mitbringen.
Zur Planung des Projektes bitten wir Sie das Beiblatt zur Rückantwort bis zum 10.6.2009 an uns zurück zu senden.

Herzliche Grüße,

Frau Dipl. Heilpäd. Ria Kortum Frau Dr. S. Schickendantz

Rückantwort bitte bis zum *10.06.2009*
per Fax an: *Frau Dr. S. Schickendantz*, Fax: 0221 478 326 46

oder per Post an:

An die
Klinik und Poliklinik für Kinderkardiologie
Universitätskliniken Köln
Herzzentrum
Josef-Stelzmann Str. 9
50924 Köln

Name: _____ Tel.: _____

Name, Alter des Kindes: _____ E-Mail: _____

– _____ Anschrift: _____

– _____

☐ Ich/ Wir sind an dem kunsttherapeutischem Angebot interessiert und nehmen gerne (☐ mit ☐ ohne unseren Sohn/ unsere Tochter) an der Informationsveranstaltung teil.

☐ Ich/ Wir sind an dem kunsttherapeutischem Angebot interessiert, haben am 23.6.2009 jedoch leider keine Zeit an der Informationsveranstaltung teilzunehmen.

☐ Ich/ Wir sind generell nicht an dem kunsttherapeutischem Angebot interessiert und nehmen daher nicht an der Informationsveranstaltung teil.

Datum, Unterschrift

Anhang 2 Poster Kunstatelier

Kunsttherapie ist in besonderer Weise geeignet, persönliche Fähigkeiten wahrzunehmen und zu aktivieren. Positive sinnliche Erfahrungen können gemacht werden. Darüber hinaus bietet Kunsttherapie auch Möglichkeiten, durch symbolische Formen der Darstellung die Verarbeitung von Belastungen und Problemen zu unterstützen.

K_UN_ST - A_TEL'E_R für herzkranke Kinder

Auf der kinderkardiologischen Station des Herzzentrums Köln wird bereits seit vielen Jahren Kunsttherapie als „Krankengymnastik für die Seele" angeboten, um eine Unterstützung und Entlastung während eines Krankenhausaufenthaltes zu geben. Dieses Angebot wird nun erstmalig auch auf den ambulanten Bereich ausgeweitet. Im *Sommer 2009* startet das Projekt

„Kunst-Atelier für herzkranke Kinder-
Ambulante Kunsttherapie im Herzzentrum Köln".

In Kleingruppen von max. 5 Kindern/ Jugendlichen, findet das Kunst-Atelier über die Dauer von etwa 5-6 Monaten, für wöchentlich je zwei Stunden statt. Dieses Angebot ist für alle Teilnehmer kostenlos.

Finanziert wird die Kunsttherapie in der Kinderkardiologie des Herzzentrums Köln von der *Kroschke Stiftung für Kinder e.V.*, dem Förderverein Herzzentrum Köln e.V. sowie von der Elterninitiative herzkranker Kinder Köln e.V.

Kontakt: Frau Dipl. Heilpäd. Ria Kortum
Mail:
Tel:

Während des Kunst-Ateliers werden Künstlerische Materialien zum Malen, Zeichnen und für die plastische Gestaltung etc. zur Verfügung gestellt. Gemeinsam mit anderen betroffenen Kindern können herzkranke Kinder nach eigenen Ideen und gemeinsamen Themen kreativ werden. Zum Abschluss wird zusammen mit allen Kleingruppen eine Ausstellung organisiert. Erfahrungen des Angebotes werden in einer Forschungsarbeit zusammengetragen.

Anhang 3 Einverständniserklärungen (Eltern, Kinder)

Einverständniserklärung K̲U̲N̲S̲T̲A̲T̲E̲L̲I̲E̲R̲ ELTERN

zur Teilnahme meines Kindes am K̲U̲N̲S̲T̲A̲T̲E̲L̲I̲E̲R̲ für herzkranke Kinder, sowie der wissenschaftlichen Auswertung des Verlaufs desselben

Hiermit bestätige ich,
dass mein Sohn/ meine Tochter _____
ab dem _____ regelmäßig _____ von 16-17:30h am Kunstatelier für herzkranke Kinder teilnimmt.

☐ Ich bin darüber informiert worden, dass das Angebot im Rahmen einer Forschungsarbeit stattfindet und Erfahrungen und Ergebnisse des Angebotes zu wissenschaftlichen Zwecken ausgewertet werden.

☐ Ich erkläre mich damit einverstanden, dass zu diesem Zweck
- Bilder/ Kunstwerke meines Kindes,
- Ergebnisse von Fragebögen, sowie
- Dokumentationen zu Teilnahme und Verlauf des Kunstateliers

in diese Auswertung in *anonymisierter Form* mit einfließen dürfen.

☐ Einer Videoaufzeichnung des Kunstateliers, sowie dem Abfotografieren der Kunstwerke zur Unterstützung dieser Dokumentation und Auswertung stimme ich zu.

Ort, Datum, Unterschrift

Einverständniserklärung K̲U̲N̲S̲T̲A̲T̲E̲L̲I̲E̲R̲ KINDER

...dazu, dass ich am K̲U̲N̲S̲T̲A̲T̲E̲L̲I̲E̲R̲ für herzkranke Kinder teilnehme, dabei gefilmt werden darf und Fotos von meinen Bildern/ Kunstwerken gemacht werden dürfen

Ich heiße _____ und nehme ab dem _____ immer nachmittags von 16-17:30h am K̲U̲N̲S̲T̲A̲T̲E̲L̲I̲E̲R̲ für herzkranke Kinder teil.

Während ich mit den anderen Kindern male oder etwas gestalte, darf die Videokamera mich filmen.

Ich habe nichts dagegen, wenn die Bilder oder Kunstwerke, die ich gestaltet habe fotografiert werden.

Ort, Datum von heute, meine Unterschrift

Anhang 4 Anamnestischer Fragebogen

<u>Fragebogen zum Kennenlernen: Eltern</u>

Name des Kindes: _____

Geburtsdatum: _____

- Zur Herzerkrankung Ihres Kindes:

Kardiale Diagnose: _____

- Zurückliegende Behandlungen:
- Wurden Operationen durchgeführt: Ja ☐ Nein ☐
- Wie alt war das Kind zum Zeitpunkt der Operation/en: _____
- Wie lange war (jeweils) die Dauer des Krankenhausaufenthaltes: _____
- Wann war der letzte Krankenhausaufenthalt: _____
-
- Aktuelle Symptome, Beschwerden, Verordnungen:
- Leistungsmindernde Symptome
- Stark ☐ Mäßig ☐ Kaum oder keine ☐

Wenn ja, welche: _____

- Sichtbare Merkmale
- Stark ☐ Mäßig ☐ Kaum oder keine ☐

Wenn ja, welche: _____

- Gibt es irgendetwas was Ihr Kind aus medizinischer Sicht nicht darf (Einschränkende Verordnungen)? Ja☐ Nein ☐

Wenn ja, was genau: _____

- Medikamente: Ja ☐ Nein ☐

Wenn ja, welche: _____

- Sind weitere Herzoperationen zu erwarten? Ja, ganz sicher ☐

 Ja, wahrscheinlich ☐

 Nein, nach heutigem Kenntnisstand nicht ☐

- Zusätzliche Krankheiten/ Behinderungen Ja ☐ Nein ☐

Diagnose: Beschwerden/Einschränkungen falls vorhanden:

_____ _____

_____ _____

- Zu Umgang Ihres Kindes mit der eigenen Erkrankung:
-
- Wie viel weiß ihr Sohn/ Ihre Tochter über...:
- ... Diagnose, Herzfunktion
- Sehr gut informiert ☐ teilweise informiert ☐ wenig informiert ☐ gar nicht informiert ☐
- ...Operationen, Krankenhausaufenthalte

Aus eigener Erinnerung:

- Volle Erinnerung ☐ Teilweise Erinnerung ☐ Kaum Erinnerung ☐ Gar keine Erinnerung☐
- Wenn keine volle Erinnerung: aus Erzählungen weiß mein Kind:
- Alles ☐ Teilweise ☐ Kaum ☐ Garnichts ☐
-
- Wie schätzen Sie ein, dass Ihr Kind mit seiner Herzerkrankung zurechtkommt?

 ☐ gute Bewältigung des Alltags ☐ Schwierigkeiten in d. Bewältigung d. Alltags

 ☐ gute Akzeptanz ☐ geringe oder keine Akzeptanz

 ☐ keine Beeinträchtigung ☐ Beeinträchtigung des Selbstwertgefühls

 ☐ keine vermehrte Ängstlichkeit ☐ vermehrte Ängstlichkeit

 ☐ keine Verluste an Selbständigkeit ☐ Verluste an Selbständigkeit

 ☐ Sonstiges ...

 ..

- Wie schätzen Sie ein, dass Ihr Kind mit dem Krankenhausaufenthalt zurechtkam?

 ☐ unproblematisch im Verhalten ☐ zeigte problematisches Verhalten

 ☐ Akzeptanz medizinischer Maßnahmen ☐ Abwehr von Untersuchungen/Behandlungen

 ☐ emotional wenig betroffen

 ☐ Sonstiges ...

- Zur Kunsttherapie

Was wünschen Sie sich vom Kunstatelier für IHR Kind?

..

..

..

..

..

..

..

Vielen Dank!!!

Anhang 5 Fragebogen zur gesundheitsbezogenen Lebensqualität, Kiddy-KINDL-R (4-7 Jahre), Kinderversion (Ravens-Sieberer & Bullinger, 2000))

Fragebogen für Kinder
Kiddy-KINDLR

Hallo,

wir möchten gerne wissen, wie es dir zur Zeit geht und wie du dich fühlst. Dazu haben wir uns einige Fragen ausgedacht und bitten dich um deine Antwort.

⇨ Ich lese dir jede Frage vor.
⇨ Du überlegst, wie es letzte Woche war und
⇨ sagst mir dann die Antwort, die für dich am besten passt.

Es gibt keine richtigen oder falschen Antworten. Wichtig ist uns deine Meinung.

Bogen ausgefüllt am: _____
Tag/Monat/Jahr

Bitte sage mir zunächst etwas zu dir

Bist du ein ☐ Mädchen oder ein ☐ Junge?

Wie alt bist du? _____ Jahre

Wie viele Geschwister hast du? ☐ 0 ☐ 1 ☐ 2 ☐ 3 ☐ 4 ☐ 5 ☐ über 5

Gehst du in den Kindergarten oder in die Vorschule?
☐ Kindergarten
☐ Vorschule
☐ nichts von beidem

Ich lese dir jetzt ein Beispiel vor:

Wenn du den Satz hörst: "In der letzten Woche habe ich Lust auf Eisessen gehabt" kannst du mir sagen, wie häufig das bei dir war?

Es gibt 3 Möglichkeiten zu antworten: **nie, manchmal und ganz oft.**

Also: wie war das bei dir?

Würdest du sagen: In der letzten Woche habe ich...

nie Lust auf Eisessen gehabt,
habe ich **manchmal** Lust auf Eisessen gehabt oder
habe ich **ganz oft** Lust auf Eisessen gehabt

Antwort des Kindes! Wenn der Eindruck besteht, dass das Kind das Antwortschema verstanden hat weiter mit Frage 1, ansonsten Beispiel wiederholen.

Das machst du sehr gut. Jetzt geht es los.

1. Zuerst möchten wir etwas über deinen Körper wissen. ...

In der letzten Woche ...	nie	manchmal	ganz oft
1. ... habe ich mich krank gefühlt	☐	☐	☐
2. ... hatte ich Kopfweh oder Bauchweh	☐	☐	☐

2. ... dann etwas darüber, wie du dich fühlst ...

In der letzten Woche ...	nie	manchmal	ganz oft
1. ... habe ich viel gelacht und Spaß gehabt	☐	☐	☐
2. ... war mir langweilig	☐	☐	☐

3. ... und was du selbst von dir hältst.

In der letzten Woche ...	nie	manchmal	ganz oft
1. ... war ich stolz auf mich	☐	☐	☐
2. ... möchte ich mich selbst leiden	☐	☐	☐

4. In den nächsten Fragen geht es um deine Familie ...

In der letzten Woche ...	nie	manchmal	ganz oft
1. ... habe ich mich gut mit meinen Eltern verstanden	☐	☐	☐
2. ... habe ich mich zu Hause wohl gefühlt	☐	☐	☐

5. ... und danach um Freunde.

In der letzten Woche ...	nie	manchmal	ganz oft
1. ... habe ich mit Freunden gespielt	☐	☐	☐
2. ... habe ich mich mit meinen Freunden gut verstanden	☐	☐	☐

6. Nun möchte ich noch etwas über die Vorschule/den Kindergarten wissen.

In der letzten Woche, in der ich in der Vorschule/im Kindergarten war, ...	nie	manchmal	ganz oft
1. ... habe ich die Aufgaben in der Vorschule/im Kindergarten gut geschafft	☐	☐	☐
2. ... hat mir die Vorschule/der Kindergarten Spaß gemacht	☐	☐	☐

7. Bist du gerade im Krankenhaus oder hast du eine längere Krankheit?

☐ Ja ☐ Nein

dann hast du es jetzt geschafft

beantworte bitte die nächsten 6 Fragen

In der letzten Woche ...	nie	manchmal	ganz oft
1. ... hatte ich Angst, meine Krankheit könnte schlimmer werden	☐	☐	☐
2. ... war ich wegen meiner Krankheit traurig	☐	☐	☐
3. ... kam ich mit meiner Krankheit gut zurecht	☐	☐	☐
4. ... behandelten mich meine Eltern wegen der Krankheit wie ein Baby	☐	☐	☐
5. ... wollte ich, dass keiner etwas von meiner Krankheit merkt	☐	☐	☐
6. ... habe ich wegen der Krankheit in der Vorschule / dem Kindergarten etwas verpasst	☐	☐	☐

VIELEN DANK FÜR DEINE MITARBEIT!

Anhang 6 Fragebogen zur gesundheitsbezogenen Lebensqualität, Kiddy-KINDL-R (4-7 Jahre), Elternversion (Ravens-Sieberer & Bullinger, 2000)

Fragebogen zur Lebensqualität von Kindern

4 - 7 Jahre
Elternversion Kind[R]

ID: _ _ _ _

Sehr geehrte Mutter, sehr geehrter Vater,

vielen Dank, dass Sie sich bereit erklärt haben, diesen Bogen zum Wohlbefinden und zur gesundheitsbezogenen Lebensqualität Ihres Kindes auszufüllen.

Bitte beachten Sie beim Beantworten der Fragen folgende Hinweise:
⇨ Lesen Sie bitte jede Frage genau durch.
⇨ überlegen Sie, wie Ihr Kind sich in der letzten Woche gefühlt hat,
⇨ kreuzen Sie in jeder Zeile die Antwort an, die für Ihr Kind am besten zutrifft.

Ein Beispiel:

	nie	selten	manch-mal	oft	immer
In der letzten Woche …					
… hat mein Kind gut geschlafen.	☐	☐	☐	☒	☐

Mein Kind ist ein: ☐ Mädchen ☐ Junge
Alter des Kindes: ____ Jahre
Sie sind: ☐ Mutter ☐ Vater ☐ Sonstiges: _____
Ausfülldatum: __ / __ / __ (Tag / Monat / Jahr)

1. Körperliches Wohlbefinden

In der letzten Woche	nie	selten	manch-mal	oft	immer
1. … hat mein Kind sich krank gefühlt	☐	☐	☐	☐	☐
2. … hatte mein Kind Kopfschmerzen oder Bauchschmerzen	☐	☐	☐	☐	☐
3. … war mein Kind müde und schlapp	☐	☐	☐	☐	☐
4. … hatte mein Kind viel Kraft und Ausdauer	☐	☐	☐	☐	☐

2. Seelisches Wohlbefinden

In der letzten Woche	nie	selten	manch-mal	oft	immer
1. … hat mein Kind viel gelacht und Spaß gehabt	☐	☐	☐	☐	☐
2. … hatte mein Kind zu nichts Lust	☐	☐	☐	☐	☐
3. … hat mein Kind sich allein gefühlt	☐	☐	☐	☐	☐
4. … hat mein Kind sich ängstlich oder unsicher gefühlt	☐	☐	☐	☐	☐

3. Selbstwert

In der letzten Woche	nie	selten	manch-mal	oft	immer
1. … war mein Kind stolz auf sich	☐	☐	☐	☐	☐
2. … fühlte mein Kind sich wohl in seiner Haut	☐	☐	☐	☐	☐
3. … mochte mein Kind sich selbst leiden	☐	☐	☐	☐	☐
4. … hatte mein Kind viele gute Ideen	☐	☐	☐	☐	☐

4. Familie

In der letzten Woche …	nie	selten	manch-mal	oft	immer
1. … hat mein Kind sich gut mit uns als Eltern verstanden	☐	☐	☐	☐	☐
2. … hat mein Kind sich zu Hause wohl gefühlt	☐	☐	☐	☐	☐
3. … hatten wir schlimmen Streit zu Hause	☐	☐	☐	☐	☐
4. … fühlte mein Kind sich durch mich bevormundet	☐	☐	☐	☐	☐

5. Freunde

In der letzten Woche	nie	selten	manch-mal	oft	immer
1. ... hat mein Kind mit Freunden gespielt	☐	☐	☐	☐	☐
2. ... ist mein Kind bei anderen „gut angekommen"	☐	☐	☐	☐	☐
3. ... hat mein Kind sich gut mit seinen Freunden verstanden	☐	☐	☐	☐	☐
4. ... hatte mein Kind das Gefühl, dass es anders ist als die anderen	☐	☐	☐	☐	☐

6. Vorschule / Kindergarten

In der letzten Woche, in der mein Kind in der Vorschule/im Kindergarten war, ...	nie	selten	manch-mal	oft	immer
1. ... hat mein Kind die Aufgaben in der Vorschule/ im Kindergarten gut geschafft	☐	☐	☐	☐	☐
2. ... hat meinem Kind die Vorschule/ der Kindergarten Spaß gemacht	☐	☐	☐	☐	☐
3. ... hat mein Kind sich auf die Vorschule/ den Kindergarten gefreut	☐	☐	☐	☐	☐
4. ... hat mein Kind bei kleineren Aufgaben oder Hausaufgaben viele Fehler gemacht	☐	☐	☐	☐	☐

7. Weitere wichtige Fragen

In der letzten Woche...	nie	selten	manch-mal	oft	immer
1. ... war mein Kind schlecht gelaunt und quengelig	☐	☐	☐	☐	☐
2. ... hat mein Kind mit Appetit gegessen	☐	☐	☐	☐	☐
3. ... konnte ich geduldig und verständnisvoll mit meinem Kind umgehen	☐	☐	☐	☐	☐
4. ... war mein Kind angestrengt	☐	☐	☐	☐	☐
5. ... konnte mein Kind gut schlafen	☐	☐	☐	☐	☐
6. ... ist mein Kind viel herumgetobt und hat sich bewegt	☐	☐	☐	☐	☐
7. ... hat mein Kind schnell geweint	☐	☐	☐	☐	☐
8. ... war mein Kind fröhlich und gut gelaunt	☐	☐	☐	☐	☐
9. ... konnte sich mein Kind gut konzentrieren und war aufmerksam	☐	☐	☐	☐	☐

	nie	selten	manch-mal	oft	immer
10. ... ließ sich mein Kind leicht ablenken und war zerstreut	☐	☐	☐	☐	☐
11. ... war mein Kind gern mit anderen Kindern zusammen	☐	☐	☐	☐	☐
12. ... habe ich mit meinem Kind geschimpft	☐	☐	☐	☐	☐
13. ... habe ich mein Kind gelobt	☐	☐	☐	☐	☐
14. ... hatte mein Kind Schwierigkeiten mit Lehrern, Kindergärtnerinnen oder anderen Betreuungspersonen	☐	☐	☐	☐	☐
15. ... war mein Kind nervös und zappelig	☐	☐	☐	☐	☐
16. ... war mein Kind frisch und munter	☐	☐	☐	☐	☐
17. ... hat mein Kind wegen Schmerzen gejammert	☐	☐	☐	☐	☐
18. ... war mein Kind kontaktfreudig	☐	☐	☐	☐	☐
19. ... klappte alles, was mein Kind anfing	☐	☐	☐	☐	☐
20. ... war mein Kind schnell unzufrieden	☐	☐	☐	☐	☐
21. ... hat mein Kind heftig geweint	☐	☐	☐	☐	☐
22. ... wurde mein Kind leicht wütend	☐	☐	☐	☐	☐

8. Ist Ihr Kind gerade im Krankenhaus oder hat es eine längere Krankheit?

☐ Ja ☐ Nein

beantworten Sie bitte die nächsten 6 Fragen dann ist der Fragebogen nun zu ende

In der letzten Woche...	nie	selten	manch-mal	oft	immer
1. ... hatte mein Kind Angst, die Erkrankung könnte schlimmer werden	☐	☐	☐	☐	☐
2. ... war mein Kind wegen der Erkrankung traurig	☐	☐	☐	☐	☐
3. ... kam mein Kind mit der Erkrankung gut zurecht	☐	☐	☐	☐	☐
4. ... habe ich mein Kind wegen der Erkrankung so behandelt, als ob es jünger wäre	☐	☐	☐	☐	☐
5. ... wollte mein Kind, dass keiner etwas von der Erkrankung merkt	☐	☐	☐	☐	☐
6. ... hat mein Kind wegen der Erkrankung in der Vorschule/ im Kindergarten etwas verpasst	☐	☐	☐	☐	☐

Vielen Dank für Ihre Mitarbeit

Anhang 7 Fragebogen zur gesundheitsbezogenen Lebensqualität, Kid-KINDL-R (8-12 Jahre), Kinderversion (Ravens-Sieberer & Bullinger, 2000)

Fragebogen für Kinder
Kid-KINDL^R

Hallo,

wir möchten gerne wissen, wie es dir zur Zeit geht. Dazu haben wir uns einige Fragen ausgedacht und bitten dich um deine Antwort.

- Lies bitte jede Frage durch.
- überlege, wie es in der letzten Woche war.
- kreuze in jeder Zeile die Antwort an, die am besten zu dir passt.

Es gibt keine richtigen oder falschen Antworten.
Wichtig ist uns deine Meinung.

Ein Beispiel:	nie	selten	manch-mal	oft	immer
In der letzten Woche habe ich gerne Musik gehört	☐	☐	☐	☒	☐

Bogen ausgefüllt am:

Tag/Monat/Jahr

Bitte sage uns zunächst etwas zu dir. Kreuze an oder trage ein!

Ich bin ein ☐ Mädchen ☐ Junge

Ich bin _____ Jahre alt

Wieviele Geschwister hast du? ☐ 0 ☐ 1 ☐ 2 ☐ 3 ☐ 4 ☐ 5 ☐ über 5

Welche Schule besuchst du? ☐ Grundschule ☐ Hauptschule ☐ Realschule
☐ Gesamtschule ☐ Gymnasium ☐ Sonderschule
☐ privater Unterricht

1. Zuerst möchten wir etwas über deinen Körper wissen. ...

In der letzten Woche ...	nie	selten	manch-mal	oft	immer
1. ... habe ich mich krank gefühlt	☐	☐	☐	☐	☐
2. ... hatte ich Kopfschmerzen oder Bauchschmerzen	☐	☐	☐	☐	☐
3. ... war ich müde und schlapp	☐	☐	☐	☐	☐
4. ... hatte ich viel Kraft und Ausdauer	☐	☐	☐	☐	☐

2. ... dann etwas darüber, wie du dich fühlst ...

In der letzten Woche ...	nie	selten	manch-mal	oft	immer
1. ... habe ich viel gelacht und Spaß gehabt	☐	☐	☐	☐	☐
2. ... war mir langweilig	☐	☐	☐	☐	☐
3. ... habe ich mich allein gefühlt	☐	☐	☐	☐	☐
4. ... hatte ich Angst gehabt	☐	☐	☐	☐	☐

3. ... und was du selbst von dir hältst.

In der letzten Woche ...	nie	selten	manch-mal	oft	immer
1. ... war ich stolz auf mich	☐	☐	☐	☐	☐
2. ... fand ich mich gut	☐	☐	☐	☐	☐
3. ... mochte ich mich selbst leiden	☐	☐	☐	☐	☐
4. ... hatte ich viele gute Ideen	☐	☐	☐	☐	☐

4. In den nächsten Fragen geht es um deine Familie ...

In der letzten Woche ...	nie	selten	manch-mal	oft	immer
1. ... habe ich mich gut mit meinen Eltern verstanden	☐	☐	☐	☐	☐
2. ... habe ich mich zu Hause wohl gefühlt	☐	☐	☐	☐	☐
3. ... hatten wir schlimmen Streit zu Hause	☐	☐	☐	☐	☐
4. ... haben mir meine Eltern Sachen verboten	☐	☐	☐	☐	☐

5. ... und danach um Freunde.

In der letzten Woche ...	nie	selten	manch-mal	oft	immer
1. ... habe ich mit Freunden gespielt	☐	☐	☐	☐	☐
2. ... mochten mich die anderen Kinder	☐	☐	☐	☐	☐
3. ... habe ich mich mit meinen Freunden gut verstanden	☐	☐	☐	☐	☐
4. ... hatte ich das Gefühl, dass ich anders bin als die anderen	☐	☐	☐	☐	☐

6. Nun möchten wir noch etwas über die Schule wissen.

In der letzten Woche, in der ich in der Schule war ...	nie	selten	manch-mal	oft	immer
1. ... habe ich die Schulaufgaben gut geschafft	☐	☐	☐	☐	☐
2. ... hat mir der Unterricht Spaß gemacht	☐	☐	☐	☐	☐
3. ... habe ich mir Sorgen um meine Zukunft gemacht	☐	☐	☐	☐	☐
4. ... habe ich Angst vor schlechten Noten gehabt	☐	☐	☐	☐	☐

7. Bist du gerade im Krankenhaus oder hast du eine längere Krankheit?

☐ Ja ☐ Nein

beantworte bitte die nächsten 6 Fragen / dann hast du es jetzt geschafft

In der letzten Woche ...	nie	selten	manch-mal	oft	immer
1. ... hatte ich Angst, meine Erkrankung könnte schlimmer werden	☐	☐	☐	☐	☐
2. ... war ich wegen meiner Erkrankung traurig	☐	☐	☐	☐	☐
3. ... kam ich mit meiner Erkrankung gut zurecht	☐	☐	☐	☐	☐
4. ... behandelten mich meine Eltern wegen der Erkrankung wie ein kleines Kind	☐	☐	☐	☐	☐
5. ... wollte ich, dass keiner etwas von meiner Erkrankung merkt	☐	☐	☐	☐	☐
6. ... habe ich wegen der Erkrankung in der Schule etwas verpasst	☐	☐	☐	☐	☐

VIELEN DANK FÜR DEINE MITARBEIT!

Anhang 8 Fragebogen zur gesundheitsbezogenen Lebensqualität, Kid-KINDL-R (8-12 Jahre), Elternversion (Ravens-Sieberer & Bullinger, 2000)

ID: _ _ _ _

Fragebogen zur Lebensqualität von Kindern & Jugendlichen

8 - 16 Jahre
Elternversion KINDL[2]

Sehr geehrte Mutter, sehr geehrter Vater,

vielen Dank, dass Sie sich bereit erklärt haben, diesen Bogen zum Wohlbefinden und zur gesundheitsbezogenen Lebensqualität Ihres Kindes auszufüllen.

Bitte beachten Sie beim Beantworten der Fragen folgende Hinweise:

⇨ Lesen Sie bitte jede Frage genau durch.
⇨ Überlegen Sie, wie Ihr Kind sich in der letzten Woche gefühlt hat.
⇨ kreuzen Sie in jeder Zeile die Antwort an, die für Ihr Kind am besten zutrifft.

Ein Beispiel:

	nie	selten	manch-mal	oft	immer
In der letzten Woche ...					
... hat mein Kind gut geschlafen.	☐	☐	☐	☒	☐

Mein Kind ist ein: ☐ Mädchen ☐ Junge
Alter des Kindes: ____ Jahre
Sie sind: ☐ Mutter ☐ Vater ☐ Sonstiges: _____
Ausfülldatum: __/__/__ (Tag / Monat / Jahr)

1. Körperliches Wohlbefinden

In der letzten Woche ...	nie	selten	manch-mal	oft	immer
1. ... hat mein Kind sich krank gefühlt	☐	☐	☐	☐	☐
2. ... hatte mein Kind Kopfschmerzen oder Bauchschmerzen	☐	☐	☐	☐	☐
3. ... war mein Kind müde und schlapp	☐	☐	☐	☐	☐
4. ... hatte mein Kind viel Kraft und Ausdauer	☐	☐	☐	☐	☐

2. Seelisches Wohlbefinden

In der letzten Woche ...	nie	selten	manch-mal	oft	immer
1. ... hat mein Kind viel gelacht und Spaß gehabt	☐	☐	☐	☐	☐
2. ... hatte mein Kind zu nichts Lust	☐	☐	☐	☐	☐
3. ... hat mein Kind sich allein gefühlt	☐	☐	☐	☐	☐
4. ... hat mein Kind sich ängstlich oder unsicher gefühlt	☐	☐	☐	☐	☐

3. Selbstwert

In der letzten Woche ...	nie	selten	manch-mal	oft	immer
1. ... war mein Kind stolz auf sich	☐	☐	☐	☐	☐
2. ... fühlte mein Kind sich wohl in seiner Haut	☐	☐	☐	☐	☐
3. ... mochte mein Kind sich selbst leiden	☐	☐	☐	☐	☐
4. ... hatte mein Kind viele gute Ideen	☐	☐	☐	☐	☐

4. Familie

In der letzten Woche ...	nie	selten	manch-mal	oft	immer
1. ... hat mein Kind sich gut mit uns als Eltern verstanden	☐	☐	☐	☐	☐
2. ... hat mein Kind sich zu Hause wohl gefühlt	☐	☐	☐	☐	☐
3. ... hatten wir schlimmen Streit zu Hause	☐	☐	☐	☐	☐
4. ... fühlte mein Kind sich durch mich bevormundet	☐	☐	☐	☐	☐

5. Freunde

In der letzten Woche ...	nie	selten	manch-mal	oft	immer
1. ... hat mein Kind etwas mit Freunden zusammen gemacht	☐	☐	☐	☐	☐
2. ... ist mein Kind bei anderen „gut angekommen"	☐	☐	☐	☐	☐
3. ... hat mein Kind sich gut mit seinen Freunden verstanden	☐	☐	☐	☐	☐
4. ... hatte mein Kind das Gefühl, dass es anders ist als die anderen	☐	☐	☐	☐	☐

6. Schule

In der letzten Woche, in der mein Kind in der Schule war, ...	nie	selten	manch-mal	oft	immer
1. ... hat mein Kind die Schulaufgaben gut geschafft	☐	☐	☐	☐	☐
2. ... hat meinem Kind der Unterricht Spaß gemacht	☐	☐	☐	☐	☐
3. ... hat mein Kind sich Sorgen um seine Zukunft gemacht	☐	☐	☐	☐	☐
4. ... hatte mein Kind Angst vor schlechten Noten	☐	☐	☐	☐	☐

7. Ist Ihr Kind gerade im Krankenhaus oder hat es eine längere Krankheit?

☐ Ja ☐ Nein

beantworten Sie bitte die nächsten 6 Fragen dann ist der Fragebogen nun zu ende

In der letzten Woche ...	nie	selten	manch-mal	oft	immer
1. ... hatte mein Kind Angst, die Erkrankung könnte schlimmer werden	☐	☐	☐	☐	☐
2. ... war mein Kind wegen der Erkrankung traurig	☐	☐	☐	☐	☐
3. ... kam mein Kind mit der Erkrankung gut zurecht	☐	☐	☐	☐	☐
4. ... habe ich mein Kind wegen der Erkrankung so behandelt, als ob es ein kleines Kind wäre	☐	☐	☐	☐	☐
5. ... wollte mein Kind, dass keiner etwas von der Erkrankung merkt	☐	☐	☐	☐	☐
6. ... hat mein Kind wegen der Erkrankung in der Schule etwas verpasst	☐	☐	☐	☐	☐

Vielen Dank für Ihre Mitarbeit!

Anhang 9 Fragebogen zur gesundheitsbezogenen Lebensqualität, Kiddo-KINDL-R (13-16 Jahre), Kinderversion (Ravens-Sieberer & Bullinger, 2000)

Fragebogen für Jugendliche

Kiddo-KINDL ®

Hallo,
wir möchten gerne wissen, wie es dir zur Zeit geht. Dazu haben wir uns einige Fragen ausgedacht und bitten dich um deine Antwort.

- Lies bitte jede Frage durch.
- Überlege, wie es in der letzten Woche war.
- Kreuze in jeder Zeile die Antwort an, die am besten zu dir passt.

Es gibt keine richtigen oder falschen Antworten.
Wichtig ist uns deine Meinung.

Ein Beispiel:

	nie	selten	manch-mal	oft	immer
In der letzten Woche habe ich gerne Musik gehört	☐	☐	☐	☒	☐

Bogen ausgefüllt am:

Tag/Monat/Jahr

Bitte sage uns zunächst etwas zu dir. Kreuze an oder trage ein!

Ich bin ein ☐ Mädchen ☐ Junge

Ich bin _____ Jahre alt

Wie viele Geschwister hast du? ☐ 0 ☐ 1 ☐ 2 ☐ 3 ☐ 4 ☐ 5 ☐ über 5

Welche Schule besuchst du?
☐ Grundschule ☐ Hauptschule ☐ Realschule
☐ Gesamtschule ☐ Gymnasium ☐ Sonderschule
☐ privater Unterricht

1. Zuerst möchten wir etwas über deinen Körper wissen, ...

In der letzten Woche ...	nie	selten	manch-mal	oft	immer
1. ... habe ich mich krank gefühlt	☐	☐	☐	☐	☐
2. ... hatte ich Schmerzen	☐	☐	☐	☐	☐
3. ... war ich müde und erschöpft	☐	☐	☐	☐	☐
4. ... hatte ich viel Kraft und Ausdauer	☐	☐	☐	☐	☐

2. ... dann etwas darüber, wie du dich fühlst ...

In der letzten Woche ...	nie	selten	manch-mal	oft	immer
1. ... habe ich viel gelacht und Spaß gehabt	☐	☐	☐	☐	☐
2. ... war mir langweilig	☐	☐	☐	☐	☐
3. ... habe ich mich allein gefühlt	☐	☐	☐	☐	☐
4. ... habe ich mich ängstlich oder unsicher gefühlt	☐	☐	☐	☐	☐

3. ... und was du selbst von dir hältst.

In der letzten Woche ...	nie	selten	manch-mal	oft	immer
1. ... war ich stolz auf mich	☐	☐	☐	☐	☐
2. ... fühlte ich mich wohl in meiner Haut	☐	☐	☐	☐	☐
3. ... mochte ich mich selbst leiden	☐	☐	☐	☐	☐
4. ... hatte ich viele gute Ideen	☐	☐	☐	☐	☐

4. In den nächsten Fragen geht es um deine Familie ...

In der letzten Woche ...	nie	selten	manch-mal	oft	immer
1. ... habe ich mich gut mit meinen Eltern verstanden	☐	☐	☐	☐	☐
2. ... habe ich mich zu Hause wohl gefühlt	☐	☐	☐	☐	☐
3. ... hatten wir schlimmen Streit zu Hause	☐	☐	☐	☐	☐
4. ... fühlte ich mich durch meine Eltern eingeschränkt	☐	☐	☐	☐	☐

5. ... und danach um Freunde.

In der letzten Woche ...	nie	selten	manch-mal	oft	immer
1. ... habe ich etwas mit Freunden zusammen gemacht	☐	☐	☐	☐	☐
2. ... bin ich bei anderen „gut angekommen"	☐	☐	☐	☐	☐
3. ... habe ich mich mit meinen Freunden gut verstanden	☐	☐	☐	☐	☐
4. ... hatte ich das Gefühl, dass ich anders bin als die anderen	☐	☐	☐	☐	☐

6. Nun möchten wir noch etwas über die Schule wissen.

In der letzten Woche, in der ich in der Schule war, ...	nie	selten	manch-mal	oft	immer
1. ... habe ich die Aufgaben in der Schule gut geschafft	☐	☐	☐	☐	☐
2. ... hat mich der Unterricht interessiert	☐	☐	☐	☐	☐
3. ... habe ich mir Sorgen um meine Zukunft gemacht	☐	☐	☐	☐	☐
4. ... habe ich Angst vor schlechten Noten gehabt	☐	☐	☐	☐	☐

7. Bist du gerade im Krankenhaus oder hast du eine längere Krankheit?

☐ Ja ☐ Nein

beantworte bitte die nächsten 6 Fragen — dann hast du es jetzt geschafft

In der letzten Woche ...	nie	selten	manch-mal	oft	immer
1. ... hatte ich Angst, meine Erkrankung könnte schlimmer werden	☐	☐	☐	☐	☐
2. ... war ich wegen meiner Erkrankung traurig	☐	☐	☐	☐	☐
3. ... kam ich mit meiner Erkrankung gut zurecht	☐	☐	☐	☐	☐
4. ... behandelten mich meine Eltern wegen der Erkrankung wie ein kleines Kind	☐	☐	☐	☐	☐
5. ... wollte ich, dass keiner etwas von meiner Erkrankung merkt	☐	☐	☐	☐	☐
6. ... habe ich wegen der Erkrankung in der Schule etwas verpasst	☐	☐	☐	☐	☐

VIELEN DANK FÜR DEINE MITARBEIT!

Anhang 10 Leitfaden Abschlussinterview Eltern und Kinder

Thema	Fragemöglichkeiten Eltern	Fragemöglichkeiten Kinder
Befinden des Kindes im Kunstatelier: Vorfreude/ keine Lust? Stimmungen im Nachhinein? Erzählungen? Verhalten? Kritiken?	Wie ging es dem Kind vor dem Kunstatelier? z.B. Hat das Kind sich jeweils darauf gefreut, oder kam es eher ungern/ hatte keine Lust? Wie war die Stimmung Ihres Kindes (im Vergleich zu vorher) nach dem Kunstatelier? Gab es Besonderheiten, die Ihnen in Erzählungen oder Verhalten nach dem Kunstatelier aufgefallen sind?	Wie ging es Dir im Kunstatelier? (Hast Du Dich wohlgefühlt?) Hast Du Dich vorher darauf gefreut oder hattest Du auch schon mal keine Lust? Wenn Du dann nach Hause gefahren bist, ging es Dir da anders als auf dem Hinweg? Hast Du Dich mit den anderen Kindern gut verstanden? Gab es etwas, was Dir nicht so gut gefallen hat?
Einstellung zu sich selbst Selbstwerterleben, Selbstsicherheit, Kompetenzgefühl Stolz	Welche Bedeutung hatten die Kunstwerke für Ihr Kind? (hat er/ sie sie z.b. zuhause nochmal präsentiert?) Was hat Ihr Kind von den künstlerischen Arbeiten im Atelier erzählt? Sind ihm die Aufgaben gut gelungen?	Hast Du Dir Deine Kunstwerke nochmal angeschaut? Hast Du sie Deinen Freunden oder Deiner Familie gezeigt? Kannst Du Dich erinnern, zu welchen Themen Ihr etwas gemalt habt? Sind Dir die Aufgaben leicht gefallen oder waren die schwer? Und in den Stunden, in denen Ihr etwas zu eigenen Ideen gemalt habt, hattest Du dann gute Ideen?
Bezug zum Künstlerischen Gestalten Veränderungen Quantität? Veränderungen Qualität ? (Kreativität /Ausdruck, Darstellung, Mitteilung,)	Hat Ihr Kind neben dem Kunstatelier mehr gemalt/ gebastelt etc. als sonst? Wenn ja: gab es besondere Situationen in denen es gehäuft vor kam? Würden Sie Ihr Kind in Zukunft unterstützen künstlerisch zu gestalten? Wenn Sie frühere Bilder/ Kunstwerke Ihres Kindes mit denen aus dem Kunstateliers vergleichen, können Sie hier Besonderheiten oder Veränderungen feststellen? Gab es z.B. andere Inhalte und Motive, andere Darstellungsformen, neue „Lieblingsmaterialien"	Hast Du vor Deiner Zeit im Atelier auch gerne gemalt oder gebastelt? Was hast Du so gemacht? Gibt es was Neues, was Du gelernt hast? Was hast Du am allerliebsten gemacht? Und jetzt, hast Du nun mehr Lust etwas zu basteln oder zu malen als vorher?
Zusammenfassende Einschätzung Was hat es dem Kind gebracht? Bezug zum Wunsch am Anfang	Was glauben Sie abschließend nimmt Ihr Kind aus der Zeit im Kunstatelier mit? Was hat es ihm/ ihr gebracht? Erinnern Sie sich, was Sie sich vom Kunstatelier für Ihr Kind gewünscht haben? (Nach Zeit für Reflektionen der Eltern Wunsch vorlesen) Glauben Sie, dass dieser Wunsch erfüllt wurde?	Gibt es eine Lieblingserinnerung, oder ein Lieblingsgefühl an die Zeit im Kunstatelier?
Zukunft gerichtet	Würden Sie anderen Eltern die Teilnahme ihrer Kinder am Kunstatelier empfehlen? Möchten Sie informiert werden, wenn es erneut Gruppen des Kunstateliers gibt?	Würdest Du anderen Kindern wünschen, dass sie auch mal in so einer Gruppe mitmachen? Würdest Du selber gerne nochmal, an wenn es nochmal so einer Kunst Gruppe teilnehmen?
Sonstiges	Gibt es noch irgendetwas was Sie gerne mit mir besprechen würden?	Gibt es noch irgendetwas was Du noch gerne mit mir besprechen würdest?

Anhang 11 „Erwartete und außergewöhnlich Merkmale im Zeichne-einen-Menschen-Test von Jungen und Mädchen im Alter von 5 bis 12 Jahren" (Koppitz, 1972)

Erwartete und Außergewöhnliche Merkmale im Zeichne-Einen-Menschen-Test (ZEM) von Jungen und Mädchen im Alter von 5 bis 12 Jahren

Erwartete Merkmale	Alter 5		Alter 6		Alter 7		Alter 8		Alter 9		Alter 10		Alter 11 u. 12	
	K	M	K	M	K	M	K	M	K	M	K	M	K	M
A	128	128	131	133	134	125	138	130	134	134	109	108	157	167
Kopf	X	X	X	X	X	X	X	X	X	X	X	X	X	X
Augen	X	X	X	X	X	X	X	X	X	X	X	X	X	X
Nase	X	X	X	X	X	X	X	X	X	X	X	X	X	X
Mund	X	X	X	X	X	X	X	X	X	X	X	X	X	X
Körper	X	X	X	X	X	X	X	X	X	X	X	X	X	X
Beine	X	X	X	X	X	X	X	X	X	X	X	X	X	X
Arme			X	X	X	X	X	X	X	X	X	X	X	X
Füße					X	X	X	X	X	X	X	X	X	X
Arme zwei-dimensional					X	X	X	X	X	X	X	X	X	X
Beine zwei-dimensional							X	X	X	X	X	X	X	X
Haare					X		X		X		X	X	X	X
Hals											X	X	X	X
Arme nach unten											X	X	X	X
Arme a. d. Schulter														X
Zwei Kleidungsst.												X		X
Außergewöhnliche Merkmale														
Knie	X	X	X	X	X	X	X	X	X		X	X	X	X
Profil	X	X	X	X	X	X	X	X	X			X		
Ellbogen	X	X	X	X	X	X	X	X						
Zwei Lippen	X	X	X	X	X	X	X		X		X			
Nasenlöcher	X	X	X	X	X		X							
Proportionen	X	X	X	X	X									
Arme a. d. Schultern	X	X	X	X										
Vier Kleidungsst.	X	X	X	X										
Füße in zwei Dimensionen	X	X												
Fünf Finger	X													
Pupillen	X													

Abkürzungen: K = Knaben
M = Mädchen
A = Anzahl

Anhang 12 KINDL-R analytische Statistik Vergleich erste und zweite Erhebung (a vs. b) Wilcoxon Test

Bereich (1. vs. 2. Erhebung)	Elternversionen				Kinderversionen			
	Ränge		N	Asymptotische Signifikanz (2-seitig)	Ränge		N	Asymptotische Signifikanz (2-seitig)
Total Quality of life	Negative Ränge		1	,042*	Negative Ränge		3	,496 ns.
	Positive Ränge		7		Positive Ränge		4	
	Bindungen		0		Bindungen		2	
	Gesamt		8		Gesamt		9	
Körperliches Wohlbefinden	Negative Ränge		2	,223 ns.	Negative Ränge		1	,129 ns.
	Positive Ränge		3		Positive Ränge		4	
	Bindungen		3		Bindungen		0	
	Gesamt		8		Gesamt		5	
Psychisches Wohlbefinden	Negative Ränge		0	,016*	Negative Ränge		2	,854 ns.
	Positive Ränge		7		Positive Ränge		2	
	Bindungen		1		Bindungen		1	
	Gesamt		8		Gesamt		5	
Selbstwert	Negative Ränge		0	,027*	Negative Ränge		2	,854 ns.
	Positive Ränge		6		Positive Ränge		2	
	Bindungen		2		Bindungen		1	
	Gesamt		8		Gesamt		5	
Familie	Negative Ränge		2	,065 ns.	Negative Ränge		1	,414 ns.
	Positive Ränge		6		Positive Ränge		2	
	Bindungen		0		Bindungen		2	
	Gesamt		8		Gesamt		5	
Freunde	Negative Ränge		1	,138 ns.	Negative Ränge		2	,180 ns.
	Positive Ränge		4		Positive Ränge		0	
	Bindungen		3		Bindungen		3	
	Gesamt		8		Gesamt		5	
Schule	Negative Ränge		2	,891 ns.	Negative Ränge		1	,357 ns.
	Positive Ränge		3		Positive Ränge		3	
	Bindungen		3		Bindungen		1	
	Gesamt		8		Gesamt		5	
Kiddy-Eltern	Negative Ränge		1	,285 ns.				
	Positive Ränge		2					
	Bindungen		0					
	Gesamt		3					

Anmerkung:
ns. = nicht signifikant
* = signifikant

Anhang 13 Ergebnisse des KINDL-R im Vergleich zu den Referenzwerten, Einzelfallanalyse

Fall	Total Score Prä	Total Score Post	Total Score Diff.	Körperliches Wohlbefinden Prä	Körperliches Wohlbefinden Post	Körperliches Wohlbefinden Diff.	Psychisches Wohlbefinden Prä	Psychisches Wohlbefinden Post	Psychisches Wohlbefinden Diff.	Selbstwert Prä	Selbstwert Post	Selbstwert Diff.	Familie Prä	Familie Post	Familie Diff.	Freunde Prä	Freunde Post	Freunde Diff.	Schule Prä	Schule Post	Schule Diff.
Elternfragebogen (N=8)																					
Luise	Unt. (!)	Unt. (!)	+	Unt. (!)	Unt. (!)	=	In.	In.	+	In.	In.	+	Unt. (!) Unt. (!)	In.	+	In. (knapp)	In. (knapp)	=	Unt.	Unt.	=
Sabine	Unt.	In.	+	In.	In.	+	In.	In.	+	In.	In.	=	Unt.	In.	+	Unt.	Unt.	+	Unt.	Ober. (knapp)	+
Carolin	Unt. (!)	In.	+	Unt. (!)	In.	+	In.	Ober.	+	In.	In.	+	In.	In.	+	Unt. (!)	Unt. (!)	+	Ober. (knapp)	Ober.	+
Sarah	Unt. (!)	In.	+	In.	In.	=	In.	In.	+	In.	In.	+	In.	In.	+	In.	Unt.	-	In.	Ober.	+
Tobias	In.	In.	+	In.	In.	-	Unt.	Ober.	+	In.	In.	+	In.	In.	-	Unt. (!)	In.	+	In.	Ober.	+
Lukas	Unt. (!)	Unt. (!)	+	Ober.	In.	-	Unt. (!)	Unt. (!)	+	In.	In.	+	Unt. (!)	Unt.	-	Unt. (!)	Unt. (!)	=	Unt. (knapp)	Unt. (knapp)	=
Vanessa	Unt. (!)	Unt. (!)	-	Unt. (!)	Unt. (!)	-	Unt. (!)	Unt. (!)	+	In.	In.	=	Unt.	Unt.	+	Unt. (!)	Unt.	-	Unt. (knapp)	Unt. (knapp)	-
Tina	In.	In. (!)	=	In.	Unt. (!)	=	Unt. (!)	In.	+	In.	In.	=	In.	In.	+	In.	Unt.	-	Unt. (!)	In.	+
Kinderfragebogen (N=9/ N=5)																					
Luise	Unt. (!)	Ober.	+	Unt. (!)	Unt.	-	Unt. (!)	In.	+	In.	In.	+	Unt. (!)	In.	+	Unt.	Unt.	+	Unt. (!)	Ober. (!)	+
Sabine	In.	In.	+																In.	In.	-
Lukas	In.	In.	+																In.	In.	+
Carolin	Unt.	In.	+	In.	In.	+	In.	In.	+	In.	In.	+	In.	In.	+	In.	Unt. (!)	-	Unt. (knapp)	In.	+
Sarah	In.	In.	-	In.	Unt. (!)	-	In.	In.	+	Ober.	In.	-	Ober. (!)	Ober. (!)	=	Unt. (!)	Unt. (!)	-	Ober. (!)	Ober. (!)	-
Susanne	Unt.	Unt.	=	Unt. (!)	Unt. (!)	+	In.	Unt.	+	Ober.	Ober.	+	In.	In.	-	Unt. (!)	Unt. (!)	-	Unt. (knapp)	In.	+
Vanessa	In.	In.	+	In.	In.	+	In.	In.	=	In.	Ober.	+	In.	In.	=	In.	In.	=	In.	In.	=
Tina	In.	In.	-	In.	In.	+	In.	In.	=	In.	In.	-	In.	In.	=	In.	In.	=	In.	In.	-
Tobias	Unt.	Ober.	+	In.	In.	+	In.	Unt.	-	In.	Ober.	+	Unt. (!)	Unt.	+	Ober. (!)	Ober. (!)	=	Unt. (!)	Ober. (!)	+

Anhang 14 Emotionale Faktoren nach Koppitz (1972)

Die Emotionalen Merkmale im ZEM

(Falls kein anderer Hinweis gegeben, gelten alle Emotionalen Merkmale für Kinder im Alter von fünf bis zwölf Jahren.)

Qualitative Merkmale

Unzulängliche Integration von Teilen der Gestalt
(Knaben 7, Mädchen 6)
Schattierung des Gesichts
Schattierung des Körpers bzw. der Gliedmaßen
(Knaben 9, Mädchen 8)
Schattierung der Hände bzw. des Halses
(Knaben 8, Mädchen 7)
Grobe Asymmetrie der Gliedmaßen
Schräg geneigte Gestalt, Achse der Gestalt um 15 Grad oder mehr geneigt
Winzige Gestalt, nur 5 cm hoch oder kleiner
Große Gestalt, 23 cm hoch oder höher
(Knaben und Mädchen 8)
Transparenzen

Spezielle Merkmale

Winziger Kopf, Höhe des Kopfes ungefähr ein Zehntel von der Gesamthöhe der Gestalt
Schielende Augen, beide Augen nach innen oder nach außen gerichtet
Zähne
Kurze Arme, Arme nicht lang genug, um die Taille zu erreichen
Lange Arme, Arme lang genug, um die Knielinie zu erreichen
Am Körper seitlich anliegende Arme
Große Hände, Hände so groß wie das Gesicht der Gestalt
Abgeschnittene Hände, Arme ohne Hände oder Finger (verborgene Hände werden *nicht gewertet*)
Beine zusammengepreßt
Genitalien
Ungeheuer oder groteske Gestalt
Drei oder mehr spontan gezeichnete Gestalten
Wolken, Regen, Schnee

Weglassungen

Keine Augen
Keine Nase (Knaben 6, Mädchen 5)
Kein Mund
Kein Körper
Keine Arme (Knaben 6, Mädchen 5)
Keine Beine
Keine Füße (Knaben 9, Mädchen 7)
Kein Hals (Knaben 10, Mädchen 9)

Anhang 15 Die Geschichte vom Baum im Wetter

Die Geschichte vom Baum im Wetter

Ich möchte Dir die Geschichte von einem Baum erzählen. Der Baum steht auf einer Wiese und da steht er schon ganz schön lange! Und da wo der Baum steht hat schon ganz viel erlebt. Ich möchte Dir erzählen wie alles begonnen hat...

Die Geschichte beginnt so:

Es war einmal ein Gärtner. Eines Tages nahm der Gärtner seine Frau bei der Hand und sagte: „Komm, wir wollen einen Baum pflanzen." Sie gingen hinaus auf die Wiese und pflanzten einen Baum.

Es dauerte nicht lange, da konnten sie das erste Grün zart aus der Erde sprießen sehen: Der Baum, der eigentlich noch kein richtiger Baum war, erblickte zum ersten Mal die Sonne. Er fühlte die Wärme ihrer Strahlen auf seinen Blättchen und streckte sich ihnen hoch entgegen. Er begrüßte sie auf diese Weise, ließ sich glücklich bescheinen und fand es wunderschön auf der Welt zu sein. Der Gärtner und die Gärtnerin kamen nun immer wieder hinaus zu dem Baum, gossen ihn liebevoll, sprachen ein paar Worte mit ihm und blickten voller Stolz auf die vielen neuen Blätter die ihm wuchsen.

Die Jahre vergingen und je größer der kleine Baum wurde, desto mehr merkte er, dass es nicht immer einfach war, ein Baum zu sein. Und auch der Gärtner und die Gärtnerin merkten, dass ihr Baum viel Zuneigung und Schutz brauchte, um gut wachsen zu können.

Vor allem das Wetter machte dem kleinen Baum zu schaffen. Im Frühjahr regnete es manchmal fürchterlich stark, sodass der Baum versuchte sich mit seinen eigenen Blättern gut zu schützen.

Im Sommer war manchmal die Sonne unerträglich heiß, sodass der Baum alle Mühe hatte sich nicht seine Rinde zu verbrennen. Im Winter hingegen, wurde es ihm so kalt um seinen Stamm, dass er am liebsten wieder zurück in den Boden gewachsen wäre! Seite an Seite standen der Gärtner und die Gärtnerin dann neben ihm und versuchten ihn zu trösten und halfen ihm mit einer Decke, die Kälte auszuhalten.

Das Schlimmste erlebte der Baum jedoch eines Tages im Herbst. Ein starker Sturm kam auf. Alle Nachbarn des Gärtners und der Gärtnerin liefen ins Haus. „Schnell unters Dach", riefen sie den beiden zu, die bei ihrem Baum standen. Doch die beiden hielten sich bei den Händen und antworteten, dass sie bei ihrem Baum bleiben würden! Es fegte um sie herum, der Baum wurde geschüttelt und verlor einige Blätter und kleinere Äste. „Halte nur durch, kleiner Baum", rief der Gärtner ihm zu, „wir sind bei Dir!" Und so gelang es dem Baum, diese schweren Zeiten zu überstehen. Er wuchs jedes Jahr ein kleines Stück und war schon ein richtig stattlicher Baum geworden. Und wenn die Tage wieder wärmer wurden, saßen der Gärtner und die Gärtnerin oft bei ihm und machten ein Picknick zu seinen Füßen. „Was wir alles schon mit unserem Baum erlebt haben!" sagten sie dann und erinnerten sich gemeinsam mit ihrem Baum.

Kannst Du Dir diesen kleinen Baum vorstellen?
Wie sieht er wohl heute aus?
Oder wie sah er damals aus?

Male den Baum- entweder wie er an einer Stelle aus der Geschichte aussah, oder wie er jetzt aussieht.

(Anmerkung: wenn der Baum den Sturm durchlebt o.ä., kann ein zweites Bild gemalt werden, wie es ihm jetzt geht)

Eigens für die Klientel modifizierte Geschichte in Anlehnung an das Märchen „Es war einmal ein Gärtner..." (Körner, 2005 (32. Aufl.))

Anhang 16 Anzahl aller Primärdokumente (Fotos von Gestaltungen) und Kodierungen in der Untersuchungsgruppe am Einzelfall

Kind	Anzahl PDs	Anzahl Quotation
Caroline	43	81
Tobias	53	105
Luise	40	76
Vanessa	34	54
Sarah	36	55
Sabine	72	150
Tina	32	54
Susanne	31	41
Lukas	77	108
	418*	**724**

* inkl. Menschzeichnungen (MZ I und II)